目次

はじめに　8

第一章　中絶の哲学史　15

1　障害・優生・人工妊娠中絶　15

ユージン・スミスの写真　15／胎児性患者と優生保護法　18／出生前診断と優生思想　21／ナチスからピノチェトへ　25／良き生としての「精神」　35

2　哲学の人工妊娠中絶　42

哲学のアナーキー／優生学的な二重性　42／アリストテレスと自然　47／偶然《テュケー》としての性選択　51／可能的なものの領域　56／恒常的な「いのち」と遺伝　63／継承と繁殖、あるいは「帝国主義」の哲学　70／『モロイ』の至福　76

3　世界の中絶　81

スピノザの家具　81／無限判断とゾンビ　84／パンデミックでの「生物学的な生」　88／生政治の終焉？　92／安楽死の主体化作用　95／「この世界は生きるに値しない」　100

第二章　ヴァイオリニストと猫　生命倫理学について　116

胎児をめぐるアポリア　116／内部観測としての生殖　121／
国民の創生あるいは中絶されなかった子どもたち　126

第三章　「便所」をめぐる闘争　エントロピーについて　133

河馬の政治学　133／食物連鎖とエントロピー　135／永田洋子と田中美津　141／
連合赤軍の「子供」　144／円環の廃墟　148／この世界の「漏洩しやすさ」について　151

第四章　死の越境　主体化について　159

1　優生保護法改定をめぐって　159

複数の対立・抗争　159／母体保護法への改正を経て　166／啓蒙と死後の生　170

2　自殺と革命　174

障害と〈遠隔輸送機〉の寓話　174／横田弘の「残酷」　182

3　スピノザと「私」　192
記憶と抜け殻　192／スピノザの孤独　197
4　死者と生者の無限判断　204
ヘーゲルの無限判断　204／無限としての「内在」　212

第五章　生殖するアンティゴネー　大江健三郎『水死』について　222

ウナイコの「キャンセル」　222／「堕胎は、殺人でしょう」　226／相似する天皇制　233／重層化する「中絶」　240／悪循環としての「戦後民主主義」　245／水死と「水子」　251

第六章　啓蒙のパラドクス　埴谷雄高『死霊』について　258

スターリン風人工妊娠中絶　258／ディストピア小説の系譜　260／ダーウィンとヘッケルの進化論　264／カントの啓蒙／レーニンの革命　272／スターリン主義の亡霊的な回帰　281

第七章　存在論的中絶　性選択について　290
1　妊娠と変様《アフェクチオ》　290
スピノザの木の実　290／可能性と無限判断　295／自由意志という「フィクション」　300
2　バートルビーの進化論　311
メルヴィルとダーウィン　311／「適応的ではない」性選択　317／崇高としての性選択　324
3　プログラムと約束　332
ヘンリー・ジェイムズの消尽　332／ベケットの「死者たち」　336
4　歴史の中絶　344
カントの「終わり」　344／資本主義と中絶　346
おわりに　360

はじめに

この本の内容は生殖、人工妊娠中絶および障害者をめぐるものである。さらに、哲学の優生学的体制をめぐるものである。

一七九八年、イングランド教会の若い司祭が匿名で『人口原理に関する試論』という小冊子を刊行した。のちにマルサスの『人口論』として知られるこの論考は、一八世紀に登場した「まったく新しい政治的人物」[1]（ミシェル・フーコー）である人口（population）に焦点を当てて後世に多大な影響を与えた。題名の「人口原理」はおもに食料の増産に対して人口の増加が上回る傾向を意味しているが、それには二つの「自明な前提」、つまり食料の必要不可欠性と子孫を再生産する男女間の情念（性欲）の不変性が存在する。マルサスにとって生殖は人口を構成するもっとも基本的な概念のひとつだったのである。

人間の数という概念は、それまでも統治論や新旧論争の文脈で論じられてきた。しかし、人口という語彙自体はきわめて新しく、一八世紀なかば以降にデイヴィッド・ヒュームの『政治論集』（一七五二年）やアダム・スミスの『国富論』（一七七六年）などの影響で人口に膾炙していった。フーコーは人口を「一連の変数に依存している所与」[2]である人間の集合と定義している。「一連の変数」とは、たとえば食料生産の変動であり、実質賃金率の変動である。一方、生殖は人間の生物学的な必然であり、かつ行動様式としてもほぼ現状のままであり続けると考えられていた。つまり人口とは、種としてのヒトという概念からその行動様式や習慣までを覆う現実の新たな領域だった。臣民（subject）と呼ばれる、主権者に対する法権利的な主体とはまったく異なる概念としての人口がこのとき誕生したのである。

　イギリスでは一八世紀後半に産業革命が始まった。ヨーロッパ諸国で「人口転換」の始まった時期がそれと重なるのはおそらく偶然ではない。人口転換とは、人口が高出生率・高死亡率の段階（多産多死）から死亡率と出生率の低下を経て、低出生率・低死亡率の段階（少産少死）にいたる過程のことである。ヨーロッパでは一八世紀後半から一九世紀初頭にかけて高出生率・高死亡率の段階から死亡率が低下すること（多産少死）によって人口が急増し、二〇世紀前半までに低出生率・低死亡率の段階にいたった。マルサスはそこで生じる過剰人口の調整を先駆的に論じて衝撃を与えたが、実際に生殖が調整可能な対象として考察されるようになったのは一九世紀後半に興隆した新マルサス主義以降である。マルサスが独身者の禁欲と結婚の制限によって人口増加を抑制すべきと考えていたのに対して、新マルサス主義はその当時発明されたペッサリーなどを用いた避妊と産児調節（birth control）の普及によって人口をコントロールすべきであると主張した。この思潮は、二〇世紀に国家の管理による出生率低下を目指した「家族計画」という考え方に直接つながっていく。

　一方、一九世紀なかばから堕胎は――消毒や麻酔の発明、医療の発達も相まって――非合法のまま増加していた。中産階級の家庭には他の新しい産児調節の手段も徐々に普及していったが、みずからの身体を管理したいと願う労働者階級の女性にとって堕胎はつねに重要な選択肢であり続けた。二〇世紀前半のマーガレット・サンガーによる避妊の啓蒙活動やステラ・ブラウンらによる堕胎の合法化への運動は、こうした人口論的かつ階級的な動向を背景にしている。しかし、産児調節運動は第一次世界大戦を経た一九二〇年代以降には優生学と結びつき、避妊と堕胎は女性の主体的な意思や権利によってではなく、国家による統制の下でコントロールされるべきものとみなされる傾向が強まっていった。

堕胎が「人工妊娠中絶」と呼ばれる女性の権利としてふたたび大きな主題となるのは、女性解放運動（第二波フェミニズム）が世界的に興隆した一九六〇年代以降である。生殖を人口政策の一環としてではなく、普遍的な個人の権利に位置づけた「リプロダクティブ・ライツ」という概念の萌芽もこの時期に見られた。だが、人工妊娠中絶を女性に固有の権利とみなすには、つねにいくつかの困難がつきまとっていた。そのひとつは、人工妊娠中絶を国家や社会の優生学的な体制からいかに切り離すか、という問題である。さらにまた、妊娠という事態において女性と胚および胎児、とりわけ障害をもつとされる胎児との関係をどのように理解するか、という問題である。前者はおもにフェミニズムによって、後者は障害者運動によって担われてきたが、この二つの問いそのものが切り離しがたく、しかも利害が相反する錯綜した関係にある。その背景には、わたしたちが生殖をどのように理解してきたかという根源的な問題が横たわっている。

人工妊娠中絶と障害者運動については、それぞれの立場から「当事者」といえる視点による膨大な研究と実践が蓄積されてきた。この本の考察は——そのすべてに言及することはできないが深い謝意とともに——当事者である女性や障害者たち、かれらを実践的かつ学問的に支えた運動家や研究者たちが残した有形無形の成果に全面的に依拠していることをあらかじめ申し述べておきたい。ただしわたしが試みたいと考えているのは、いったんそうした当事者性から離れてみることで浮かび上がる、生殖という概念そのものの再検討である。欧米諸国で人口転換が終了したのちも、人口転換の遅れた日本をはじめとするアジアやアフリカ諸国では人口増加が続き、世界人口の増加率は二〇世紀後半にピークに達した。おおむね「近代」に相当する一八世紀から二〇世紀なかばまでの期間は、この世界的な人口転換の時期に重なる。今世紀中に人類はあらゆる地域で人口転換が完了し人口減少期に突入するが、現在にいたるまで人口と生殖は繁殖とほとんど同義の概念として思考されてきたのである。繁殖という価値からみれば、人工妊娠中絶も心身の障害もそれと矛盾する実践であり、存在でしかない。それらはせいぜい国家や社会による管理の——場合によっては抹殺の——対象ではありえても、そのこと自体に積極的な意義が見出されることはけっしてなかった。

人工妊娠中絶という女性の権利、そして障害者の権利の要求は、近代における繁殖という根本的な価値観の位階《ヒエラルキー》に対する徹底的な異議申し立てとして登場した。かれらの異議申し立ては、政治的にも思想的にもほとんど孤立したまま実践されてきた。民主主義にせよ社会主義にせよ自由主義にせよ、どのような体制の国民国家においても、またコミュニズムやアナキズムといった国家批判的なイデオロギーもたいていの場合、この両者に対してはある時期まで憎悪に等しい敵対性を向けるか、ほとんど関心をもたないか、もってもせいぜい管理の対象にすぎなかった。哲学でさえ——あるいは哲学こそというべきかもしれない——それぞれの国家体制の忠実な礎石として、かれらをその哲学的核心から排除しつつ包摂することしか知らなかったのである。

わたしはこの本で人工妊娠中絶という実践に——たんなる「必要悪」という負の価値ではなく——哲学的に正当な根拠を付与したいと考えている。そしてそれと同時に、人工妊娠中絶をめぐる女性たちと障害者たちの議論と実践が、近代以降の知的領域においてもっとも先鋭的な反・哲学の試みであったことを証明したいとも考えている。まさにそれらが今、新たな優生学的体制の到来とともにわたしたちの世界が見失いつつある知的営為だからである。

1　ミシェル・フーコー『ミシェル・フーコー講義集成Ⅶ　コレージュ・ド・フランス講義一九七七‐七八年度　安全・領土・人口』高桑和巳訳、筑摩書房、二〇〇七年、八二頁。

2　同書、八六頁。

存在論的中絶

第一章　中絶の哲学史

1　障害・優生・人工妊娠中絶

ユージン・スミスの写真

　長いこと使用されてきた仄暗い木造の浴室には湯気が満ちている。まだ早い時間帯なのだろう、フレームの外の高い窓から冬の鈍い陽射しがくっきりと差し込んでいる。湯をなみなみと湛えた湯船には冷たい外気に冷えたからだを温めようと母親と娘が浸かっている。白い手ぬぐいを頭に巻いた母親は、一〇代なかばと覚しい娘のひどく痩せた体を沈まぬように支え、口を開き、視線の定かでない顔を愛おしそうに覗き込んでいる。仰向けに浮かぶ胸には肋骨が浮き出し、ほとんど肉のついていない手脚は歪んで曲がり、指先は鉤のような形状に硬直している。この写真のキャプションには「彼女が外界を知覚するのかどうかはだれもわからない」[1]と添えられている。

一九七一年一二月、熊本県水俣市に暮らす母子の自宅でユージン・スミスが撮影したこの一枚は「水俣病」という言葉を一躍世界に知らしめた。水俣病とは、株式会社チッソ（旧・日本窒素肥料）水俣工場に由来するメチル水銀で汚染された八代海の魚介類を原因とする中毒症であり、戦後最悪の被害をもたらした公害事件のひとつである。胎児性患者——胎児期に母親の胎盤を通じてメチル水銀に暴露した水俣病患者——と診断された少女の名前を含むこの名高い写真のタイトルを、ここではあえて記さないことにする。少女の死後、両親の願いで長らく非公開とされてきた——二〇二一年にユージンの写真集『ＭＩＮＡＭＡＴＡ』が新版として刊行され、この写真も再公開された——経緯を尊重したいからである。しかしこれは犯罪として裁かれた環境汚染の被害の実態を人びとに訴えるためだけではなく、個々の名前を超えた普遍的な水準で解釈すべき映像でもある。

この写真は、十字架から降ろされたイエスの亡骸を膝の上に抱いて嘆き悲しむ聖母マリア像を意味する「ピエタ」に擬えられることがある。それは母親が浴槽の水面に沿うように娘を抱く姿からもたらされる印象なのだが、ここでさらに重要なのは浴室という撮影場所だろう。第二次世界大戦時にはアメリカのフォト・ジャーナリズム『ライフ』誌の報道カメラマンとして太平洋戦線に従軍し、マグナム・フォトのメンバーでもあったユージンは、水俣に来てこの少女を見かけた当初から母親と風呂に入る場面を撮りたいと考えていたという[2]。もちろん自宅での入浴は偶然に撮影できる状況ではない。たゆたう湯に沈む母子という構図には、水という物質的想像力を介して見るものに母親の胎内に眠る胎児を連想させるという意図が含まれているのではないだろうか。

この当時、胎児を直接撮影したと称する映像はある種のセンセーショナルな話題を攫うテーマだった。今日でもしばしば言及されるのは、一九六八年に公開されたスタンリー・キューブリックの映画『二〇〇一年宇宙の旅』に登場する「スターチャイルド」と呼ばれる超常的な存在者だろう。宇宙のただなかを浮遊する胎児は人類の次なる進化を含意していたが、そこには胎児を保護する羊膜嚢らしき透明な球体はあるものの、胎児と母体をつなぐ胎盤も母体それ自身もイメージから排除されている。『ライフ』(一九六五年四月三〇日号)の表紙を飾った「妊娠一八週の胎児」と記されているレナート・ニルソンの写真は、自立した胎児という生物学的に矛盾した形象の典型的な例である(「誕生前の生命のドラマ」という特集を組んだこの号は『ライフ』史上最高の売上を記録したといわれる)。胎児は羊膜嚢に包まれ臍帯が胎盤につながっているが、宇宙のような漆黒の空間に浮かんでいるように見え、母体は写っていない。『ライフ』に掲載された写真のほとんどは、内視鏡カメラを用いて撮影することが技術的に困難だったために、実際には流産もしくは人工妊娠中絶をして胎内から摘出された胚や胎児のものだった。つまり構成《モンタージュ》された写真ということだが、それが自然なイメージでないという点ではユージンの作品にも同じことがいえる。ユージンの水俣の写真も『ライフ』にドキュメンタリー映像として掲載されたのである。ただしユージンの場合には、映像として定着された母子の根源的な親密さこそわたしたちがそこに深い悲しみと痛みを感受する基盤となっている。病いに冒された少女が自力では入浴できないという事情だけでなく、母親を一緒に写さなければそもそも浴槽を胎内とする隠喩が成立しないのである。

水俣病の発生が原因不明の中枢神経系疾患として公式に確認されたのは一九五六年だったが、原因となる工場廃液の放流は一九三二年にまで遡る。一九五九年に原因がメチル水銀と特定されたが、チッソは廃液を無処理のまま「処理済み」と偽って六八年まで海に放流を続けた。当初は脳性マヒと診断された小児が胎児性水俣病と確定されたのは一九六二年である。一九六五年に新潟県阿賀野川流域でも昭和電工鹿瀬工場の排水に含まれるメチル水銀化合物に由来する「新潟水俣病」の発生が確認され、患者らは六七年に損害賠償請求を起こした。この動きに呼応するように、水俣でも一九六九年に患者世帯を中心にした原告団が熊本地方裁判所に提訴している。

水俣病と新潟水俣病は、その名称のとおり原因も症状もきわめて類似していたが、一方で大きな差異もあった。そのひとつは、新潟水俣病では水俣病と比べて胎児性患者がごく少数だったことである。この事実を肯定的に評価する向きもあるが、実質的に妊娠規制が行われたことに対しては強い批判がある。水俣病の解明に尽力した原田正純医師は、のちにユージンの写真を念頭において次のように語ったという。「我々は、胎児性患者の姿を先頭に、公害の悲惨さを告発してきた。だがいつかそのことが、こんな悲惨な人間を生んでしまったと、重度障害者は悲惨だ、と見なすことになってはいなかったか。後に発生した新潟水俣病で胎児性患者が少ないことは、中絶が多かったからではないか」。[3]

原田は胎児性患者を、ある意味では水俣病闘争に都合よく利用してしまったことへの自責の念を述べている。じつは水俣病にかぎらず、その後の一九八六年のチェルノブイリ原子力発電所事故や二〇一一年の福島第一原子力発電所事故の際にも、反対運動が盛り上がる中で公害（放射能）の影響で「悲惨な子どもが生まれないように」といった表現をされることがあった。悲惨な、とは、障害をもって生まれた、という意味である。そこには健常者は幸福であり、障害者は不幸であるという暗黙の了解が、優生思想につながる差別がすでに潜んでいる。[4]

新潟水俣病の場合、発生が確認された直後から自治体が中心となって人工妊娠中絶と不妊治療を推進した具体的な経緯が明らかになっている。藤野豊によれば「新潟県における優生保護法による人権侵害は、単に強制不妊手術だけではなかった。優生保護法が存在することで、特定の障害者、病者が「不良」な人間と断定され、「公益」の名の下に基本的人権の例外とされてきた。［……］新潟水俣病に対しても、優生保護法を拡大解釈して、妊娠中絶手術や不妊手術が実行された。「胎児性水俣病」の子どもは「不良な子孫」とみなされたのである」[5]［傍点引用者］。

ここでいわれている優生保護法の「拡大解釈」とは、同法第一条にある「不良な子孫の出生を防止する」という目的を「母性の生命健康を保護する」ために「重度の障害をもつ胎児の人工妊娠中絶を可能とする」という意味に解釈することである。一九四八年に成立した優生保護法は、刑法（堕胎罪）によって禁じられていた堕胎を一定の条件――条文には、遺伝性の疾患や精神病をもつ、暴行や脅迫による妊娠、経済的事由などといった理由が挙げられていた――のもとで合法化（違法性を棄却）した。しかし、そこには胎児のもつ先天的な障害という理由（「胎児条項」）は含まれておらず、それを認めようという動きが政府ですでに進められていた。一九七二年の国会に提出された優生保護法の改定案はこの胎児条項の追加を骨子のひとつとしたものだった。

優生という概念は、一九世紀後半のイギリスの統計学者・人類学者であるフランシス・ゴルトン――『種の起源』の著者チャールズ・ダーウィンの従弟――が用いた「良き生」という意味の造語eugenics（ユージェニクス）に起源をもつ。ゴルトンが創始した優生学は、人種の生来の質を改良して進歩を促そうとする――科学的と自称する――社会改良運動のことである。優生思想の根底には「社会ダーウィニズム」の発想があった。環境に「適応」した生物種が進化するというダーウィンの自然選択説が、優秀な人種――ほぼヨーロッパの白人種というのと同義である――がそれ以外の劣った人種を支配するという意味に解され、この時代の帝国主義を支持する思想となった。この時点での優生学が科学的にほとんど根拠をもたなかったこと、さらに国家の強制として実施され、個人の意思をまったく無視したものだったことは明白である。二〇世紀前半には欧米諸国の多くで、遺伝のおそれがあるとみなされた疾患や障害をもつものに対して不妊手術が行われた。なかでもナチス・ドイツが数多くの重度の知的障害や精神疾患をもつ「生きるに値しない」もの――ドイツの法学者と精神科医が一九二〇年に刊行した著作『生きるに値しない生命の殺害の解禁』というタイトルからそう呼ばれることがある――を対象に「安楽死」という名目でひそかに抹殺した事実（T４作戦）は、現在でもよく知られている。

一九七二年の優生保護法の改定案上程に対して障害者たちは強く反発し、脳性マヒ者の団体である「青い芝の会」などを中心に反対運動を展開した。胎児条項をナチスによる障害者の虐殺に棹さす動きとみなしたのである。一方「リブ」を名のる女性活動家たちは、この改定案で経済的事由による人工妊娠中絶の禁止（「経済条項」の削除）が挙げられていることを批判し、すぐさま強硬な反対運動を開始した。障害者と女性はともに改定案反対との強い意向を示していたが、その理由と目的はまったく相反するものだった。リブが人工妊娠中絶の権利を女性から実質的に剥奪する経済条項の削除に反対したのに対し、障害者運動は人工妊娠中絶を女性の権利と認めること自体について否定的だったのである。

このときの優生保護法の改定案はいったん廃案になり、一九九六年の大幅な改定によって「母体保護法」と名称が改められ、「不良な子孫の出生を防止する」等といった優生学的な概念と用語は条文からすべて削除された。人工妊娠中絶の事由から遺伝性の疾患等も外され、可能なのは経済条項と暴行・脅迫等による妊娠の場合のみとなった。これらは障害者と女性の権利を擁護するうえで画期的な法律改正だったが、しかし胎児のイメージを改変した「スターチャイルド」は、それとやや異なる問題の所在をすでに暗示していたともいえる。すなわち、生殖テクノロジーの急速な進展にともなう選択的中絶の拡大と、それに内在する新たな優生思想の浸透である。

出生前診断と優生思想

妊娠中に胎児の発育や異常の有無を調べる出生前診断は、日本では一九七〇年前後に始まった。羊水穿刺で胎児の染色体を検査する羊水診断が導入されたのは一九六八年、超音波画像診断の開始は七二年である。この時期から胎児は明確に人格として医療の対象となったといえる。この認識の変容を撤回するのは——人格としての胎児という概念にどれほど哲学的、法理論的に曖昧な点があろうとも——もはや不可能だった。特に羊水診断は、同じ時期に全国の自治体の福祉プログラムとして展開された「不幸な子どもの生まれない運動」と連動して広く一般に浸透していった。それらは実質的に優生思想を肯定的に捉えた障害児の出生抑制策であったため、青い芝の会などから激しい糾弾を受けた。

　そこでも批判されたように、出生前診断は障害をもって生まれる子どもを望まないという判断を前提とする――その結果として障害をもつ可能性のある胎児に対して選択的中絶が行われる――ため、現に疾患や障害をもって生きる人びとに対する差別を内包している。だが、出生前診断をめぐるテクノロジーはその後も年を追うごとに高度化し、規模も拡大していった。一方、一九八二年には優生保護法改定への動きが「胎児の生命尊重」を掲げて再燃していた。そうした動きに対する反対運動は、障害者と女性が人工妊娠中絶と優生思想をめぐってそれぞれの認識を深化させ、徐々に共有していく長いプロセスでもあった。人工妊娠中絶が女性の普遍的な権利であること、優生思想的な差別に反対し、障害のある子どもを安心して産み育てられる社会を構築すること――それらが母体保護法の成立する一九九〇年代なかばまでに双方の基本的な認識となっていったのである。

　とはいえ、それによって問題のすべてが解決したわけではなかった。胎児の選別を前提にした出産と人工妊娠中絶とは裏腹の関係にある。人工妊娠中絶がすべて優生学的な理由で行われるわけではないが、出産に際してその社会の価値観に沿わない胎児はある時点で選別され、中絶される可能性がある、ということである。そもそも出生前診断が胎児の選別のための手段である以上、それ自体に優生学的な利害が生じる可能性は否めない。つまり出生前診断とその結果にもとづく選択的中絶が人工妊娠中絶の権利に含まれるのか否か、という問題である。かつての優生学とは異なり、選択的中絶が科学的に有意であり、個人の意思を尊重したうえで実施されるとしても、もし選別的中絶が人工妊娠中絶以上に技術的に容易に実施できるようになれば、優生思想の社会への浸透はより一層広く、深くなるだろう。

羊水診断が臨床に導入された当初は、ダウン症児などの染色体変異をもつ子どもの出産経験のある妊婦への適用がもっとも多かった。しかし日本では一九八〇年代なかばには高齢妊娠を理由とする適用が過半数を占めるようになっていた。一九八九年にイギリスで胚（受精卵）の遺伝子を検査する受精卵診断が始まり、九五年に日本産科婦人科学会は受精卵診断を国内で「事実上容認」するという答申を発表した。受精卵診断によって診断対象が胎児から着床前の胚の段階に移行することで、適用の範囲や目的は一気に拡大した。日本では二〇〇四年に実施が正式に認可され、やがて「重篤な遺伝性疾患」回避に加えて「流産防止」という名目でも受精卵診断が行われるようになった。もちろん流産防止は「生命の選別」を、母体の立場からいいかえたものにすぎない。受精卵診断とはつまるところ、胚の段階で障害や疾患をもつ子どもを産むか・産まないかを決定するための生命操作技術の一環である。だとすれば、それは優生思想そのものではないのか、と問われれば否定しようがないだろう。こうした生殖テクノロジーを用いた選択的中絶に対する当事者それぞれの立場からの批判を、利光恵子は次のように要約している。

胎児診断をめぐる女性の選択がすでに体制のシステムに乗せられているのが現状だとしても、「それでもあえて個人が選択することを提起したい」とする女性運動、障害児を産めない社会が問題であることには同意しつつ「社会の条件が整えば、障害児だと分かっても安心して産めるものだろうか？」と問う女性障害者、胎児診断自体さらに胎児診断を受けることそのものに反対する「青い芝の会」という三者の間には、大きな隔たりが存在したことは否めない。[6]

つまり障害を理由とした選別は許されるのか、という障害者から発せられた「原初的な問いかけ」は今もなお解けないまま、ということなのだ。この問いを女性自身の主体的な選択の是非という狭いテーマに拙速に還元する以前に、まずは障害者や女性の意見を尊重した広範な社会的議論を尽くすべき、と主張するのはもちろん正しい。だが、生殖をめぐる政策がそうした民主主義的な熟議によって定まることは今までなかったし――母体保護法への改正に際して国際人口開発会議（カイロ会議、一九九四年）での優生保護法告発が日本政府への「外圧」としてはたらいたのは周知の事実である――おそらく今後もない。国家と社会が統治の手段としての生殖テクノロジーを手放すことはもはやありえないだろう。それどころか医療技術の急激な発展に乗じて、障害をもたない健常者のみで構成される社会の構築、という明白に優生学的な志向を政府は隠さなくなっている。その一方で、自己決定権の名目のもとに女性に「生命の選択」の責任をすべて押しつけ、優生思想批判の矛先を女性に向けさせ、男性、そして国家と社会の責任を巧妙に回避してきた、というのが実態なのである。わたしたちの社会はすべての差別を克服できたわけではないし、むしろ実際には今もなお優生思想と性差別こそ、国家と社会が存続するための根源的な条件なのかもしれないのだ。

女性運動と障害者運動のどちらにも深くかかわってきた米津知子は、かつてリブが提起した「産む産まないは女《わたし》が決める」というスローガンの意味は「〝子どもを産むか産まないかを選ぶ〟ことであって、障害の有る無しなど〝質で子どもを選ぶ〟ことではない」[7]として、障害の有無で胎児を選ぶことを女性の権利に含めないと明確に述べている。権利としての人工妊娠中絶と、優生思想にもとづく選択的中絶を切り分けるべきだというのである。優生的な生命の選択を回避する方法は、理念的にはおそらくそれしかない。そして実践的には立岩真也が主張するように「出生前診断→選択的中絶という選択をしないという選択を、現実的に存在させること」[8]が現時点で想定しうる唯一の方途であるのかもしれない。そのように優生思想によらない人工妊娠中絶の可能性を保持しておくことである。

しかし女性の自己決定権が罠として機能してしまう優生学的な社会体制が現状のまま維持されるかぎり、こうした言説が支持される可能性はほとんどない。わたしたちの社会が生殖を例外として放置しておくはずがないのだ。むしろ（優生学的に）正しい生殖こそ、この社会がみずからを存続させる唯一の根拠であるとさえいえる。人工妊娠中絶と障害者の地位はその根拠にもとづいて再構築される。女性が「子どもを産むか産まないかを選ぶ」権利の擁護は避妊をめぐる啓蒙という水準にまで後退し、いったん妊娠したならば「質で子どもを選ぶ」以外の選択肢がほとんど存在しない、という社会がすでに実現してしまっているのである。

ナチスからピノチェトへ

日本の障害者運動によって提起されたこの問いは、一九七〇年代まで人工妊娠中絶が女性の権利として認められていなかった多くの欧米諸国ではまだ焦点となっていなかった。敗戦直後の人口問題解決のために優生学的な国家施策として人工妊娠中絶が容認された――一九九〇年代まで優生思想が事実上公認されてきた――日本とは問題の所在がまったく異なっていたのである。

アメリカ合衆国では、一九七三年に連邦最高裁判所が下した「ロウ対ウェイド」判決によって女性の権利としての人工妊娠中絶が認められた。フランスでは、一九七五年のヴェイユ法の成立によって人工妊娠中絶が合法化されている。ナチス・ドイツに象徴される優生思想に対する批判はそれまでにもあったが、その場合は「生殖という個人的な領域に対する権力の強制的な介入」[9]として認識されていたため、女性やカップルの自発的な意思にもとづく出生前診断および選択的中絶が優生思想と結びつけられることはほとんどなかった。市野川容孝は一九七六年の旧西ドイツでの刑法改正による人工妊娠中絶の自由化にかんして、そこに医学的理由や犯罪的理由、社会的理由に加えて、優生学的理由、つまり「胎児の身体的もしくは精神的障害が判明した場合に中絶を認めるという規定が盛り込まれた」点を指摘している（この胎児適応条項は一九九五年に削除された）。

改正当時、この優生学的条項をナチスの優生学と関連させながら問題視する声は皆無に等しく、優生学的理由による中絶はむしろ、こうした薬害［一九六〇年代に西ドイツで多く発生したサリドマイド被害のこと］に対抗する権利として肯定的に評価される状況にあった。また、法解釈としても、この優生学的条項は、胎児の障害ゆえに妊娠女性の生活が不利益を被ることを問題にしているのであり、それは結局、女性の自己決定を尊重しているというのが、これまでの見方である。[10]

市野川のこの一九九六年の論文では、人工妊娠中絶をナチスの優生学的殺害と比較しながらフェミニズムを批判している。たしかにどの国ぐにでも選択的中絶を含む人工妊娠中絶が積極的に推進される方向にあったのは同じだった。ただし個々人の自発性や自律性にこそ優生思想が浸透しているのではないかという、フーコーの「生政治」的な問題設定は、その時点ではまだ自覚されていなかったといえる。[11] 市野川もまた、女性解放を訴えるフェミニズムの言説が生政治批判の水準に達しておらず、ドイツのヘレーネ・シュテッカーやアメリカのマーガレット・サンガー、日本の平塚らいてうらを例に挙げて、女性解放運動がつねに優生思想と共犯関係にあったと指摘している。これは母体保護法が成立した当時あらためて強調された、人工妊娠中絶とフェミニズムを攻撃する言説のひとつの典型といってよい。井上達夫は市野川よりももっと露骨なレトリックを用いて、人工妊娠中絶をナチスによるユダヤ人の大量虐殺に擬えている。

現代日本の多くの人々は、このような胎児の生命の大量破壊に多かれ少なかれ（ゼロの場合も含む）心苦しさを覚えつつも、それを致し方のないこと、一種の必要悪として事実上是認している［……］。しかし、ナチスによるユダヤ人大量虐殺が道徳的に許しえないものであることがかくも強く確認されているのに、なにゆえ、数においてそれをはるかに凌ぐ大量中絶が必要悪として道徳的に許容されうるのか。[12]

人工妊娠中絶が虐殺に等しいといいたげなこうした比較は、たとえばロウ対ウェイド判決が国家による「私的領域」への不干渉を認めるプライヴァシーの権利にもとづく判決であり、その意味でナチスのような国家の強制による残虐行為と対極にある点をまったく認識しようとしていない。だが、そのこと以上にこれらの言説に強い違和感を覚えるのは、一九六〇年代以降のフェミニズムが国家と資本による女性への抑圧や差別と闘ってきた、という視座をいっさい欠落させていることによる。

国際保健機関（WHO）が一九九五年に提案した「遺伝医学の倫理的諸問題および遺伝サービスの提供に関するガイドライン」では、現在の遺伝医学では「当事者が生殖に関して最適な決断を下すことを奨励するのであって、国家権力による強制や民族虐殺と結びついた過去の優生学と決定的に違う」[13]、すなわち「予防は優生学ではない」という点が強調されている。また、一九九四年のカイロ会議の「行動計画」は、すべての人びとが子どもの数や出産の間隔を自由に、かつ責任をもって決め、それを行うための情報や手段がかれらに与えられる「リプロダクティブ・ヘルス／ライツ（性と生殖に関する健康／権利）」を擁護し、それには差別、強制、暴力を受けることなく生殖に関して決断を下すことのできる権利も含まれるとしている。

カイロ会議で打ち出され、その後の女性運動にも大きな影響を与えた「リプロダクティブ・ヘルス／ライツ」と女性の「エンパワーメント」――女性がみずからの能力を完全に発揮できるようにし、経済、政治、文化、生活のあらゆる側面に十分に参画できるようにする――という概念には、人工妊娠中絶を女性の自己決定権によるものと位置づけた「第二波」以降のフェミニズムの歴史的な展開が背景にある。特にリベラル・フェミニズムと呼ばれる潮流では、女性は自由意志が備わり、理性にしたがって判断を下すことのできる成熟した主体であるとみなす。つまり「「わたしの身体は、わたしのモノである」、したがって「わたしが、自由意志の下に、わたしの身体に対しては自分自身で命令を下す」という主張もここから生まれてくる」[14]。このような女性の自己決定権という観念は、現在のリベラル・フェミニズムを強く批判するナンシー・フレイザーらの『99％のためのフェミニズム宣言』にあっても明確に保持されている。

新自由主義がジェンダーの抑圧のかたちを新たに作りかえていくのを目の当たりにした私たちは、女性やジェンダーによる規定に準じない者たちが理論上持っている権利、またこれから勝ち取れる見込みのある権利を実現するには、まさにその権利を形骸化させている根底の社会構造を変えるしかないのだと考えている。たとえば中絶の合法化は、それ単独では貧しい女性たちや労働者階級の女性たちにとってほとんど何の益もなかった。彼女たちには費用を払うお金も、処置ができる病院を知る手立てもなかったからだ。ほんとうにリプロダクティブ・ジャスティスを実現しようとするならば、医療は誰に対しても無料かつ非営利なものでなければならない。それは医療の場において、人種主義、あるいは優生学的な慣例が廃止されなければならないのと同様にである[15]。

このマニフェストでは、リベラル・フェミニズムが今日のネオリベラリズムを倫理的に支える「アリバイ」化していると批判されている。リベラル・フェミニズムは「99％の」女性たちから自由とエンパワーメントを奪う社会的・経済的構造の変革に取り組むことを頑として避けており、ごく一部の女性が社会における序列を駆け上っていくための能力主義《メリトクラシー》と化している、というのである。しかしこの批判は、リプロダクティブ・ヘルス／ライツ、つまり女性の主体化と自己決定権という観念それ自体には及んでいない。むしろここではそのいっそうの普遍化を示唆していると理解するべきだろう。人工妊娠中絶の権利は誰よりもまず、出生前診断など思いも及ばない——選択的中絶など選択しようのない——状況に置かれた女性たちにおいてこそ擁護されなければならない。たとえば次のような事例である。

アメリカ東部に住む無職のシングル・マザーである女性がデート・レイプによって妊娠してしまう。近所のクリニックが政府の補助金カットで閉鎖されていたため、彼女は遠くの街のクリニックで診断を受けることになる。しかしさらに遠いべつのクリニックへ次々にたらい回しにされた——そのために家財道具を売り借金もした——あげく、人工妊娠中絶の可能な期間を過ぎてしまったためにやむなく出産を決意する。「この女性は、母親としての役割を自由に選んだと、果たしてわたしたちは言うことができるだろうか」[16]。

これは岡野八代が挙げている事例だが、『99%のためのフェミニズム宣言』で「中絶の合法化」が批判されているのもこうした状況を念頭に置いてのことだろう。実際、この事例では女性の自己決定権が徹底的に蔑ろにされているのだが、しかしこの女性の身体と胎児の状態からもし人工妊娠中絶が可能だったとしても、そうすることが自由意志だったといえるのか。彼女は人工妊娠中絶をするために自由意志以外のいったいどのような根拠をもつことができるのか。岡野は次のように述べている。

社会的諸制度、文化的・宗教的価値観、そのひとを取り巻く他者・外界との相互関係の中で、あるひとは、中絶をする・しない、といった選択を迫られる。彼女は、まさにその選択をしたことで、選択する主体として社会的に構築される。彼女が主体化されたのは、彼女をとりまく状況から免れえなかったがゆえであるにもかかわらず、主体化されるプロセスがなかったかのように、選択した本人として、その後直面する新しい事態に関わっていかなければならないのである。[17]

女性は性的な強要によって、さらに経済的な貧困や社会的な選択肢の乏しさの中で否応なく自由な主体として自己決定をさせられてしまう。しかも自己決定しなければ、否応なく出産するという選択肢しか残されていないのである。そして出産しようと、人工妊娠中絶を選ぼうと、すべては彼女の「自己責任」とされる。また、それによって彼女以外のすべてのファクター――彼女をレイプした男、無責任な医療機関、そして医療機関への補助金を減額した政府等々――は免責される。だからこそ岡野は「フェミニズムは、個人の平等な自由を実現する社会を構想するさいに、リベラリズムがその起点としていた「主体」をめぐって、意見を異にする〔……〕。リベラリズムに対するフェミニズムの両義的な立場も考慮に入れた、繊細な議論を積み重ねることで、〈主体を基盤としない〉フェミニズムの主張を考察していかなければならない[18]」と強調するのである。

だが、リベラル・フェミニズムに対して岡野が主張する「ケアの倫理」は、女性が人工妊娠中絶する基本的な権利まで掘り崩してしまうことにはならないか。岡野によれば「「世界」を維持し、持続させ、修復するためになしうるすべてを含む、人類の活動」と定義されるケアの倫理がまず要請するのは「他者を傷つけないこと」「危害を避けること」である。

ケア関係において身体が第一にケアされるのは、それがわたしたちのモノだから、ではない。ケア関係における身体は、「あなたはここにいるのよ！」と語りかけ、触れ、ときに抱こうとする、もう一人のわたしにとっての客体だから、なのだ。つまり、その身体はもう一人のわたしである他者に無防備に晒されているがゆえに、無力であり、その他者の感受性いかんによっては、生存することさえ適わないほど、傷つきやすい。その無力さが、ケアを引き受ける者に絶大なる責任を負わせるのだ。そして、繰り返せば、だからこそ、ケアを引き受ける者に、「他者を傷つけないこと」「危害を避けること」というケアの倫理が必要となるのだ[19]。

岡野はここで「わたし」という自己（意識）と身体との繊細な関係をケアの倫理で捉えているが、それはそのまま「わたし」と胎児の関係に見立てることができよう。しかしこの要請から人工妊娠中絶をそれとして肯定する論理を導き出すのはありえないことのようにわたしには思われる。ケアの倫理に可能なのは主体とされるものの決定を理解すること、支援すること、擁護すること、記述することであっても、主体の決定に対する判断には踏み込まないからだ。主体自身の感情や意志、身体のあり様はケアする側の認識と責任を超えている。それは他者という主体に対しても、自己という主体に対しても同じである。

だが、それに対して身体を「わたしたちのモノ」とみなすのは、身体を——そして胚や胎児を——自己の所有物であり財産であるとみなすことである。それはジョン・ロック以来のリベラリズムの基本的な構想であり、その延長上に人工妊娠中絶を含む自己決定権も捉えることになる。つまりケアの倫理に依拠するかぎり、人工妊娠中絶は――私的領域への不介入という原則にもとづく家父長的男性による家族への暴力の合法化と同等の権利として――女性に認められた暴力である、という批判に晒されるのではないだろうか。その場合の人工妊娠中絶はせいぜい必要悪、つまり例外的な措置として保護され、認容される可能性もありうる、といった程度の権利でしかない。しかし主体という概念を基盤とする以外のなににによれば人工妊娠中絶を肯定することができるのか。

　人工妊娠中絶の権利をケアの倫理によってリベラリズム的な「主体」の論理から切断しようとすれば、それは逆にナチスの大量虐殺に類比させることに似た、おそらくまたべつの陥穽にはまることにつながりかねない。すなわち人工妊娠中絶を「権威主義的ネオリベラル主義」（グレゴワール・シャマユー）の結果とみなすことである。権威主義的ネオリベラル主義の典型は――欧米諸国で人工妊娠中絶の合法化の動きが進んでいたのと同じ時期にあたる――一九七三年にチリで起きたピノチェトによる軍事クーデタとその後の独裁政権である。そこでは政治犯に対する拷問が日常的に行われ、数年のあいだに約一〇万人が逮捕・投獄され、少なくとも五〇〇〇人以上が処刑、「行方不明」とされた。ネオリベラリズムの思想的な淵源のひとりとされるフリードリヒ・ハイエクはピノチェト政権を支持し、民主主義以上に個人の「自由」が行き届いていると認めた。もちろんハイエクは皮肉や冗談を言っているのではなく、この場合の自由は「所有権の自由な処分という意味での「経済的自由」」[20]である。ピノチェト政権は権威主義的であってもナチスのような「全体主義」ではない、というのがハイエクの主張だった。統一的な目標に向かって政治・社会・経済のリソースすべてを組織化するのが全体主義であり、権威主義はそうではないから、というのである。権威主義的ネオリベラル主義は政治的自由を抑圧しても、経済的自由に介入することはない。それどころか、政治的自由こそ経済的自由に服従しなくてはならず、経済的自由にもとづくマーケットの決定にこそ政策は従わなければならない。

　権威主義的ネオリベラル主義の論理に従うならば、「わたし」の身体も「わたし」の胎児も「わたし」の「所有権の自由な処分」によって裁量されるということである。それに対してケアの倫理は、福祉によって保護され、また排除もされてきた身体と胎児の民営化《ネオリベ》に対する再批判、という比喩が成り立つかもしれない。しかしその両者の思想的な空白地帯にあって人工妊娠中絶の権利はよって立つべき根拠を喪失してしまう。それどころかもはやとうに解決済みの主題としてゴミ箱に投げ捨てられてしまっているのである。その結果、人工妊娠中絶は優生思想を具現化した権威主義的ネオリベラル主義者たちが闊歩する、グロテスクな草刈り場にされてしまっている。

　人工妊娠中絶はたんにフェミニズムや障害の当事者によってのみ語られ、処理されるべき課題ではない。必要なのは人工妊娠中絶が肯定される場合もあるとおそるおそる口にすることではない。そうではなくてわたしたちの生がもはや隅々まで優生学的体制によって構築されていること、そこに反・優生思想的な人工妊娠中絶を容れる余地など存在しない現実を認めることである。そのうえで人工妊娠中絶を性と階級をめぐる闘争が交叉する位置にあらわれる出来事として、わたしたち自身にとって焦眉の、かつ普遍的な課題としてあらためて肯定しなければならない。そのことを認識するために、まずロングフル・ライフ訴訟と反出生主義における「わたし」の位相を確認しておく。

良き生としての「精神」

ロングフル・ライフ（wrongful life）訴訟は、重篤な先天的障害を負った子ども自身が——もしくは子どもの代理人としての親が——苦痛に満ちたその生を損害であるとみなし、医師に対して親が事前に知っていれば出産を回避したと考えられる的確な情報を提供しなかったとして、その過失責任を問う損害賠償請求訴訟である。[21] この訴訟は障害を補償されるべき損害とみなす時点ですでに優生学的な傾斜を隠してはいない。それどころか被告である医師や医療関係機関は充分に優生学的でなかったという理由で提訴されているのである。これは選択的中絶によって胎児や胚が優生学的な有用性を基準として選別・排除されることをかれら自身が内面化した事態であるともいえる。

ロングフル・ライフ訴訟がはじめて提起されたのは一九六〇年代にまで遡る。一九八〇年にアメリカで障害を持って生まれた女児が遺伝子検査機関を提訴した「カーレンダー対バイオサイエンス研究所」の判決では、原告が負担している健常者に対して割高な医療費等の「特殊損害」とともに、障害を負った生そのものという「一般損害」の請求が認められた。また、一九八二年の「ターピン対ソルティーニ」判決では原告の特殊損害のみが認められ、一般損害については棄却された。

これらの判決で特に問題とされたのは「障害を持って生まれた生が「生の非在（nonlife）」と比較可能か」という、法律的であると同時に形而上的な争点である。ターピン対ソルティーニの判決理由の一部は「原告が、実際に、生まれない場合よりも生まれた場合において損害（injury）を被っているか否かを合理的あるいは理性的なやり方で決定することは端的に不可能である」からとされている。

加藤秀一はこうしたロングフル・ライフ訴訟の争点を「存在と非存在の比較」と呼んでいる。原告に障害を負わずに生まれる可能性がなかった以上、障害をもたない原告の生を想定すること自体が無意味である。したがって原告が存在しなかった場合と障害を負っている現実の生を比較することになるが、多くの場合その比較は無効であるという判断がなされるのである。ただし厳密にいうと「非存在」は無そのものではない。

ロングフル・ライフ訴訟はアメリカだけでなく、二〇〇〇年にフランスで、今世紀に入ってオーストラリアや韓国などでも起きている。日本では二〇一三年に障害をもった子どもの親が原告となったロングフル・バース（wrongful birth）訴訟が起こされ、原告勝訴の判決が下った。法的な領域のみならず、哲学でもロングフル・ライフ訴訟は論議の対象にされることがある。たとえばデレク・パーフィットは『理由と人格』（一九八四年）で次のように述べている。

ある女性が、もし自分が子供を持てば、その子は様々な病気にかかるのでその生は無よりも悪くなるだろうと知っている。この子は決して成長せず、わずか数年しか生きず、完全には和らげることのできない苦痛に苦しむだろう。

たとえ「無よりも悪い」というフレーズをわれわれが斥けるとしても、知っていながらそのような子供を妊娠することが不正であることは明らかである。またその不正さは、大部分が他者に及ぼす影響から来るわけでもない。その不正さは、大部分がこの子供の生が恐ろしく悪いものだと予言できることから来ている。[22]

パーフィットもまた「無よりも悪い」という判断を棄却している。しかし、ならば「知っていながらそのような子供を妊娠すること」とはなにを意味しているのだろうか。パーフィットはなにをもって、なにと比較して障害のある「生が恐ろしく悪いものだと予言できる」としているのか。

ここにはひそかに導入された優生思想がはたらいているのではないだろうか。つまり「非存在」はけっして無ではなく、誰かではある健常者の仮想的な生が暗黙のうちに想定されているのではないか、ということである。パーフィットはこの議論を「非同一性問題」という、人格の同一性によらず非人格な原理によって道徳的な判断を下すべきである、というみずからの主張の一環として呈示している。功利主義の想定する善悪が個人の利害にもとづいているかぎり、まだ存在しない未来の他者の存在や行為について道徳的に判断することはできない。そこでパーフィットは、現実に存在する当事者の視点や利害を超えて判断すべきであると主張する。だが、その判断基準は万人を納得させるレベルに到底達していない。もし仮にロングフル・ライフ訴訟をめぐるパーフィットの直観が現在と未来のすべての人びとに適用されるべき普遍的で超越的な解だったとしても、この判断自体の真偽は「善は善である」「悪は悪である」という自同律以外のなにによって証明できるのだろうか。

パーフィットの影響を受けているデイヴィッド・ベネターは、ロングフル・ライフ訴訟は「適切な」可能性があると述べている。[23] それはベネターの主張する「反出生主義」から——人工妊娠中絶に賛成するのと同じく——論理的に導き出せる結論ではある。ベネターの反出生主義によれば、わたしたちが生まれてくることは、生まれてこないことよりも必ず「悪い」ことである。この結論自体の当非は問わないし、問う必要もない。しかしここにもまた「生まれてくること」と「生まれてこないこと」というかたちで「存在と非存在の比較」が顔を見せている。この点について森岡正博は次のように批判している。「「私が存在していない宇宙」は、反事実的に措定可能である。ところが「私が生まれてこなかった宇宙」は措定可能どころか、そもそも語義矛盾である。もちろん「私が生まれてこなかった宇宙」という文章を私は組み立てることはできるが、それが具体的に何を意味するのかを私は理解することはできないし、それがどんな状況なのかを想像してその善悪を判断することもできないのである。なぜなら、それを想像するためには、いまここでそれを想像しようとする私それ自体の不在の状況を作り出さなければならないが、それは不可能だからである」[24]。

「私の存在していない宇宙」とは、いかなる意味においても「私」とまったく無関係な宇宙である。それゆえ「私」が存在する宇宙＝現実世界と――「私」が想像することすら不可能な――それとを比較することは不可能だろうが、その存在の可能性を否定することはできない。それに対して「私が生まれてこなかった宇宙」は――現実世界と比較するという以前に――その存在自体がそもそも論理的に成立しえない。パーフィットもこれと似たことを主張している。にもかかわらずベネターは――パーフィットもおそらく暗黙のうちに措定している――そのような「私」が仮想的な実体であることを明示的に前提にしている。つまり、フロイトが「ナンセンス」であると述べた「生まれていなければ、その人は死ぬ運命にある人間では全くなく、その人にとって善も最善も全く存在しない」[25]［傍点引用者］という仮想的な領域を前提しているのである。

こうした論理的にはたしかに不可能なはずの「存在と非存在の比較」は、ネオリベラリズムと呼ばれる今日の社会ではしばしば事実として運用されているのではないだろうか。たとえば建築物の空中権という概念がそうである。元来は所有する土地の上空の使用権（区分地上権）を意味していたが、近年では特定の街区における建物の容積率の売買に利用される場合がある。

わたしが都心のある土地のオーナーで、そこに高層ビルを建設する計画を有しているとしよう。わたしの計画ではビルの総延床面積は敷地面積の二〇〇パーセントだが、法令で指定されたその土地の容積率の最大限度は九〇〇パーセントであるとする。その場合、もしそこが空中権の移転を認められた「特例区域」ならば、使用する予定のない残りの七〇〇パーセントの容積率を同じ区域内で売却できる。つまり容積率の売却先では、都市計画で定められた容積率を超える建物を建設することが可能になる。この七〇〇パーセントの容積率は、わたしがそもそも使用する予定のない、実際には空気が存在する以外は無に等しい、文字どおりの空間にすぎない。しかし空中権を活用すれば、わたしはなにもないはずの空中から利益を生み出すことができる。空間そのものが経済的な資源なのである。

都心の再開発における、さながら錬金術とも見紛うこうした不動産売買は、一九八〇年代からアメリカの都市部で盛んに行われ、日本でも二〇〇〇年代に入って法改正がなされ、特定地区での取引が可能になった。この規制緩和のマジックは、物体としては存在しない仮想的な空間を取引可能な単位によって量化し、実体として扱った点にある。その上で容積率の上限を規定し――さながら仮想的な健常者の生のように――それを本来あるべき建物の高さとして取引の対象にしたのである。一九九六年の「京都議定書」で導入された温暖化ガスの排出量取引も、論理的にはこれと同じ「存在と非存在の比較」にもとづく国家間の排出権の移転である。

ベネターは「私が生まれてこなかった宇宙」を――空中権のように量化された非存在という――本来ならありえない仮想的な実体として論理的に操作している。ベネターは無ならざる非存在と比較して、存在をより「悪い」と述べる。ベネターが「あらゆる人生は何らかの悪いことを含んでいる。そのような人生で存在してしまうことは、常に害悪である」[26]と主張するのは、実際には「何らかの悪いこと」をいっさい含んでいない仮想的な生と比較して「悪い」と判断しているのである。「あらゆる苦痛や苦難から解放された素晴らしく幸運な生を歩むことができる地球外生命体」から「私たちの種族」を見れば「あらゆる人生を特徴付けている失望・悲痛・悲嘆・苦痛・苦悩を目撃し、存在していないよりも四肢麻痺で寝たきりで生きている方が悪いと(あまりない障碍を抱えていない人間である)私たちが判断を下すように、私たちの人生を判断するだろう」[27]。しかしそのことは「非存在者」が「良い」というのではまったくない、とベネターは述べる。「そうではなくて、存在してしまうことは存在してしまう人にとって常に悪い、ということを述べるつもりである。言い換えれば、私たちは非存在者について、決して存在していないことが当人たちにとって良いことだ、と述べることはできないかもしれないが、存在者については、存在することは当人たちにとって悪いことだと述べることはできるのである」[28]。

ベネターのいう「非存在者」とは「決して現実には存在しない、可能的な存在である人々」のことである。それは身体をもたないにもかかわらず――あるいはそれゆえにこそ――実際にはわたしたちが理想とする「良き生」という規範をあらわしている。ベネターの反出生主義は、その意味で優生思想の極北をなしている。存在するすべての人びとは――良き生の規範たる非存在者と優生学的に比較して――存在すべきではないのである。

ベネター自身も時に錯覚しているように、非存在者はどこかに実在するのかもしれない「地球外生命体」のようなものではない。それはわたしたちがイメージする良き生そのものである。あるいはむしろ「四肢麻痺で寝たきりで生きている」筋萎縮性側索硬化症（ＡＬＳ）の身体に宿る「わたし」のことである。ならば、この「わたし」とは誰のことか。――それは人間の身体と区別され、自律的に存在する「精神」のことである。デカルトが確信しているように「私は、私にきわめて緊密に結合した身体をもつとしても、しかし一方で私は、私が延長するものではなく単に考えるものであるかぎり、私自身についての明晰判明な観念をもっており、他方で身体が考えるものではなく単に延長するものであるかぎり、身体の判明な観念をもつのであるから、私が、私の身体から実際に区別され、身体なしにも存在しうることは確実である」[29]［傍点引用者］。

つまりわたしたちの身体はすべてＡＬＳのように「悲惨」なので、悲惨ではない精神の生を生きるために自殺するべきだとベネターはいうのである。

2　哲学の人工妊娠中絶

哲学のアナーキー／優生学的な二重性

リュック・ボルタンスキーは「哲学の著作の中で中絶に言及されることは滅多になく、とりわけ古典哲学によって中絶は完全に無視されていた」[30]と述べている。しかし実際には、人工妊娠中絶とその優生学的な志向はつねに西欧の哲学的思考の中核を占めてきた。プラトンの『国家』には、今日ならば優生思想そのものとみなされるはずの次のような一節がある。「最もすぐれた男たちは最もすぐれた女たちと、できるだけしばしば交わらなければならないし、最も劣った男たちと最も劣った女たちは、その逆でなければならない。また一方から生まれた子供たちは育て、他方の子供たちは育ててはならない」[31]。アリストテレスの『政治学』には堕胎を明示的に肯定した次の一節がみられる。

生まれた子を遺棄するか養育するかについて、障害児を育てることに反対する法律は認めよう。しかし、慣習の定めが禁じる場合は、子どもが多いという理由では、いったん生まれた子どもを遺棄してはならない。だが、子作りの回数は制限すべきである。しかし、もしもそれに反して性交して子どもができれば、感覚と生命が生じる前に堕胎しなければならない。敬虔と不敬虔を分けるのは、感覚と生命があるか否かによるからである[32]。

明らかに優生学的といえるこれら古典哲学のテキストにおいて、主題とされているのは「子どもの養育」である。アリストテレスは堕胎を人間が成熟にいたる過程の最初の選別の場面として描いている。「障害児を育てることに反対」し、かつ「感覚と生命が生じる前に」堕胎は行うべきであるという、現代の人びとと比較しても遜色のない信念《ドクサ》を古代ギリシア人が有していることにはあらためて驚かされる。しかもそれが優生学的な基準によって実施されるべき、という考察もわたしたちの現在とじかにつながっているように感じられる。堕胎と、それにともなう優生学的な選別と排除は、人間の繁殖と継承という主題を通じて相互に補完しあう関係にある。

一定の年齢に達した男性は性交して子どもをつくるべきではない、とアリストテレスはこれに先立つ一節で述べている。それはたんに高齢者に性的な節制を命じているのではない。悪名高い加速主義者のニック・ランドはここに――ショーペンハウアーによる読解を通じて――哲学における「男色」的な系譜学を読み込んでいる。アリストテレスにとって男色は都市国家《ポリス》における人種的な堕落を未然に防ぐために、子孫を残すのに不適格な若者や老人に与えられた手段である。しかるに「哲学的な関係、いいかえればアカデミックな関係というのは、同性愛的であると同時に間世代的なものであり、父系的な再生産の単位を模倣する極限的な教授をおこなうものである」[33]。つまり男色とは堕胎と同じく一種の優生学的な体制を維持する方法であり、堕胎を同性愛的な絆に翻訳した哲学の再生産の手段なのである。

ニーチェのテキストでも「中絶は、アナーキーな生殖が招きうる事態であると同時に、優生学的な体制を特徴づけるものにもなっている」[34]とランドは述べている。それは『この人を見よ』における「ありとあらゆる出来損ない《アボーション》が居ならび、反ユダヤ主義者さえ混じっていた＝反ユダヤ主義者さえも含めて、誰もが一掃されていた［no abortion was missing, not even the antisemite］」という一節にみられる。abortion（ニーチェの原文ではMissgeburt）には、堕胎とともに出来損ない（の人間）という意味があるからである。もちろん出来損ないにほかならない「反ユダヤ主義者」どもは、ここでは優生学な意味でのギリシア古典哲学の正統な後継者というべきであろう。

　こうした見方は、現代文明における「未来」の象徴的再生産を徹底的に批判するリー・エーデルマンにもぴったり付合する。エーデルマンによれば「子ども」は未来という希望をあらわす特権的な記号であり、その記号によって異性愛を再生産される未来という意味作用で満たす。それは右派や中絶反対派《プロ・ライフ》のみならず左派やリベラルにとっても同様であり、したがって真の対立線は右と左ではなく、かれらと「クィアなセクシャリティ」とのあいだに引かれている。両者の「裂け目」となるのは社会の機械的な反復強迫としての「死の欲動」（フロイト）である。

　子どもという幻想は「同じもの」の想像的な回帰と永続を保証する機能を果たしており、異性愛秩序のうちには同性愛的な志向が内在している。だが、それゆえに真に異他的な存在であるクィアは社会から排除されなければならない、とエーデルマンは述べる。哲学の優生学的な本性に最初に否を突きつけたのは、哲学という制度から排除されてきた出来損ないである障害者たちと女性たちだった。エーデルマンは「［クィアである］私たちは中絶の支持者である。未来の比喩としての〈子ども〉は死ななければならない［*we* are the advocates of abortion; that the Child as futurity's emblem must die］」[35]として出来損ない《クィア》を断固として擁護している。

ここでいわれている「中絶」は――近年の選択的中絶のことではなく――『この人を見よ』におけるabortionのように象徴的かつ言語学的な意味での人工妊娠中絶である。たしかにそのとおりではあるのだが、しかしそれだけではアリストテレス以来の哲学のアナーキー／優生学的な二重性の枠をはみだすことにはまったくならない。クィアが死の欲動、つまりラカンのいう「享楽《ジュイサンス》」と結びついているのは、この社会の政治・経済活動が「シニフィアンそのものによって開かれた裂け目を消去することを目論み、〈子ども〉によって再生産＝生殖の政治へと私たちを呼び戻す」[36]のと同じくその「反復的必然性」による。この反復的必然性からクイアを切り離すのは「不可能な企て」なのだ。だからこそ――エーデルマンも自覚しているように――たんに「未来は子ども騙し」と言い募るだけではまったく不充分なのである。

これと同じことは、ジル・ドゥルーズに依拠して自然の、そして人工の「変異」を擁護する小泉義之についてもいえる。小泉はエーデルマンよりもさらに歩を先に進めて、未来とはわたしたち人類という種が死滅したのちの世界のことだという。そしてわたしたちの予測を裏切る「怪物」の出現を、フランケンシュタインのような新たな種、新たな生命体の到来を――生殖技術やクローン技術の進展によってそれが可能ならば――歓待すべきだという。それは選択的中絶についても同じである。障害をもたない子どもを産むのではなく、むしろ障害者を産むべきなのだ。「率直に言ってしまいますが、私は、障害者がたくさん生まれたほうが、少なくとも、闇に葬られている障害胎児を生かすだけで、よほどまともな社会になると考えています。街路が自動車によってではなく車椅子や松葉杖で埋められているほうが、よほど美しい社会だと思う。痴呆老人が都市の中心部を徘徊し、意味不明の叫びを発する人間が街路にいたほうが、よほど豊かな社会だと思う」。[37]

小泉の期待する未来がもし実現するなら、それは「多様な生命の可能性を、それ自体として引き受け、存在させうる社会的な道筋」[38]を探るべきだという利光恵子の提言と基調を同じくするだろう。だが、利光が障害者を包摂しうる「多様性」の尊重される社会の構築を目指しているのに対して、小泉は社会そのものが存立する根拠への原理的な批判として障害を捉えている。ただしそれは国民皆保険制度が破綻し、大多数の国民が医療から遠ざけられればただちに現実となりうる未来像ともいえ、見かけほどラディカルなものではない。現時点では優生学的な体制に逆らって障害をもつもの自身が主体化しうる新たな自由の空間を形成する、という原則的な構想すら成立しえないのは明らかだろう。たとえ障害年金や老齢年金が現在の一〇倍に増額されたところで、障害や高齢が損害とみなされるかぎりなにも変わらない。そもそも障害者は存在するべきではない、と障害者がみずから主張する社会がすでに実現しているのである。だが、そのことをわたしたちは批判できるのか。障害者がロングフル・ライフ訴訟を通じて社会に抗議することは、むしろ肯定されるべきである。障害者が主体化するとは――痴呆老人が徘徊する自由を得ることではなく――そうしたことだからだ。それが優生学的な志向によって偽装されているのは、かれらを排除し、抹殺する側の要求である。

小泉はベネターの反出生主義の「日和見」的な側面を批判しているが[39]、にもかかわらずここでの小泉のイメージはベネター的な「私が生まれてこなかった宇宙」に近接しているというべきである。障害者の描像はデカルト以来の正統的な哲学的言説である「身体なしに存在しうる」仮想空間の転倒であり、かつ転倒であるにすぎない。障害者にわたしたちの鏡像という以上の批判的論拠を見出せていない。かれらは皆出来損《アボーション》ないであり、それが反・生殖的な哲学の系譜学に接続されている。だが、小泉の語りはベネターと異なり、根本的にアイロニカルである。じつのところ小泉は優生学的な中絶ごときで種が進化することなどありえないと確信しており——それにはまったく異存はない——たとえそれによって変異が発生したとしても歓迎すべきことではないか、と言っているだけなのだ。小泉がべつの著作で「人間の遺伝子は、ロバの遺伝子やウィルスの遺伝子と遭遇することによって、眠れる遺伝子を目覚めさせて、新しく遺伝子を発現させて、新しい個体を発生させるであろう」[40]と述べているとおり、自然の変異は優生学的な意図や予想など軽々と超えていくに決まっている。しかし同時に人類という種の進化をもたらすような変異が自然選択を超克することにはならはない。遺伝子の変異の可能性に期待を寄せるのは、それだけでは社会と哲学の優生学的体制を批判することにはまったくならないのだ。

アリストテレスと自然

哲学の優生学的体制にはアリストテレスが自然《ピュシス》を合目的な成長（成熟）、すなわち「自らのうちに運動変化と静止の原理（始原）を持っている」[41]とした定義が深くかかわっている。アリストテレスは成長（成熟）が「形相」にもとづく——形態が成長の目的としてはたらく——ことを「人間は人間から生まれる」[42]と表現している。自然は「可能態《デュナミス》」から「活動実現態《エネルゲイア》」ないし「終極実現態《エンテレケイア》」へ向かうプロセスである。その運動変化にはおもに四つの原因——形相因、始動因、目的因、質料因——が見出される。これはアリストテレスの学問体系に通底する根本的な構造とみてよい。にもかかわらず、そこには自然の目的連関性のうちに十全に繰り入れることのできない要素が残されており、そのこともアリストテレスは自覚していた。すなわち、偶然性という問題である。

アリストテレスは不規則な因果現象を意味する偶然性を「偶然《テュケー》」と「おのずから《ト・アウトマトン》」（偶発）に分けた。先の四原因が「自体的」な原因であるのに対し、この二つの偶然性は「付帯的」（偶有的）であるといわれる。付帯的であるとは、原因と結果にいかなる必然的な関係もないことをあらわす。いいかえれば原因から結果にいたるプロセスが決定不能なのである。内山勝利によれば、偶然とは必然的ではなく、常に（もしくはたいてい）決まって起こるわけではないことが、意図せずに達成されてしまうことである。ただしその結果は原因をもたずに生じたのではなく、なんらかの目的をもつ行為、または自然のはたらきがあって、それにともなって本来の目的ではないことが達成された場合に、それが「偶然による」といわれる。アリストテレスは次のような例を挙げている。

〔ある人（甲）がある人（乙）に貸した金銭を返してもらいたいと思っていたとするとき〕、乙が講の出資金を取得しようとしていることを、もし甲が知っていたならば、彼から金銭を返してもらうために、その場へ赴いたであろうが、しかし甲がそこへ出かけたのはそれを目的としてではなく、たまたま出かけたにすぎないのに、結果として金銭を返してもらうために出かけたことになった。しかも、そうなったのは彼が大抵いつもその場所へ赴くからでもなく、どうしても行かなければならなかったわけでもない、とする。この場合、達成すべき目的すなわち金銭の取り戻しは、その人の内にある原因の一つではなく、思考にもとづいて意志的に選択されうる事柄のほうにあるのである[43]。

甲は乙に金を貸していた。その甲がたまたま「講」——市民が相互扶助のために出資する保険組合のようなものらしい——で乙と出会ったとき、乙もそこで金を引き出していたために、甲は乙から借金を返してもらうことができた。乙からの借金の取り立てはなされたが、甲はそのために講へ行ったのではなく、なにかべつの目的があって向かったのである。アリストテレスはこのように目的因ではなく、「思考にもとづいて意志的に選択されうる」行為によってもたらされた偶然性のことを偶然《テュケー》と呼んだ。

一方、おのずから《ト・アウトマトン》とは、なんらかの意思的な選択によらず起きる偶然のことである。「明らかに、端的に何かのために生ずるもののうちで、その結果を目的としてそのために生じたのではなく、しかもその原因が外部にある場合に、それをわれわれは「おのずから」生じたことと言う」[44]。たとえば穀物が生育するのは雨が降るからであるとしても、雨は気体が上空で冷却されて降るという必然性にもとづいており、穀物が実るという事態は植物の意思にかかわりなく「おのずから」生じる。

もちろんアリストテレスは動植物や無生物に意思を認めていないからこのようにいうのだが、ダーウィン以降のわたしたちにとっては、少なくとも動物にある種の意思が認められることは自明だろう（植物に意思を認める見解もある）。だが最終的にアリストテレスは、こうした植物の生育にも偶然性ではなく、ある合目的的な成長の原因を見出す。「ツバメが巣を作り、クモが網を張るのは、あるいは植物が果実のために葉を繁らせ、養分摂取のために根を情報ではなく下方に伸ばすのは、自然によってのことであるとともに、何かのためを目指してのことであるとすれば、そうした目的因的な原因が、自然によって生じそれによって存在するもののうちに働いていることは明白である」[45]。

成長（成熟）するものとしての自然《ピュシス》は目的的なのか、それとも偶然によるのか。偶然だとすれば、おのずから《ト・アウトマトン》なのか、それとも偶然《テュケー》なのか。アリストテレスは結局、おのずから《ト・アウトマトン》ではなく、目的論的な自然観を選択する。アリストテレスにとって自然が万物の原因である以上、この結論は当然である。しかし、はるかのちにダーウィンが『種の起源』でもたらしたのは、自然が目的をもたず「おのずから」作動する一種の機械であるとみなす認識の転回だった。それまで哲学は自然の合目的性というパラダイムから抜け出ることはけっしてなかった。デカルトが有機体を機械に置き換え、目的論を消滅させたことでさえ、ただの見せかけにすぎなかった、とジョルジュ・カンギレムは述べている[46]。ダーウィン以降の進化論（総合説）においても自然は機械であり、しかも神やそのたぐいの超越者によってデザインされた機械ではなく、遺伝子の変異と自然選択によって生起する。ただしそのことは、進化論にアリストテレス的自然観と異なる偏狭さをもたらしたともいえる。

生物学的な進化に関するものであれ、文化の進展に関するものであれ、ノイズからの秩序を原理とする進化論は、世界の多様性を説明することができない。進化論が描き出すダイナミクスはすべて、あらかじめ存在するアトラクターへと向かうものだからだ。ネオ・ダーウィニズムは、生物学においても、あるいはさらに悪いことに社会学においても、「適者生存」という考えに依拠することで、この批判に晒されることになる[47]。

総合説では自然の原因を神ではなくメカニズムそのものに置いているにせよ、結局は神に似た原因＝目的に収斂するというのだ。じつはダーウィン自身がこの危険を感じていた、とジャン＝ピエール・デュピュイは付け加えている。『種の起源』の初版（一八五九年）の時点ですでに自然選択が進化の唯一の要因でないことはわかっていたのだが、「この言葉は何の役にも立たなかった」とダーウィン自身が第六版（一八七二年）に記している、というのである。しかしダーウィンは――デュピュイは無視しているが――その前年に自然選択のみが進化を推進する要因ではないことを『種の起源』とならぶ浩瀚な傑作『人間の由来』で例証している。それが「性選択」である。

偶然《テュケー》としての性選択

ダーウィンによれば「繁殖との関連のみにおいて、ある個体が、同種に属する同性の他の個体よりも有利に立つことから生じる」[48]のが性選択である。性選択ではしばしばメスによる性的な「選り好み」が――配偶相手を獲得するためのオス同士の闘争以上に――それ自体で進化の原動力になりうる。

他の雄に打ち勝った雄でも、雌側からの好みと関係なく雌を獲得できるわけではない。［……］雌たちは、よりよく飾られた雄、最も歌の上手な雄や、または最も踊りの上手な雄によって最も興奮させられ、そのような雄と配偶するのを好む。しかし同時に雌たちが、より元気がよくて活発な雄を好んでいる可能性は十分にあり、実際そのような例がいくつか観察されている。つまり、最初に繁殖を始める最も元気のよい雌は、多くの雄のなかから配偶相手を選ぶことができる。そして彼女たちは、常に最も強くて最もよい武器を備えた雄を選ぶわけではないかもしれないが、より元気がよくてよりよい武器を備えた雄、他の点で最も魅力的な雄を選ぶだろう。このようにして早くつがいになったペアでは、雌は先に説明したような点で春に子を育てるにあたって有利であり、雄にとっても同じような有利さがあるだろう。そして、このことさえはたらけば、長い世代を通じて、雄の闘いの能力や力強さのみならず、さまざまな装飾その他の魅力が増強されていくのに十分であろう。[49]

性選択によって「さまざまな装飾その他の魅力が増強されていく」プロセスには限度がない。それが生存のためにいったいなんの役に立つのだろう、と首を捻りたくなるような奇妙な形態や派手すぎる装飾を誇示する生物を見かけることがある。鳥類にみられる極彩色の羽根の模様や独特な求愛方法などは、性選択によって進化した結果といわれる。ただし性選択は、自然選択によってある一定の制限を受ける。異性の気を引くために他の個体より目立つことで、同時に他の動物によって捕食される危険性も高まるからである。性選択によって進化した個体は自然選択によって選別を受ける。つまり性選択は自然選択にとってひとつの矛盾であり、例外的なメカニズムである。進化において性選択は付帯的原因にすぎないが、しかし自然選択からは独立したメカニズムなのである。

自然淘汰によって獲得される形質に関しては、ほとんどの場合、生活条件が一定に保たれている限り、ある特定の目的に向けての形質の有利な変化には限度があるものだ。しかし、闘い、または雌を惹きつけることにおいて、ある一頭の雌を他の雄に勝たせるようにする適応に関しては、有利さの変化の度合いには特に限度というものがない。［……］自然淘汰がはたらくことで、闘いに勝った雄が無限にこのような形質を発達させることは阻まれているだろう。それは、そのような形質が、それを発達させるためにあまりにも多くのエネルギーを使いすぎたり、雄をさまざまな危険にさらすことになったりするため、その雄自身に害を及ぼすだろうからだ[50]。

避妊や人工妊娠中絶を含めた生殖の支配が、性選択における性的対立の核心をなしている。たとえばカモのメスの性器には、オスによって暴力的に送り込まれた精液を排除する機能が備わっている。それは生得的な避妊のシステムである。そもそもカモのような例外を除けば、鳥類のほとんどのオスはペニスを持っておらず、ペニスをメスに挿入することで強制的に受精させることができない。人工妊娠中絶もまた、人類が進化の過程で文化的に獲得した性選択の機能のひとつである。つまり人工妊娠中絶を自己決定権によってのみ根拠づける必要はない。それは女性の権利である以前に、なによりも生存のために必要不可欠な安全装置なのである。

今日の進化論の主流では、性選択は自然選択の一部に位置づけられている。近年になって、自然選択と異なる進化のシステムとして「分子進化の中立説」や「エピジェネティクス」などといった新たな知見が加わった。だが、それらとならんで性選択を進化における独立したメカニズムとみなすことは、生物の多様性の原因のひとつが解明されるというだけではない。自然そのものの存在論的な地位を揺るがすことにもつながる。遺伝学の進展は、自然選択が進化の唯一の仕組みではないこと、すなわち遺伝子の変異によってだけでなく、集団の進化がそのメカニズムによって「おのずから」起こりうることを明らかにした。しかし性選択は、それらと同じく進化のファクターとして作用しながら、それらとは決定的に異なる視野をもたらす。それは自然を――ふたたびデュピュイの概念を借りるならば――神が構想した「人工的機械」でもなく、内在的合目的性によって「おのずから」作動する「自然的機械」でもない、選好の結果として起きる純然たる偶然《テュケー》とみなすことである。性選択における個体の選り好みはごく恣意的なものにすぎない。選り好みは集団内でたまたまある種の傾向性をもつことがあるかもしれないし、それによって形質的な変化が促進されることがあるかもしれない。しかしそれは進化の主要な原因とはなりえない。個体の欲望にもとづく選択は、進化における付帯的な原因にはなりえても、「適応」とはなんの関係もない。むしろ進化にとって破滅的な傾向すら許容するのが性選択なのである。

　人類の現在はたんに偶然的な進化の結果にすぎない。それはなんらかの超越的権威者が設定した目的性をもちえず、環境に適応したものが生き残る――時には適応の有無とかかわりなく「おのずから」生き残る――という内在的合目的性と、生殖における恣意的な選択とが偶然に交錯した結果である。つまりおのずから《ト・アウトマトン》と偶然《テュケー》とが遭遇するという、さらなる偶然の結果なのだ。もちろんアリストテレスはこのような偶然についてはなにも語っていない。もしそうした超・偶然を肯定するならば、四原因を基礎とするアリストテレスの自然学の全体系がそこで崩壊してしまうからである。人工妊娠中絶は、わたしたちの生存が偶然性の冪乗にすぎないという端的な事実を示している。シオランが語るように、それはわたしたちが神から完全に「解放」された証なのだ。

私が二十歳だったとき、私の母は、明け方の三時に家を抜け出しては街をさまよい歩いている息子をもって、むろん途方に暮れていました。［……］神父の、実際は東方正教会の司祭の妻だった母が私にこう言ったのです。「わかっていれば、中絶しておくんだった！」と。この言葉は、私を打ちのめすどころか、私にとっては解放であったと言わなければなりません。この言葉で、私は気力を取り戻した……と言いますのも、自分がまぎれもないひとつの偶発事にすぎず、自分の生を真面目に考える必要のないことがわかったからです。それは解放の言葉でした。[51]

優生学的ではない人工妊娠中絶の根拠を求めるとしたら、おそらく性選択説しかない。しかし性選択説には、かつて優生学によって「人種」の改変に用いられようとしたという大きな罪禍がある。たとえば一九一〇年にアルフレート・プレッツは優生学の課題として「自然淘汰を性的淘汰へと変化させること」[52]を挙げている。そもそもダーウィン自身が性選択を「人種間の違い」を説明する要因のひとつと述べているのである。[53]しかし現在では種（species）と人種（race）が科学的に峻別されるべき概念であることは明白であり、両者を混同することは文字どおり差別的な謬見にすぎない。それどころか性選択から偶然性を取り除き、人為的な制御のもとに置くのが優生学の意図だったといってもよい。それは性選択を偶然《テュケー》という存在論的な地位から廃棄するのに等しい。

一九七〇年代にはアモツ・ザハウィらによって「ハンディキャップ原理」――生存のためには「ハ

ンディキャップ」になる特質をもつことがかえって個体の壮健さと有能さの証明となる――が主張され、性選択は進化論を構成する一部としてふたたび科学的な議論の俎上に載せられるようになった。ただしそれはあくまでも自然選択に統合されるべき、ごく断片的な理論上の可能性としてである。こうした経緯から進化生物学において性選択はこれまで「口外を憚られる気のふれた身内扱い」[54]されてきたのだ。

性選択を自然選択の内部に包含することは、アリストテレスが偶然《テュケー》をおのずから《ト・アウトマトン》から派生する一ジャンルとみなしたのと相同的である。しかし性選択の偶然《テュケー》から導き出される決定不能性は「人間」の実現へと向かう成長（成熟）、つまりアリストテレス的な目的＝原因を欠いた空白の領域を呈示する。それは現実態の起源としての可能態と異なる、実体なき可能的なものの領域である。

可能的なものの領域

アリストテレスは人間が胚から胎児、出産を経て成長・成熟する過程を可能態《デュナミス》、つまりべつのありかたへの可能性をいまだ発現させていない状態から、そのもののあり方を発現しきった状態である終極実現態《エンテレケイア》への移行と捉えていた。ただしアリストテレスはその運動変化は「可能態にあるものが、そのあり方をしているかぎりにおいて、終極実現態にあること」[55]とも付け加えている。つまり可能態と終極実現態の二極の中間に、いわば可能的なものの領域を確保することによって運動変化が作動することを示唆している。誕生から死へと移行するわたしたちの生全体が可能的なものの領域としてある、といってもいい。この領域には、可能態／終極実現態という対になる概念装置とは異なる、けっして発現することのない可能性がつねに保持されていることを意味する。つまり可能性は運動変化に先行し、運動変化とともにあり、かつ運動変化後も残存する。可能性は運動変化それ自体を支えている、むしろ運動変化の存在論的な条件なのである。

　これはアリストテレスの「可能無限」、つまり無限が可能的に存在するという観念にかかわる。内山によれば「空間的な大きさも「活動実現態において」は無限ではありえないが、しかし「可能態において」であれば、（付加の方向にであれ、引き去りの方向にであれ）どこまでも追加分や除去分の分割を反復しつづけていきうる［……］。数え上げられていく数が常に規定の数を超え出ていく場合も同様で、それらはただ常に生成過程においてのみある無限であり、すなわち「可能態」においてのみあるものとして、無限は存在している」[56]。

　アリストテレスの無限は、通常考えられているようにその外部になにも存在しないことではなくて、その外部につねになにかがあり続けることである。このような可能的なものの領域における無限の捉えかたは、わたしたちが日常的に口にする「可能性」の無際限とも異なっている。後者は、いずれ実現されるかもしれない終極実現態のありようの無際限さを意味しているからだ。

　たとえばわたしが自動車で高速道路を走っていたとしたら、わたしは通常——事故を起こしたり、渋滞が起きていたりしなければ——そこで停車したり、ましてや逆走したりすることはない（もちろん停止や逆走によって事故が起きる場合もある）。しかしインターチェンジが近づいてきたら、はじめてそこで一般道に降りるか、そのまま高速道路を走り続けるか、という選択肢が生まれる。ただしいったん一般道に下りたら、所定の手続きを踏まなければふたたび高速道路を走ることはできない。そのとき可能性は不可能性をつねにともなって、しかも両立することのない選択肢として存在している。高崎将平によれば、哲学における「可能性」はしばしば「自由」と「責任」をめぐる問いとして論じられてきた。高崎はホルヘ・ルイス・ボルヘスの短篇小説「八岐の園」を例にとって、可能性を――ライプニッツ的な論理的可能性の総体として――「無際限に分岐していく道」に喩えている。すなわち、わたしがどの道を選択するかによって、さまざまに異なる未来が実現される。わたしは選択のたびに無際限な分岐のどれかを選び、進んでいく旅人である。無数の選択肢を前にして、わたしは実際にはそのうちのひとつを選んで行為する。そのときわたしは、他の行為を行うこともできたと思うし、なにも行わないことを選択できたとも思う。しかし複数の選択肢を同時に選んだり、一度選択した道を引き返したり、やり直したりすることはできない。

このとき、この選択肢を選ぶ「自由」はわたしにあるのか、それともわたしが選ぶ選択肢はあらかじめ決定されているのか――つまり「自由と決定論は両立するか」を哲学は問う。その問いに対して「両立する」と答えるのが自由であり、「両立しない」と答えるのが決定論である。「両立性／非両立性についての主張は、現実に二つの命題がともに真であるかどうかではなく、可能性・不可能性(哲学用語で様相ともいう)に関する主張である[……]。両立論という立場は、文字通りには、私たちが自由であり、かつ決定論が真であることは可能である、と主張する[……]。一方、非両立論は、私たちが自由であり、かつ決定論が真であることは不可能である、と主張する」。[57]

女性の自己決定権という問題は――それを肯定するのであれ否定するのであれ、擁護するのであれ批判するのであれ――おおよそこの「両立性／非両立性」の揺れにおいて論じられてきたといえる。

自己決定権が「自由であり、かつ決定論が真である」ことは可能か否かが論じられ、そこにおいて選択するものの自由と責任の範囲が問われる。出生前診断による選択的中絶の是非が問われるのも、当事者である女性もしくはカップルが、それにかかわる医療や法律、社会や政治といった複数のエージェントとの関係においてなお選択の自由と責任を負っている、と考えられているからである。

だが、そうした可能性とは原理的に異なる可能的なものを想定することができる。それはむしろ選択という行為そのものを可能とするような可能性である。神でさえこの宇宙を創造する際に異なる宇宙の（不）可能性そのものは廃棄しえない。ロベルト・ムージルは実人生において将来実現されるのかもしれない事柄ではなくて、実現するかどうかにかかわりなく考えられるもの、想像力の領域に打ち捨てられ現実に干渉しないもののことを「可能性の感覚」と呼んでいる。

可能性の感覚の所有者は、たとえば、ここでしかじかのことが起きた、起きるだろう、起きるにちがいないなどとはいわずに、想像力をたくましくして、ここでしかじかのことが起これば起こりうるだろう、起こってしかるべきだろう、起こらなければならないだろうに、などという。そして誰かが彼に向かって、何かについて、これはこういうもんだと説明すると、いや、たぶん別の場合だってありうるだろう、と考える。だから可能性の感覚とは、現実に存在するものと同様に現実に存在しうるはずのあらゆるものを考える能力、あるいは現実にあるものを現実にないものより重大視しない能力、と規定してもよいだろう。[58]

可能性の感覚にとっては、わたしが高速道路を走ることと停止すること、一般道に下りることとが同時に矛盾なく並立する。こうした認識をジル・ドゥルーズは——可能性の排除によって実現される「排他的選言命題」に対して——「あらゆる選択の順序や目的の組織化、あらゆる意味作用を放棄」して「可能性の総体」を組み合わせること、すなわち「包括的選言命題」と呼んでいる。そこで重要なのは「何のためでもなく、それでも何かをしなければならないとき、どんな秩序においてなすべきことをなすか、どんな組合せで二つのことを同時になすか、ということである」[59]。ベケットのモロイがポケットの中の「おしゃぶり用の石」をつぎつぎに置き換え、その順列組み合わせを「網羅する」のは、なにかを実現することではなく「消尽する」ことである、とドゥルーズは述べている。それはあらゆる可能性を数え上げながら実現しないまま使い尽くすこと、可能性を可能性のまま中絶することである。ある絶対的な不毛さのうちに生存を打ち捨てることである。

アリストテレスは、空からたまたま石が落下してきて誰かに当たったという例を持ち出しておのずから《ト・アウトマトン》を説明している。しかしそこにはその「誰か」の意思が含まれているのだから偶然《テュケー》とみなすこともできるのではないだろうか[60]。わたしがこの例から空想するのは、もし高速道路を走っていて上空から目の前に隕石が落下してきたらその場で停車するだろうか、という状況である。もちろんそんな出来事はわたしの身に起こることはほとんどありえない、きわめて稀有な偶発事ではあるだろう。だが、女性が妊娠するという事態も隕石との衝突と同じく、やはり人生でごく稀にしか起こりえない偶発事である。生殖を確率的に捉えるならば、それはほとんどありえない事象なのだ。もし妊娠と隕石との衝突との比較を想定するのが不適切というのなら、林檎の木に実った林檎が地面に落下するのをたまたま見かける可能性でもよい。そこにはたらいているのは——林檎の実に意思が存在しないのなら——おのずから《ト・アウトマトン》という無意思的な偶然性であるといえるだろうか。むしろ落下する瞬間にそこにいた偶然《テュケー》についてこそ、真に偶然的な原因と呼ぶべきではないか。

林檎の実よりもはるかに大きな地球は、太陽および太陽系の各惑星との相互作用でほぼ定まった軌道を描いて周回している。地球が太陽と月と惑星の相互作用においてそれ自身であり続けようとするような力をさして、スピノザは「努力《コナトゥス》」と呼んでいる。「おのおのの物は自己の及ぶかぎり自己の有に固執するように努める」(『エチカ』第三部定理六)、「おのおのの物が自己の有に固執しようと努める努力はその物の現実的本質にほかならない」(同定理七)[61]。ならば地球の努力《コナトゥス》である公転は必然なのか、意思を欠いたおのずから《ト・アウトマトン》なのか、意思的な偶然《テュケー》なのか。あるいはわたしたちがこうして夜空に浮かぶ月を眺めていることこそ、真の偶然《テュケー》と呼ぶべきではないか。

今日、地球の環境は熱力学的な「非平衡開放系」であると考えられている。非平衡開放系とは外部——地球の場合はおもに太陽——から取り込んだ光エネルギーや物質を変化させ、そのプロセスで発生するエントロピーを外部(宇宙)に排出する系である。エントロピーは必然的に増大するという熱力学の第二法則に反して、非平衡開放系ではそれが自己組織化するプロセスにおいて一時的にエントロピーの減少が起きる。ただしそれはあくまでも局所的な減少であり、宇宙全体としてはエントロピーが増大し続けているので物理法則と矛盾していない。わたしたち人間も、これと同じ原理によって身体を維持していることが説明可能である[62]。スピノザが努力《コナトゥス》と呼ぶのは、このようにエネルギーが地球という非平衡開放系に取り込まれ、循環し、排出されるプロセスについてである。それは地球がひとつの生命体《ガイア》であるといっているのではなく、わたしたちが物質とエネルギーの循環系の一部にすぎないというだけである。

生殖は非平衡開放系としての生命を維持し、エネルギーの流れを制御するために自己組織化された努力《コナトゥス》である。わたしたちの身体は地球とまったく同じ物質によって形成されており――そこにはたらく物理的な原理とともに――両者にはいかなる差異も見当たらない。もし差異があるとすれば、自己組織化する身体に内在的な意思が発生した点だが、意思とは事物を取捨選択する判断を意味しており、それは根本的に地球の循環プロセスにもとづいている。水は蒸発し、やがて重力にしたがって雨が降る。重力が地球に暮らす生物のありようを規定しているように、意思は個体に作用するなんらかの力の一種とみなすべきである。その意味では人間と惑星は同じ類に属する。しかし生命が生存するのに適した惑星は宇宙でもきわめて稀である。つまり生命は稀有で偶発的なシステムである。そのわたしたちに行為できるのは、地球に取り入れられたエネルギーをべつのかたちに変化させることに限られている。だとしたら、結局それは「おしゃぶり用の石」を並べ替えることとなにがどう異なるというのか。

わたしたちの生はなにかを生み出しているのではなく、太陽光によって変換された諸物質をすみずみまで網羅し、消尽している――火を用いて焼尽している――にすぎない。それらはすべて最終的にエントロピーの増大則にしたがって宇宙に廃棄されることになる。ならばわたしたちの生は物質のみた夢のようなものであり、物質はエネルギーのみた夢のようなものである。現にこのようにわたしが想像し、文を書いていることそれ自体がひとつの消尽にほかならない。

生殖は不毛である。それがなにかを生産するのではなくなにかを消尽し、なにかを中絶するからである。生殖によって生命が繁殖するのは、さらなる消尽を未来においても維持し、拡大し続けることである。繁殖とはただたんに中絶されなかったということに尽きる。生殖の不毛さにおいてヘテロセクシャルはなんの特権ももたない。生殖という観点からは、ヘテロとＬＧＢＴＱそれぞれとのあいだにはいかなる価値の相違もない。たんに繁殖における可能性の濃度の差が見られるだけである。あえて強調するならば、それらのどれよりもアセクシャル——誰にも性的欲望をもたないという性的指向——であることこそ生殖の本性にもっとも近しいと考えるべきである。わたしたちは人工妊娠中絶によって誰かが生存する可能性を阻害すると考えるかもしれないが、わたしたちが生存することで誰かの生を阻害しているとはなぜ考えないのか。人工妊娠中絶が可能性としての生命を可能的なものの領域にとどめる行為だとしても、それ自体は生殖と本質的な違いはなにもない。わたしたちはただ存在と非在の非対称性において——わたしは現に存在しているのだから——みずからが存在することを擁護しているにすぎない。

恒常的な「いのち」と遺伝

生命の本質をめぐる考察は、哲学史においてしばしば生気論と機械論という二つの傾向に分類されてきた。生気論は物質には還元できない、主体に内在する固有の原理の存在を認める。それらは「霊魂《アニマ》」（アリストテレス）や「エンテレヒー」（ドリーシュ）などと命名されることもあった。一方、機械論では生命現象のいっさいが化学と物理学の諸法則に従うものと考えられてきた。

松野孝一郎はひとまず後者のモデルにしたがい、「生命の起源が物質現象に求められるかぎり、生命現象の公分母である物質交換の起源も同じく物質現象のうちに求められる」[63]と述べている。化学親和性にもとづく「物質交換」がもたらす生命現象の典型は身体である。身体では毛細血管の細胞壁の隙間を通じて血液と細胞組織のあいだで物質交換が行われる。よく知られているのは、母体と胎児の物質交換を司る胎盤の機能である。母体は胎盤を通じて酸素や栄養を供給すると同時に、母体にとっての異物である胎児の細胞やたんぱく質を母体から隔離する。物質交換は地球の長い歴史における偶然の積み重ねによって形成されてきた。

しかし物質交換が生命現象をもたらすという松野の見解が古典的な機械論モデルと異なるのは、それが個の交替を「類の不変性に接続する」[64]からである。「類の持続性は個の連綿とした世代交代に由来する」[65]。しかし物質交換の同一性が「単なる同義反復でないのは、同一性が確保される相手が具体的な個ではなく、類に限定されているためである。個は絶えず交換されつつある。しかも、類を生成する経験は、あくまでも具体的な個の交換という操作の上に立っている」[66]。

松野はここで普通名詞（類）が物質交換を通じて形成される歴史的過程に着目している。人類が言語を獲得したのは、地球規模の進化の歴史においてはごく最近の出来事にすぎない。そこで用いられる普通名詞が指示する対象は、事物として「持続」しているとみなされる。「それが恒常ではなく持続であるのは、普通名詞の出現それ自体が進化過程に依存しているからである。普通名詞が指示名詞として機能するとき、指示された対象に含まれる個に対して、その不変性までは要請しない」[67]。恒常とは個別的かつ具体的な経験から抽象された不変性である。したがって持続が不可逆的なのに対して、恒常は可逆的である。だが、類がつねに進化の過程にある以上、それは「持続している」と捉えるしかない。運動そのものは恒常ではなく持続である。しかし運動を超越的な視点で言明するとき、それは時間の経過と無関係な、非歴史的で恒常的な対象とみなされる。ニーチェのいう「(同じものの)永遠回帰」は個と類をめぐる「遠近法的倒錯」のうちにあり、かつこの倒錯を逆説的に肯定している。

抽象化された生命は物質交換がもたらす不可逆的な持続であり、しかも物質交換それ自体が進化の過程に依存している。にもかかわらず機械論モデルに立脚した哲学の言説が多くの場合、持続という観念を恒常的かつ不変的な実体とみなしてしまうのは、その分析が物質交換の歴史性に届いていないからである。結果として持続は、逆に生気論的な「魂」のごときものに接近してしまう。たとえば檜垣立哉は、西田幾多郎の「「場所」の論理」を「自然史的なスケールでの歴史(=エポス)」としての「生殖」を介して読み換えようと試みている。

そこで自己は、他者の底に含まれるし、まさに自己の底には他者そのものが含まれる。私の底にあるものが汝であり、汝の底にあるものが自己である。そうであるのなら、まさに「底」を具体化するときに、自らがそこから発生してきた子宮を、あるいはそこでの生殖細胞を想定しない方がおかしくはないだろうか。私と汝とは、断絶したものでありながら(一般性なき非連続性)、相互的にそれぞれの底に自己のあり方をみつつ交差する(場所としての連続性)、そうしたものである。こうした他なるものとのかかわりにおいて発生する自己を、生殖質の交錯としての生殖行為の記述として

読んではいけないのだろうか（そこで生成するものはまさに非連続の連続の具体相である）。[68]〔傍点引用者〕

西田にはそもそも身体を物質性として捉える視点が存在しないこと、したがって単純にこれを妊娠や生殖のメタファーとして扱えないことを檜垣は認める。にもかかわらず、それらを生殖する物質として読み替えようとする檜垣の試みは、批判として正当だと思う。そのことが「場所」の論理における「他性」の不在を露呈させるからだ。西田における「場所」は子どもとしての「私」の発生論的な記述を含んでいながら、「汝」との関係において「世代水平的」なのか、あるいは親と子という垂直的関係にもとづく「世代／時間性」を孕んでいるのかが曖昧なまま放置されているのである。

しかし檜垣は「場所」を生殖とアナロジーすることで、物質交換の自然史的な重層性を捉え損ねている。「一般性なき非連続性」が「場所としての連続性」に回収される構造は、ニーチェの（同じものの）永遠回帰と同様である。檜垣はここで生殖をめぐる「非連続の連続」を不変的で可逆的な「いのち」の恒常性に合致させている。「こうした断絶した連続、それをあえて言葉でいいあらわせばどうなるのか。それは誰のものでもない「いのち」が、私があることの内実として、継続されていくこととしかいいようがないものではないか」。[69]檜垣のいう「いのち」とは、実際には自然における「埋まらないギャップ」を補綴する――ミツバチが花粉の媒介をして植物を再生産するような――生殖テクノロジーの異名である。「いのち」が生得的で超・歴史的なものであるとはまったく証明されていないからである。むしろ非連続を連続させるために、恒常的な普通名詞（類）としての「いのち」がそこに要請されている。

檜垣はここでドゥルーズの「ゾラと裂け目」(『意味の論理学』)から「生殖質」という概念を取り出している。ドゥルーズはゾラの『獣人』(一八九〇年)を引用して「生殖質が裂け目であり、生殖質だけが裂け目である」[70]と記している。生殖質とは、ゾラと同時代のアウグスト・ワイスマンが提唱した遺伝学説(生殖質連続説)である。生殖質は種を特徴づける生殖と遺伝を決定し、その形質を変化させることなく伝達するとされた。ワイスマンはラマルクと異なり、獲得形質の遺伝を認めていなかった。つまり生殖質は永遠回帰と同じように恒常的である。のみならず、このことが劣等な生殖細胞の淘汰という優生学の理論的根拠とされたのである。

しかしドゥルーズはここで『ニーチェと哲学』と同じく決定的な読み替えを行っている。すなわち「「永遠回帰」という表現において同じものの回帰を理解するならば、それはわれわれの誤解である。[……]永遠回帰における同一性は、回帰するものの本性をではなく、反対に異なるもののために回帰するという事実を示している」[71]。「異なるもの」の永遠回帰とは、いいかえるならば永遠回帰の脱・恒常化であり、脱・超越化である。

「裂け目」もまた、裂け目以外のなにものも移転させせない。ゾラには「相互に干渉しながら共存する」二つの「遺伝」があるとドゥルーズは述べる。

本能の遺伝は、〈同じもの〉の遺伝である。もう一つの遺伝、裂け目の遺伝は、このようではない。[……]裂け目は、特定の本能に結び付けられてはいないし、有機体内部の決定にも、対象に固着させるであろう外部の出来事にも結び付けられてはいない。裂け目は、生活の諸方式を超越し、知覚不可能で沈黙したまま連続的な仕方で進行し、ルーゴン＝マッカール家の統一性すべてを作り出す。［……］裂け目は、裂け目が伝達するものを再生産しないし、裂け目は「同じもの」を再生産しないし、裂け目は、何も再生産せずに、沈黙したまま前進し最小抵抗線を辿るだけである。そして、裂け目は常に脇道に逸れ、方角を変える状態にあり、裂け目の蜘蛛の巣を変え、永続的に〈他なるもの〉の遺伝である。[72]

「永続的に〈他なるもの〉の遺伝」。ゾラのテキストには「本能」に対する「死の本能」が見出される。それは「他の本能と並ぶ本能の一つではなく、その周りにあらゆる本能が群がる割れ目の化身」[73]である。本能には身体が維持される仕方を表現する場合と、身体を破壊してでも堪えるために不可欠の生活様式を表現する場合がある。後者の意味では「アルコール中毒、倒錯、病気が、耄碌でさえもが、本能である」[74]。だから、それらはあくまでも本能の一部であって、死の本能そのものではない。

裂け目と本能はカントのいう「無限判断」として関係している。カントは「魂は可死的ではないものである」という命題を無限判断と呼んだ。それは肯定判断（「魂は不死である」）とも否定判断（「魂は可死的ではない」）とも異なる。肯定判断と否定判断が魂を肯定的あるいは否定的に規定するのに対して、無限判断はそれをどちらのようにも規定することがない。「可能的な存在者の全範囲のうち可死的なものはその一部を、可死的でないものはそれにたいし他方の一部をふくむがゆえに、〔「魂は可死的ではないものである」という〕私の文によっていわれているのは、魂が、可死的なものがことごとく取り去られても残っている無数の物どもの中の一つである、ということ以外のなにものでもない」[75]

［傍点引用者］。無限判断において、「可死的である」ものであれ「可死的ではない」ものであれ、そのふたつが排中律のように相互に対立しあうことはない。ただたんに「可死的である」という有限の領域の外に「可死的ではない」ものが無数に存在する無限の領域が広がっている、というにすぎない。「可死的である」ものと「可死的ではない」もののあいだに広がる「無比の大差」[76]――それが魂である。裂け目についても同じことがいえる。つまりアルコール中毒、倒錯、病気、耄碌といった本能に対して、それを肯定するのでも否定するのでもない「永続的に〈他なるもの〉」の無限の領域が広がっている。裂け目は――「物自体」が「現象」を基礎づける本質ではないように――本能の「本質」ではないし、個と類をめぐる「(同じものの) 永遠回帰」ではない。

ドゥルーズは「本能のあらゆる歴史の下には、死のエポスがある」[77]と述べている。歴史は死を本質とする「悲劇」ではなく、死の無限判断たる叙事詩《エポス》である。ならばそこではなにが遺伝するのか。生殖は、裂け目という無限の領域に対して徹底的に稀少である。生命とは――流産しなかったこと、あるいは受精・受胎しなかったことともに――人工妊娠中絶をされなかったことにすぎない。

わたしは先にリー・エーデルマンの「私たちは中絶の支持者である。未来の比喩としての〈子ども〉は死ななければならない」というマニュフェストが生命《いのち》の再生産批判としてまったく不充分であると批判した。わたしはここで人工妊娠中絶に紐づけられけた「死の欲動」を性選択に置き換え、次のように言明する、すなわち「わたしたちは中絶の実行者である。子どもたちは皆死んでいるはずだった」。端的にいおう、裂け目とは人工妊娠中絶のことである。裂け目の「周り」の本能とは中絶されなかった「出来損ない《アボーション》」のことである。

「いのち」と呼ばれる、世代を超えて移転され、継承されるものも、ここで明確に規定することができる。それは正常な身体であり、財産である。身体と財産において生殖はリベラリズムと、そして「権威主義的ネオリベラル主義」と結託するのである。

継承と繁殖、あるいは「帝国主義」の哲学

継承という観念は、近代西欧から現代のわたしたちの社会まで規定しているリベラリズムの根幹をなす主体化の論理と深いかかわりをもっている。C・B・マクファーソンのいう「所有的個人主義」、つまり「個人は本質的に自分自身の身体と諸能力との所有主であって、それらにたいし何ものをも社会に負っていない」[78]という観念がそれである。そこでは個人は身分、階級、職業、宗教、文化等といった属性を排除し、白紙《タブラ・ラサ》の状態で誕生する存在として想定されている。しかし、だからこそ諸属性から解放された個人があらためて自己を形成していくためには、そのものを誕生させ、教育し、成熟した主体として自立させるための環境が必要とされる。それが配偶者同士、そしてその子どもとの関係を基盤とする家庭である。生殖の自由はリベラルな社会を形成する基盤となる。夫婦や親子の他に、乳母や家政婦、介護者等にサポートされたケアの関係も、契約のみにもとづくのではない、そのような私的領域に含まれうる。ただしそれはあくまでも主体化を補完する関係性として想定されており——岡野八代が「ケアの論理」として主張するような——主体化という経験を揺るがすものではまったくない。むしろキャロル・ギリガンがいうように「成熟を表現する」[79]倫理のひとつのあり方なのである。いずれにせよ、リベラリズムにおいてプライバシー権が重視されるのは、私的領域が公的領域

から確然と区別され、公権力の介入から自由を確保することが要請されるからなのだ。

家庭において親が子に対して行わなければならないのが「リベラリズムを支える一見すると非リベラルな観念である〈承継〉」である。野崎亜紀子によれば、リベラルな社会において「子は生来人格権を有し、親は、子の人格権を保護し育む責務」を有するとされる。つまり「子との関係で特別な関係者である親は、自身が生きる社会のなかで、その構成員として親である自分たちが享受する社会生活を送るうえでの権利（いわゆる市民権）を、その子もまた承継し、それを自律的に使いこなす能力が得られるよう保護観察する責務を有している」[80]。

同じような継承の理念は――国家によって規制されうる「市民権」以上に――国境を越えた「経済的自由」をより重視するネオリベラリズム的な主体についても当てはまるだろう。つまり財産相続ということだが、それがしばしば法制上の例外として脱法的もしくは不法な脱税行為をともなうのは、かれらにとって継承権がそもそも国家の規制の外にあると考えられているからである。権威主義的ネオリベラル主義の基盤は――福祉国家体制の解体や市場のコントロール、規制緩和などとともに――おそらくそこにあるはずである。

リベラリズムの核心に据えられた非リベラル的な概念としての継承は、しばしば哲学において「父性」として語られる。それを「繁殖性」という主題として俎上に載せたのがエマニュエル・レヴィナスである。中真生は『時間と他者』から「私は私の子どもを持っているのではない。私はいくぶんか、私の子どもである」という一節を引用して次のように述べている。

そのときの私は、子どもという無限に他なるものとの「関係」そのものとなった私である。私自身との閉じた関係に代わり、私と、私でありかつ他なるものである子どもとの関係が、私を形成するに至る。私の自己同一性の内奥に他なるものが入り込み、他なるものをうちに含むそのあり方が、私の新たな存在の仕方となるのである。そのあり方をレヴィナスは「父性」と呼ぶ。「父性とは、私自身との関係、ただしまったく他人でありながら私である、見知らぬ人との関係である」。［……］別の言い方をすれば、子どもという他なるものとの関係が、私自身を形成しており、そうした私のあり方を、レヴィナスは父性と呼ぶのである。[81]

レヴィナスにとって「子ども」――原田佳彦は同じ箇所（fils）を「息子」と訳している――とは「私」と連続した存在であるとともに、まったき他なるもの、無限に他なるものでもある。しかしこの「私」が／を制作する子どもという二重性には「世代‐時間性」、つまり現在とともに未来が織り込まれている。[82]そこには「ユダヤ的な家父長的システム」が隠されていると同時に、「いのち」や市民権、さらには不滅の財の世代間移転を媒介とした承継と同じ構造がみてとれる。「私の」という所有形容詞には「他者との断絶した連続性」という意味が含まれているはずである。

中はレヴィナスがここで「父性」というのはふさわしくない、むしろ「女性的なもの」あるいは「母性」と表現するほうが適切であると述べている。[83]だが、レヴィナスにとって「私」は母性ではなく父性でなければならず、子どもではなく息子でなければならないはずだ。家父長制の下で財産を継承する権利は、原則的に男性が優先されるからである。ジャック・デリダが指摘するように子どもという「中性的な、匿名の言葉」の「哲学的主体は男なのである」。つまり「形而上学への欲望は、女性と呼ばれるものの中にあってさえも、本質的に男性的なもの」[84]なのだ。市民的あるいは権威主義的ネオリベラル主義の主体として身体と財産が世代間で承継されるそのとき、継承されないのは生殖する主体としての女性の身体である。あるいは女性の身体と遺伝子は男性が所有し、継承すべきものとされた財の一部というべきかもしれない。

女性は出産可能な性でありながら、一六世紀以降の西欧では女性自身が主体的に生殖をコントロールする権限をもつことは長らく忌諱されてきた。避妊は性的倒錯や嬰児殺しとともに悪魔的行為として処罰された。産婆や占い師、娼婦のような職業の女性たちが「魔女」として「人間と動物の生殖能力を破壊する陰謀や、中絶のあっせん、子どもを殺したりそれを悪魔に捧げたり」したと告発された。シルヴィア・フェデリーチは『キャリバンと魔女』で次のように指摘している。

ヨーロッパの人口が再び減少しはじめた一七世紀には、労働問題が喫緊の課題となり、アメリカ大陸植民地で征服以降の数十年間に起こったのと同じような、人口破壊の亡霊がよみがえった。こうした背景と対照すると、魔女狩りとは、少なくともある程度は、産児制限を犯罪化し、女性の身体、すなわち子宮を人口増加のために、かつ労働力の生産と蓄積のために奉仕させようとした企みであった、と説明するのが妥当であるように思われる。

これは仮説である。だが確かなことは、人口減少に悩み、人口の多さが国富であるという信念に動かされた政治家階級によって魔女狩りは促進されたということである。一六、一七世紀は重商主義の全盛期であり、（出生、死亡、結婚に関する）人口統計の記録、国勢調査がはじまり、人口学それ自体が最初の「国家科学」として形を整えられた時期であったということは、魔女狩りを煽動した政治的環境において人口動態の統制が戦略的重要性を得つつあったことの明らかな証拠である。[85]

フェデリーチは――フーコーの生政治概念に異議を唱えて――西欧の経済体制が封建制から重商主義的な資本主義に移行しつつあった時期に「魔女狩り」がもっとも多く実行されたと述べている。リベラリズムは、マルクスのいう「本源的蓄積」を通じて各地で勃興しつつあった産業資本主義を支えるイデオロギーにほかならない。当時のイギリスで行われた共有地《コモンズ》の「囲い込み」、南北アメリカ大陸、アフリカ大陸、アジア諸地域で行われた植民地主義的な収奪や奴隷労働、人身売買などとともに、魔女狩りは「女性からその身体を奪った」。リベラリズムが私的領域における家父長制的な支配を必然とするのも、ネオリベラリズムが権威主義的な主体を前提とするのも、それらが女性からの徹底した収奪を基礎に据えているからなのだ。

レヴィナスの繁殖性もまた――それが哲学の名のもとにどれほどホワイトウオッシュされようとも――近代における主体化の過程に支えられていることを免れてはいない。繁殖とは、労働力の増加を目的とした政治＝経済プロジェクトがもたらす「帝国主義」の思考そのものである。それは――イスラエルとパレスチナの関係にみられるような――哲学における帝国主義である。エリック・ウィリアムズは、カリブ海植民地における「黒人奴隷制の起源は経済的なものである。人種的なものではない。それは労働者の皮膚の色ではなく、安価な労働力ということにかかわっている」[86]と記している。一五世紀末から三〇〇年あまりのあいだにアフリカからアメリカ大陸へ運ばれた黒人奴隷は優に一〇〇〇万人を超えていた。「奴隷の交易にもっとも活躍したのは、立派な人物であり、家庭の父であり、優れた市民だった。［……］奴隷商人は、当時、人道主義者としても指導的な地位を占めていた」[87]。しかし、このことになんの矛盾もない。それは生気論が「兵士が隊長に従うように、奴隷が主人に従うように、肉体が霊魂に従うという、アリストテレス的な観念への回帰である」[88]のと同じことである。リベラリズムにおける主体は生気論でいうところの「魂」であり、身体という物理的環境に組み込まれたひとつの例外なのである。

カントは魂という心理学的概念を「統制的概念の図式」という超越論的理念に置き換えることで、その特権的な例外性を哲学的に延命させたといえる。ヘンリー・E・アリソンが主張するように「第三アンチノミーでは、表向きの宇宙論的な抗争に、行為者性のアンチノミーが絡みついている」[89]。すなわち『純粋理性批判』（一七八一年）における「純粋理性のアンチノミー」で述べられている、この世界の「自然の諸法則」から導出することができない「自由による原因性」のことである。それは「超越論的統覚」によってわたしたちが抱く表象の成立にかかわっている。自由がなければ、わたしたちは行為することはおろか、概念を把握することさえ不可能であり、いいかえるならわたしたちの認識と活動のいっさいは魂のごときその「叡智的性格」から発している。

生命の古名である魂について、ジャック・ラカンは——カンギレムによる生気論の定義を踏まえて——次のように語っている。「魂とは、この身体への、自分の想定された同一性のこと、すなわち、それを説明しようとして人が説明するすべてのことを伴った、この同一性以外の何ものでもないということを分からない人がいるでしょうか？　要するに、魂とは、人が身体に関して――優勢な〔支配的な〕側において〔du côté du manche（男根の側において）〕――思考するもののことなのです」[90]。

『モロイ』の至福

「私が前にしていたのは、むしろ私を運命から守っていたあらゆるものの散逸であり、急激な崩壊であって、この運命はずっと前から私に予定されていたものだった」。『モロイ』（一九五一年）の後半でモロイを捜索するモランがこう口にするとき、生はいっときエントロピーの増大を押しとどめる小休止にすぎず、時間の経過とともにそれはふたたび散逸し、崩壊する運命を担っている。エントロピーの増大は地面に掘られていく「穴」であり、そのブラックホールのような暗闇から生は不意に光り輝く「顔」のような球形の物体として上昇してくる。

あるいはますます迅速に穴が掘られていくのに立ち会っていた。どんな光、どんな顔がそこに現れるのか、未知のものか、否認されてきたものか、わからなかった。それにしても暗鬱で重々しく、ごつごつして軋みをあげていたものが、突然溶けて液状になっているというこの感覚をどう描いたらいいのか。そして私はそのとき小さな球形のものが深い淵から、ゆっくり穏やかな流れのなかを上昇して来るのを見た。ひとつに集中したその球形は、そのまわりの渦よりもほんの少し明瞭で、徐々に顔となり、そこに目と口の穴や別の傷痕が現れた。その顔は男か女か、若者か老人かわからず、その静けさも、それを光から隔てている水のせいなのかどうか、わからなかった。しかしこれらのみじめな形象に私は散漫な注意を向けていたにすぎないと言わねばならない。おそらくこれによって私は崩壊の感覚に耐えようとしていた[91]。

モランは「水」によって隔てられたこの顔を「みじめな形象」といい、ぼんやりしたモノクロの映像を見るように「散漫な注意」を向けているにすぎない。それは豊穣な生の実在の感覚を与えるものではまるでなく、人間の顔としての固有性も保持していない。それどころか性別も年齢も定かではなく、どのような顔の類型学にも収まらないように思える。この球体はなかば顔でなかばそうではないもの、なかば人間でありなかばそうではないものとして暗い穴のなかに浮遊しているのだ。つまりその存在論的な地位において、なかば人間でありなかばそうではないものとして扱われる胎児と類似しているのである。おそらくこの地面に穿たれた穴とそこに浮かぶ胎児という形象を通じて、ベケットの「崩壊の感覚」をバタイユの「低級唯物論」に比較できるかもしれない。

「重要なのは、穴をもう一度開き、空洞や洞窟に注目することである」とドゥニ・オリエは『ジョルジュ・バタイユの反建築』でそう述べている。「女性や母から父の男根を取り戻さなければならない。女性や母はこの男根と一体化し、補完され、もう何も欠くこともなく、自然と妊娠し自分に閉じてしまうのだ」。精神分析の教えに従えば胎児は女性にとっての男根《ファルス》のひとつであり、それゆえ受胎《コンセプション》は「いのち」という概念《コンセプト》の継承である。「バタイユのエクリチュールが賭けているものは、極めて正確に言うと、母を去勢することであろう。母なる大聖堂の屹立のなかで男根を所有した後、神殿の屋根、ピクナルの頂あるいは頂点に穴を露にすることであろう」[92]［傍点引用者］。バタイユの「大聖堂」は大地から屹立したのちに解体するが、ベケットの登場人物たちはどれも地上の事物に「散漫な注意」を払いながらやみくもに放浪を続けるにすぎない。バタイユの「反建築」はまだあまりにも建築的すぎるのである。たしかにそうした相違はあるものの、しかしバタイユもベケットも「いのち」の継承に対して異なる仕方で――バタイユならば「供犠」において、ベケットならば「散逸」において――抗っているのは確かなのだ。

ゲイバーという謎の男からモロイを追跡せよとの指令を受けたモランにはジャックという自分の同名の息子がいる。モランは息子を厳格に躾けたいと考え、日曜日のミサに毎週通っている典型的な中産階級の父親である。モランが息子に伝えようとする「断念せよ」という教訓は、ゲーテの『ファウスト』でメフィストフェレスに誘惑される以前のファウスト博士の自戒から来ている。モランはモロイの追跡に息子を同行させ、途中で中古の自転車を買ってくるように命じて金を渡す。モランは五リーヴル与えたつもりなのだが、息子は「四リーヴル十シリング」しかもらっていないと言い張る。しばらくして息子は首尾よく自転車を手に入れて戻ってくる。自転車とは『モロイ』の前半部でモロイが乗っていたものであり、それ自体がテーマ論的な継承といってもいいのだが、ここではそれが金銭を介して父親から息子へ移譲される財産となっている。だが息子は、父親との諍いののちに「傘」と「十五シリング」を除く全財産を奪って自転車で逐電してしまう。

モランはモロイを追跡する途中で膝を痛め、怪我は次第に悪化していく。そもそも自転車は痛めた脚の補助として手に入れたのだから、それを奪って逃走した息子は継承によって父親の生をよりいっそう瓦解させるのに加担しているのだ。これがベケットにおいて全面的な崩壊へいたるまでの長く緩慢な過程である。劇的な展開はなにもなく、息子は不意になにごともなかったかのように帰宅する。バタイユ的な爆笑ではまったくないが、しかし身体じゅうのネジが緩んでいくように脱力する滑稽さ。モランは奇妙な否認とともに追跡をやめようとはしない。「私は出て行く。たぶんモロイに出会うだろう。膝の調子はよくなっていなかったが、これ以上悪くなることもないだろう。いまは松葉杖をもっている。もっと速く歩けるだろう。楽しいときをすごすだろう。いろいろ学ぶだろう。売りに出せるものは全部売った。しかしずいぶん借金があった。もう人間であることには我慢ならない。もう努力はしない。もうランプは灯さない。灯を消して庭に行く」[93]。

もう人間であることには我慢ならない。そのように語り続けるモランの道行きは、すでにかれが追跡しているはずのモロイの錯乱した彷徨——モロイも足が悪く、松葉杖がないときは自転車に乗らなくては移動できない——に酷似してくる。モロイからモランへの継承はそれを無にする不毛な領域にいたるが、そのことはかならずしも絶望的ではなく、悲劇でもない。むしろそのような不毛さに到達した身体にのみ開示される、ある絶対的な至福が存在する。たとえばこの筆舌に尽くしがたい、限りなく美しい一節。

> ときどき私は、もうそれほど私自身の遠くにいるのではなく、膨れ上がっては白くなる波のすぐ近くに砂浜があるように、その近くにいるようだった。しかし、このイメージは私の状態にそれほどぴったりあてはまっていないと言わねばならない。むしろそれは水に流されるのを待つ糞のようなものだった。私はここに、わが家で、一匹の蠅が灰皿の上を低く飛び、羽ばたきで少し灰をまき散

らしたときに感じた軽い衝撃のことを記しておく。そして私はますます衰弱しながらも満ち足りていた。数日前からもう何も食べていなかった。もしかしたら桑の実やキノコでも食べられたかもしれないが、どうでもよかった。一日中隠れ家に寝そべったままで、なんとなく息子のオーバーを恨めしく思い、夜はバリーの灯火を眺めて大いに楽しんだ。少し胃の痙攣とガスで苦しかったが、不思議なほど満足、自分自身に満足で、自分という人間にほとんど熱狂し魅入られていた、そしてつぶやいた。もうすぐまったく意識がなくなるだろう。時間の問題だ。しかしゲイバーが登場して、この浮かれ騒ぎもおさまった。[94]

蠅の羽ばたきのなにがモランに「軽い衝撃」を与えたのか？　それは蠅のような生物にも「いのち」があり「魂」が存在する、などといった認識からくるのではすこしもない。そうではなくて「一匹の蠅が灰皿の上を低く飛び、羽ばたきで少し灰をまき散らした」ことがモランに無限を喚起したからである。灰はほんの一瞬、空中に舞い上がり、そして落下する。蠅の羽ばたきという微細で矮小なものを通じて重力つまり地球の努力《コナトゥス》が顕現される。蠅の小さいこと、軽いこと、卑小なことが、灰のほんのわずかな飛翔を通じて宇宙の広大で不毛な無際限さとの「無比の大差」を表象している。わたしの生のサイクルもまた、蠅と地球がかたちづくる非平衡開放系そのものとしてある灰の一瞬の浮遊のようなものである。それはなんと素晴らしいものであることか。「蠅の話に戻れば、冬のはじめに家のなかで孵化し、すぐに死んでしまうのもいる。家の暖かいところをゆっくり、生気もなく音もたてずに飛び回る小さなやつが目に入る。つまりときどき私たちは一匹の蠅を見るのだ。蠅たちは卵も産めず、幼いまま死んでしまう。これが蝿の数奇な一生である」。[95]

家の中の蝿の一生は、さしたる理由もなく、成熟する時間もなく中絶されてしまう。だが、そのとき蝿は己という存在に「ほとんど熱狂し魅入られて」いるだろう。蝿は「こうして無限に進み、このようにしてこれらすべての様態は合して神の永遠・無限なる知性を構成するということが分かるのである」。[96]

3　世界の中絶

スピノザの家具

一六三二年に生まれたスピノザには家具にまつわる印象的なエピソードがいくつか伝えられている。[97]そのひとつは一六七七年二月、スピノザが四四歳で急死した際に自宅に残されていた書き物机にまつわるものである。スピノザは死の数週間前、自分が亡くなったときは書き物机をそのままの状態でアムステルダムのさる出版者に送り届けてほしい、と友人に依頼していた。その机の引き出しには『エチカ』をはじめスピノザ自身が書き残していた原稿や手紙が保管してあった。スピノザの死後、ただちに友人たちは机をアムステルダムへ船便でひそかに発送した。スピノザはもちろんそれらの原稿が死後公表されることを願ってそう言い残していたのだが、かつて『神学・政治論』（一六七〇年）が聖書を冒瀆した廉で出版禁止とされたために、それらの遺稿も破棄されないよう事前に用心深く配慮しておいたのである。船荷は無事に出版者の手元に届き、『エチカ』はその年末に出版される運びとなった。裕福ではなかったスピノザのささやかな遺品——それには一五〇冊ほどの蔵書とレンズ研磨道具、チェス盤などが含まれていた——は書き物机を除いてすべて競売にかけられ、債務の返済と葬式の費用に充てられた。

スピノザの書き物机は、ヴァージニア・ウルフが願った女性のための「自分ひとりの部屋」まで連綿と続いていく——ヴァルター・ベンヤミンの「黒い鞄」とともに行方不明になった——人文学的精神の自立への意思を象徴している。もちろんその自立が、勃興しつつあったヨーロッパの市民層の経済的な発展に支えられていたことは言を俟たない。オランダ東インド会社（VOC）が設立されたのはスピノザが誕生する三〇年前の一六〇二年、オランダ西インド会社（GWC）の設立は一六二一年だった。VOCは一七世紀から一八世紀にかけてインドから日本にいたる東アジアの広大な海域における貿易を担い、当時まだ貴重だった香辛料などの取引を通じてオランダに莫大な富をもたらした。VOCの貿易にはしばしば武力の行使による植民地化や原住民の虐殺がともなっていた。GWCは大西洋における略奪や密貿易、奴隷貿易を管掌し、一六三〇年から五四年にかけてブラジルを占領していた。

スピノザの父親はアムステルダムで貿易業を営む商人であり、スピノザ自身も父親の死後、その跡を継いで弟ガブリエルとともに貿易商会の経営に携わっていた経験がある。あるいはVOCやGWC

にかかわりのある商人や役人に知り合いがいたかもしれないし、その内情を耳にすることがあったかもしれない。スーザン・バック＝モースはスピノザが「マルチチュード」の諸権利を擁護する一方で、ほかの「啓蒙主義の思想家と同じように、マルチチュードをふるいにかけていた社会的排除には目をつぶっていた」[98]とはっきり述べている。スピノザが夢でみたと書簡に記した「会ったこともない、あるみすぼらしいブラジル人」の幻影に、その無意識の抑圧があらわれている。なによりもスピノザの絶筆となった未完の『国家論』で最後に書き残されていたのは、女性に対する差別をあからさまに是認する箇所だった……。

スピノザをめぐるもうひとつの家具は「レディカント」と呼ばれる、柱を四本備えた天蓋付きのベッドである。事業から手を引いたのち、妹弟と諍いがあってスピノザは亡き両親の遺産としてこのベッドのみを譲り受けたのだという。カーテンのひかれた、ささやかながらも密閉した小空間になるこのベッドは、レンズ製作を生業とし、生涯独身だったベントー・スピノザの唯一の財産といえるものだったのかもしれない。アントニオ・ダマシオによればスピノザはそのベッドで死んだが、ベッドの行方までは書いていない。他の家財道具と一緒に競売にかけられ売却されてしまったのだろうか。

スピノザの死後、スピノザの妹（姉という説もある）レベッカはすでに亡くなっていた姉の息子（ベントーの甥）とともに兄の遺産相続者として名のり出たらしい。アムステルダムで書き物机が荷揚げされる際に、金目のものを探してそのあたりをうろうろしていたスピノザの親族とは彼女たちのことかもしれない。しかし遺産と一緒に負債を被ることを恐れ、結局相続の折衝の場にはあらわれなかった。レベッカはその後、オランダを離れて大西洋を渡り、カリブ海に浮かぶオランダ領キュラソーで亡くなったことが判明している。

かつて兄と貿易商会を営んでいたガブリエルもまた、オランダからイギリスに渡り、そこでイギリス国籍を取得したのち、大西洋貿易に携わっていた。吉田量彦はガブリエルがイギリスとアフリカ、中南米を結ぶ「三角貿易」の商人として、砂糖貿易のほかに奴隷貿易にも携わっていた可能性に言及している。

無限判断とゾンビ

スピノザのベッドが弟妹たちの手によって大西洋を渡ることはなかったが、それはスピノザにとっては幸運だったといえるのかもしれない。少なくともそれがスピノザの畏れと嫌悪を招いた「みすぼらしいブラジル人」にまみえる可能性はなかったのだから。だが、スピノザにとってはまだ未知の可能性にとどまっていた非・西洋的な思考との遭遇はヘーゲルの『精神現象学』(一八〇七年)で実現した、という哲学史上の出来事をバック゠モースは実証的に明らかにしている。『精神現象学』において名高い「主人と奴隷の闘争」を描くにあたって、ヘーゲルはほぼそれと同じ時期に起きたハイチにおける黒人奴隷たちによる革命を念頭に置いていたというのである。

黒人奴隷の家庭に生まれたトゥサン・ルヴェルチュール、そして同じく元黒人奴隷のデサリーヌらに率いられた反乱軍がヨーロッパ各国の軍隊に勝利し、ハイチが共和国として独立を勝ち取ったのは『精神現象学』が刊行される三年前、一八〇四年のことである。一八〇一年にルヴェルチュールによって起草された憲法は「民主主義を前提にしてはいないとしても、市民権の定義にすべての人種を含めたという点においてたしかに先駆的であった」。[99] ここハイチで黒人奴隷制が、世界史上はじめて廃止されたのである。しかし独立後のハイチを待ち受けていたのは人類の輝かしい未来の先導者という地位ではなく――旧宗主国のフランスに課せられた莫大な賠償金の負担等により――二〇〇年以上にわたって最貧国として民衆が貧困に喘ぐ現実だった。

　ハイチ革命を主導したイデオロギーがたしかに「フランス人権宣言」の流れを汲んでいたにせよ、「すべての者の解放」を説いたハイチ革命はその先駆性においてヨーロッパをはるかに凌駕していた。しかしその一方で「ヴードゥー」と呼ばれる、アフリカ大陸から奴隷たちとともに持ち込まれた宗教の影響も見逃せない。ヴードゥーはアフリカの土着宗教がそのまま移転されたものではなく、カトリックの影響を受け、さらに黒人たちの植民地奴隷としての経験が加味された、ある意味では徹底して近代的な宗教の混交形態でもあった。こうしたシンクレティズムはスピノザの「マラーノ性」[100]とも重なる。バック＝モースはヴードゥーと同じ時代に欧米で広まっていた「フリーメーソン」との類似性を指摘し、「革命の時代の人間は、ヴードゥーが見知らぬ人間を受け入れ、さまざまな世界観が混じり合っていたという点で、「踊りをともなった宗教的フリーメイソンの一種」とみなしていた」[101]と述べている。フリーメーソンはエンブレムや秘密の記号、パフォーマンス、儀式などによるコミュニケーションを重視していた。それは言語を必要としない秘密結社として、国家や民族といった共同体の境界を超えて流通していったが、そのことはアフリカ各地に異なるルーツをもつ植民地奴隷たちの宗教においても同様だった。

ヴードゥーは、歴史の経験をカタストロフィとみなすアレゴリーによる世界観に基づいて構築されたものである。歴史の敗者となり、そのもともとの社会的つながりを切断され、異郷に生きる者たちにとって、世界は物理的距離と個人的喪失によって貧困化しており、意味は事物から消失してしまっている。ヴードゥーにおいては、一つではなく多数の文化の集合的生が打ち砕かれてしまっており、残ったのは砕けて荒廃した姿であった。エンブレムは中身が空っぽになり、それらの意味は恣意的なものとなっていった。ヴードゥーのドクロと交差した大腿骨のエンブレムは、広範に用いられている死者の頭のエンブレムの変種であるが、ヴードゥーの場合、それが表わすのは生の儚さだけではなく、意味の儚さ、すなわち真理そのものが永遠ではないということでもある。神々は途方もなく遠いところにいる。[102]

ヴードゥーの頭蓋骨は、ベンヤミンが『ドイツ悲劇の根源』(一九二八年)で述べた「アレゴリー」そのものである。その形象は――ヨーロッパの静物画にしばしば登場するような――たんなる「生の儚さ」を意味しているのではない。それは頭蓋骨と生とを結びつける意味そのものの儚さをあらわしている、すなわち「精神は骨である」という言明の虚しさを。

よく知られているように「精神は骨である」はヘーゲルの『精神現象学』において無限判断として精緻に分析されている。この無限判断の分析は、骨相学という当時の「生物学的レイシズム」への批判でもあったが、しかしヘーゲルはのちに無限判断を――カントのそれとは異なり――「弁証法」という運動の本質的な機能として位置づけ直している。石川求によれば『精神現象学』の時点では、

「精神は骨である」は一方が他方へ、つまり精神が骨へ、また骨が精神へと媒介なく無限に転化し続ける「悪無限判断」でしかない[103]。ヘーゲルにおける悪無限とは数の「無限進行」のことといっていいが、しかし後年の『論理学』（一八一二―一六年）では無限の位置づけが変化する。そこでは無限進行は「定量の廃棄であるが、同時に、それの彼岸の廃棄である。言い換えれば、定量の否定とともに、この否定の否定が現存している」[104]〔傍点引用者〕と主張されるにいたる。無限判断は「真無限判断」と呼ばれ、「述語が主語に反省的に関係することで定立されるような積極的かつ媒介的な同一判断」[105]〔傍点引用者〕とみなされるのである。ヘーゲルにとって「反省的」とは、精神が事物によって「否定」され、さらに事物が「否定」されることで真理にいたる精神の弁証法的な運動にほかならない。

今日ではジョージ・A・ロメロの映画『ナイト・オブ・ザ・リビングデッド』（一九六八年）や『ゾンビ』（一九七八年）に代表される、ホラー映画における一大ジャンルを形成している「ゾンビ」という形象は、ヴードゥーの起源のひとつであるダホメー王国（ベナン）の土俗信仰に由来している。『ヘーゲルとハイチ』によれば「このゾンビという形象は「自由を奪われた魂なき抜け殻」であって、「喪失と剝奪の究極的な記号」だと論じるダヤンは間違いなく正しい。彼によれば、それは植民地奴隷制の「感覚を支配されたことの特異な烙印」と、ハイチ独立後に強制された自由労働という境遇に影響を受けて、先例のない意味を帯びている」[106]。

ゾンビは身体を――主体（subject）という媒介は抜きにして――神々（絶対精神）に支配された存在である。つまり「精神」と「骨」が無媒介に結合した悪無限判断の形象なのである。スラヴォイ・ジジェクは「否定の否定」としてのゾンビこそわたしたち自身の生の形象だとして、次のように述べている。「否定の否定という特定の形式が近代において現れるが、これは近代を規定するもののひとつである。この「否定の否定」は、否定性を新たな肯定性へと勝ち誇ったように逆転させるどころか、否定（底、ゼロ地点に到達しようとする努力）すら失敗するということを意味している。われわれは不死の存在でないだけではなく、死すべき存在ですらない。われわれは消え去ろうとする試みに失敗し、「不死者」（ゾンビ）という忌まわしい不死性を身にまとって生き残る」[107]。

パンデミックでの「生物学的な生」

ジジェクが示唆しているのは、生政治的状況における生の形態、つまり「生物学的な生」あるいはジョルジョ・アガンベンが「剝き出しの生」と呼ぶ概念のことである。二〇一九年末に中国で流行が確認され、その後たちまち全世界を覆うパンデミックとなった新型コロナウイルス（SARS-CoV-2）は、とりわけそのワクチンや治療方法が確立する以前の段階（二〇二〇〜二一年）で膨大な数の感染者と死者を生み出し、ヨーロッパ各国やアメリカ合衆国をはじめ多くの国ぐににおいて政治体制の急激な変化を招いた。その事態を憂慮した哲学者が「一つの疾病を前にして、国がまるごと、それと気づかぬまま倫理的・政治的に崩壊する」[108]などという声明を発し、大きな反響を呼んだ。アガンベンによれば、わたしたちの生はいまや「純粋に生物学的な実体（剝き出しの生）」と「情感的・文化的な生」に分割されてしまい、前者の価値が後者を圧倒する社会に生きているのだという。「この抽象が近代科学によって、身体を純然たる植物的生命状態に維持できる蘇生諸装置を通じて実現されたものだということが、私にはよくわかっています。しかし、このようなありかたが、今日そうなろうとしているように、それに固有な空間的・時間的境界の先まで拡がっていき、一種の社会的な振る舞いの原則になってしまうならば、私たちは出口のない矛盾に陥ることになる。人間が純然たる植物的生命状態で維持された場はこれ以外にかつて一つしかなく、それがナチの収容所だということを指摘しておく必要があるでしょうか?」[109]。

だが、「社会的な振る舞いの原則になってしまう」というアガンベンの危惧に反して、ヨーロッパ各国の都市でロックダウン等の強制的な行動制限がとられたのは――ワイマール憲法を実質的に破棄した「例外状態」が一二年続いたのに対して――翌二一年までの断続的な数カ月間に限られている。中国では二〇二二年の冬までロックダウンが続けられたが、方針が転換された。すべての市民を対象とした恒久的なロックダウンなど、政治的にも経済的にも維持できるはずがなかったのである。二〇二〇年末にはワクチンが各国で大量に供給されはじめ、大規模な検査の実施と治療方法――検査で判明した感染初期の患者に抗ウイルス薬を投与する――がひとまず確立した二〇二二年以降、ヨーロッパにおいて強制的な措置はほぼ行われなくなった。日本でも市民に対して一定の行動制限と無料ワクチン接種が行われたが、二〇二三年五月以降――感染による死者数は増加する一方であるにもかかわらず――感染症対策は事実上放棄された。政府は個々人に対してマスク着用の放棄を呼びかけ、医療機関の検査・治療体制を縮小し、地方自治体に感染状況の公表を中止させる等を通じて、むしろ積極的にウイルスを蔓延させたいのかと勘繰られるような状況にある。マス・メディアはもはや新型コロナウイルスという言葉さえ報道するのを忌諱しているようにさえ感じられる。

公衆衛生では――医療のように個々の身体や人格ではなく――「人口」という抽象的な対象を取り

扱う。したがって人種や経済的な格差にもとづく差別は原則的にはありえない。公衆衛生上の例外を設ければ、そこから感染が拡大するのは自明だからである。もちろん実施において不備の放置や意図的なサボタージュ等によって被害のより甚大な地域や階層が発生することはありうるし、事実そのとおりになった。アメリカ合衆国では新型コロナウイルスによる死者数が一〇〇万人を超えているが、その多くがヒスパニック系やアフリカ系の市民であったことはよく知られている。もちろんそれはそれぞれの「人種」の体質的な差異によるものではなく、かれらが強いられている経済状況、職業、なかんずく貧困に陥りやすい生活環境がおもな原因だった。ロックダウンがナチスの強制収容所と同一視されたのは、感染症をめぐる公衆衛生対策の「生政治」的な側面が危惧されたからだったが、経済的に富裕で社会的に上位の階層に属するものたちが、それ以外の人びとに比べて感染の被害がはるかに少ないという状況は、行動制限措置や治療・管理体制が直接もたらしたものではない。そうした状況は、パンデミック以前から存在していた人種的・階級的な差別に起因している。つまり疫病によって差別があらためて明確になった、ということである。しかし「すべての市民」という概念は、同時にその論理的な帰結として市民ならざるものの暗黙の排除をもたらす。この階級的な差異による被害の多寡は、各国で感染症対策がほぼ放棄された現在でも歴然と存在している。

生政治が誕生する契機のひとつとして、近世ヨーロッパにおけるペストや天然痘の流行がしばしば挙げられる。フーコーによって「生命を、人間‐種の生物学的プロセスを考慮に入れ、このプロセスに対して規律ではなくて、調整を保証する」[110]システムがそう名付けられた。また、フーコーは個体化された身体の「規律訓練」をめぐる諸々のメカニズムを「生権力」と呼び、この「十八世紀に配置された人間身体の解剖‐政治のあと、この同じ世紀に終わりに、もはや人間身体の解剖‐政治ではなくて、人間種の「生政治」と呼んでもよいようなものが登場する」[111]とも述べている。つまりフーコーは、身体をめぐる生権力と人口をめぐる生政治が機能するシステムの総体として近代国家を分析しており、その延長上に現在の医療や公衆衛生をはじめとする福祉体制を位置づけることはもはや思想史的な常識といえる。

　しかし、現在の日本における感染症対策の放棄、あるいはむしろ「新型コロナウイルスは存在しない」とでも評するべきポストモダン的な否認にもとづく政策の放棄という政策が明らかにしたのは、生政治とも呼ばれる公衆衛生体制が現在の国家の根幹をなしているのではない、という事実である。フーコーはナチス体制の目標はたんにユダヤ人やロマ、障害者や同性愛者といった「他人種の破壊」にあったのではなく、「自人種を死の絶対的かつ普遍的な危険に曝そうとする」点にあったと述べている。「人口のすべてがあまねく死に曝されてはじめて、完璧に絶滅させられるか最終的に屈服させられることになる数々の人種に対して、人口を真に優越人種として構成することができるでしょうし、これを最終的に再生することができるでしょう」[112]。もしこうした人種主義を貫徹させるならば、新型コロナウイルスに対する耐性をもった「優越人種」のみが生き残るべきであり、そのためにはいかなる感染症対策もとるべきではない、という政策は首尾一貫したものと考えられる。

　ナチス・ドイツは生政治を全般化すると同時に、「殺す主権的権力」を全般化した。それは「絶対的に人種主義的で、絶対的に殺人的で、絶対的に自殺的な国家」[113]だったのである。新型コロナウイルス対策によって「人間が純然たる植物的生命状態で維持された場」が実現されたなどというのはほとんど妄想にすぎないが、「ナチ」という比喩はむしろ公衆衛生を放棄した「絶対的に人種主義的」な国家である現在の日本にこそふさわしいものだ。しかも生政治的な感染症対策が多少なりとも実施されていた時期でさえ、在日外国人や風俗業に携わる人びとに対する公然とした差別が罷り通っていたのである。このことは国家が差別を基盤に構築されていること、生政治もまたレイシズムをはじめとするあらゆる差別を温存し、拡大させてきたことを証している。

生政治の終焉?

生殖医療、とりわけ出生前診断および選択的中絶が優生思想にもとづく差別の温床となっていることは先に述べた。しかも公衆衛生と異なり、それらが個人の自由意志を名目とした「権威主義的ネオリベラル主義」によってきわめて巧妙に設定された差別の回路となっていることも明白である。しかしアガンベンなどとは違い、一部の哲学者がそうした生政治的な生殖テクノロジーを称揚することも稀ではなかった。

「現代の生物学的シチズンシップは、個別化させる契機と集団化させる契機の両方において、希望という領域のうちで機能している」[114]。ニコラス・ローズは――少なくとも二〇〇六年の時点では――医療における個人の自己決定権、そして国家や企業による遺伝子情報の管理の双方を「希望」として口を極めて称賛している。また、ピーター＝ポール・フェルベークのように、妊婦の出生前診断における「超音波画像化との間のこうした関係性を、自己実践という形態にして、その自己実践のなかで、結果として生ずる媒介された道徳的主体性を変化させて調整し、洗練していくこともできる」[115]と主張するものもいる。しかも奇妙なことに、かれらはいずれも生政治的体制を――それを批判的に対象化した――フーコーの名において擁護しているのである。かれらの楽天性は滑稽さを通り越してもはや悲惨にすら感じられるが、結局はどちらもプラトン以来の哲学の優生学的な伝統を忠実になぞっているにすぎない。このような生政治のナイーブな肯定は、パンデミックとウクライナでの戦争によって完全に失墜したといえる。国家や企業の「権威主義的ネオリベラル主義」の暴虐をこのように支持することは、もはやまったく不可能というしかない。

ジジェクによってゾンビと呼ばれる「永久に死ぬことのない不死者」という形象は、生政治によって生きる／生きさせられる生命の隠喩である。それは「植物的な」生という――アガンベンとともにアリストテレス以来の存在者の序列《ヒエラルキー》を用いて――ALSのような疾患を生きるものへの差別を内包した隠喩と共鳴しているだけでなく、出生前診断によってあらかじめ選別される生のありようをも暗示している。

永久に死ぬことのない不死者はまた、生まれ落ちきってはいない者でもある。よくいわれるように(たとえば『コロヌスのオイディプス』のコーラスもそういっている)、もっとも大きな幸運はまったく生まれてこないことであり、滑稽なひと言を加えれば、これに成功するのは千人にひとりだけだ……。そしてもっとも悲惨なことは、完全に生まれ落ちること、生まれ落ちて平凡でくだらない存在になってしまうことではないだろうか。われわれは生まれるのが早すぎるので独力では生きていけず、母親による世話や言語という保護膜から、テクノロジーを用いたさまざまな道具にいたるまで、あらゆる支えに頼って生きるように強いられているが、人間の偉大さはまさにこの点にあるのではないだろうか。不死者は暗闇のなかに出現するのではない。われわれの時代はゾンビの時代（the days of the living dead）なのである。[116]

ジジェクはここでケアを生政治と同一視している。どちらもわたしたちの今日の生の基盤を支えるイデオロギーだというのである。「生まれ落ちきってはいない者」は——生まれたことを先取りした不可能性を述べている点において——「私の存在していない宇宙」とまったく同一の論理構造をもつ。ジジェクがここでベネターと同じく、「もっとも大きな幸運はまったく生まれてこないこと」という「ナンセンス」を真に受けているのにはいささか驚かされる。生政治を前提としたこの仮想性が、ベネターをショーペンハウアーのようなそれ以前の反出生主義から分ける独自な点かもしれない。しかしジジェクはベネターとは異なり、このように述べることでローズとアガンベンの論理を弁証法的に「揚棄」し、「否定の否定」を通じてあらためて——『精神現象学』における「精神」の到来とはまた違ったかたちで——肯定しようと試みている。『ナイト・オブ・ザ・リビングデッド』が『二〇〇一年宇宙の旅』と同じ一九六八年に公開されたのはおそらく偶然ではない。わたしたち「ゾンビ」であり、「スターチャイルド」であるものは、今なおたまたま中絶されなかった＝まだ中絶されていない「出来損ない《アボーション》」として生きているのである。

しかし人工妊娠中絶の是非、それによる正常の包摂と異常の排除という生政治的なパースペクティヴは、もうひとつの排除を不可視にする。つまり生政治そのものからも排除されたものへの差別である。

安楽死の主体化作用

フーコーの晩年の仕事は「近代で主流の捉え方である自律的な主体に対する代替案を示している」とフェルベークは述べている。近代において「見事なまでに隔離された、純粋で合理的で自律的な主体に対抗して、フーコーは、状況付けられ、歴史的偶然を伴った主体を、そして、自分自身の偶然性との間に関係を築く自由や、能動的に自分自身の構成に関わる自由を持つ主体を論じる」[117]。そこでフェルベークは胎児の出生前診断が「フーコー的な自由という目的理念に従って、その道徳的影響力と自分自身の間に意図的な関係性を築くための場所を確保できている」[118]とまで主張する。つまり権威主義的ネオリベラル主義者としてのフーコーである。その見解の是非は問わない――たとえばマウリツィオ・ラッツァラートはフーコーの生政治概念はネオリベラリズム以前で使いものにならないといっている[119]――が、ここで付け加えておきたいのは、フーコーが「自己への配慮」といったとき、それはたんにみずからの生を設計《デザイン》するだけでなく、みずからの死もまた設計《デザイン》する対象だったという点である。

「少し自殺の味方になって話してみよう」とフーコーは「かくも単純な悦び」という短いエッセイの冒頭にそう記している。「自殺の味方になって話すとはいっても、多くの人々があまたの立派なことを言いすぎるほど言った自殺の権利についてではなく、人びとが自殺に対して見せる狭量な現実に対抗してであり、人びとが自殺に強要するもろもろの屈辱、欺瞞、いかがわしい行動に対抗してのことである」[120]。

フーコーは「自殺の味方」になることは「自殺の権利」を主張することではないと述べている。自殺の権利とは死の自己決定権であり、その社会的な容認である。たしかにそれはいかにも奇妙な権利ではないだろうか。その権利が実現されたとたん、それを容認した社会は自己にとって存在しなくなってしまうのだから。それとも自殺はもはや法的にも宗教的にも罪禍ではないのだから、それを非難する根拠も処罰するいわれもないといいたいのだろうか。処罰される主体はすでにこの世界に属していないのにもかかわらず。

ジジェクと同じくケアを生政治の一環とみなすボリス・グロイスがニーチェをめぐって「未来をデザインする意思はまた、本人自身の死をデザインする意思を前提としている」と述べている。[121] 自殺の権利を肯定するとしたら、おそらく「私の存在していない宇宙」という仮想的な現実を肯定するしかないだろう。自殺によって、すでに存在しない「わたし」という主体を設計《デザイン》するわけである。まだ存在していない「わたし」にいたるための設計《デザイン》——そのように生前に自殺への手順を設計《デザイン》することならば可能であるかもしれない。それは「死を思え《メメント・モリ》」といった賢者の知恵を授けてもらうというのではない。「死とは、ひとつひとつ準備し、整え、作り出さなければならない何かであり、もっともよい要素を見つけ、想像し、選択し、忠告を求め、加工して、生の微小な一秒間だけただ私のためのみに存在する、見る者のない作品に仕上げなければならない何かなのだ」[122]［傍点引用者］。

フーコーは「自殺の味方」という言葉で、たしかにそのようなことを語っているように読める。ただしそれはあくまでも「見る者のない作品」であり、かつてフーコー自身によって記述された「狂気」という「作品の不在」とは微細な、しかし決定的な一線がそのあいだに引かれている。「狂気は、その作品がそこから生み出される空虚な形式を指し示す。すなわち作品がそこから不断に不在であり、作品はそこに位置していたことが決してなかったがゆえに決してそこに作品を見いだすことができない場所を指し示すのである」[123]。

自殺は「わたし」の目には見えない「一群の悪しき存在」による他殺である、といったのはアントナン・アルトーである。「自殺の場合、自分自身の生を自ら絶つという自然に反する行為を肉体に決意させるには、一群の悪しき存在が必要である」[124]。「わたしは生にひどく苦しんでいる。わたしが到達できる状態はない。長らく前からわたしが死んでいることに間違いはない。わたしは既に自殺している。つまり、自殺させられたのだ」[125]。これらの言明は狂人のいわれなき迫害妄想などではまったくない。自殺は「言語活動」をめぐる優生学的な排除によってもたらされた殺害ということである。もっと正確にいえば「非理性」として排除されてきた言語活動である狂気を――アルトーならば「ローデス精神病院」が、ゴッホならば「サン＝レミの療養院」が――「非理性的なロゴス〔＝言葉〕」を枯渇させ、乾燥させ、その言葉たちを、その源にまで、なにも言われることのない自己‐包含の白い地帯まで遡らせた」[126]、その重層的な排除の結果としてもたらされた他殺である。

ジャン＝リュック・ゴダールは一九三〇年一二月三日にパリで生まれ、二〇二二年九月一三日に自宅のあるスイスのロールで亡くなった。九一歳だった。一九二六年に生まれ、八四年に後天性免疫不全症候群（ＡＩＤＳ）で亡くなったフーコーよりもはるかに長命に恵まれたゴダールの死因が、スイスの自殺幇助団体の援助を受けた安楽死だったことは驚きをもって世界に伝えられた。「かくも単純な悦び」というフーコーの表現は、ゴッホやアルトーではなく、むしろゴダールのような死にふさわしいものであるように思われる。報道によれば、ゴダールはアンヌ＝マリー・ミエヴィル夫人の自宅のベッドで正装し、コップの水でペントバルビタールという致死性の薬を飲むという方法を選んだという。ゴダールが安楽死に九月一三日を選択したのは理由のないことではない。九月一三日はミシェル・ド・モンテーニュ、つまり『エセー（随想録）』の著者であるフランス・ルネサンス期の偉大なモラリストが亡くなった日付である。「ケオス島の習慣」という章の末尾には、自殺を擁護したとされる次のようなエピソードが記されている。[127]

共和政ローマの政治家セクストゥス・ポンペイウスがギリシアのケオス島に立ち寄った際、その島で大きな権勢を誇るある老婦人が九〇歳を迎え、心身ともにきわめて幸福なまま名誉ある自死を遂げようと思い立った。自死の立会人にと望まれたセクストゥス・ポンペイウスに対して謝辞を述べたあと、その老婦人は飾り立てたベッドに横たわったまままこう語った。「このわたしはつねづね、運命の好意的な顔だちを経験してまいりましたから、あたら長生きをしたいなどと願って、運命の険悪な顔だちを見せられるのが、恐ろしくてならないのです。それで、わが手で幸福な結末をつけまして、わが魂のなごりに別れを告げて、二人の娘と、たくさんの孫たちを残して、あの世に参ろうと思うのです」。そう述べると彼女は毒の入った杯を取り上げ、一気に飲み干した。「そして、一座の人々に、毒の効いていく過程を語り、身体のあちらこちらが、次々と冷たくなっていくのですと話した。そして、「ついに毒が、心臓と内臓にまで達したわ」というと、最後のお勤めのために娘たちを呼んで、両目を閉じさせたのである」。

ゴダールの安楽死は、おそらく『エセー』に伝えられたこのエピソードからの――ゴダール映画の特徴であり、特権的といってもいい方法である――「引用」である。それはボルドー市長まで務めたモンテーニュという西欧ブルジョワジーの最良の精神への敬愛であるとともに、映画作家としての自己をその掉尾に位置づけようとする周到な試みであったといっていい。しかもこの毅然とした老婦人の最期がソクラテスの自死からの明らかな「引用」であることを通じて、ヨーロッパの哲学的伝統の起源にみずからを象徴的に結びつける行為でもあった。ゴダールは文学テキストの引用という、あまりにもゴダールらしい方法で己の安楽死を「私の存在していない宇宙」に「作品」として刻印したのである。

自殺は「権利」ではない。しかし自己に許されたひとつの「作品」ではあるのだろう。自殺とは生をみずから中絶する行為にほかならない。それは自己を主体化する設計《デザイン》という概念のひとつの極限であり、かつ設計《デザイン》の自己溶解である。設計《デザイン》することで、設計《デザイン》される対象はもはやどこにも存在しなくなるからである。それは非存在となった主体化である。しかし、だからといって主体が、あの「会ったこともない、あるみすぼらしいブラジル人」の幻影から逃れられるわけではない。ゴダールの最後の長篇映画となった『イメージの本』(二〇一八年)には――まるでスピノザの悪夢のように――ムスリムの映像が執拗に回帰している。バック＝モースは、プランテーション奴隷の中ではマイノリティだったムスリムが「新世界での数々の奴隷反乱の指導者」となった事実に注目して、ハイチ革命の勃発時に民衆を高揚させた「自由の声に耳を傾けよ」という言葉が「イスラムのジハードの伝統」に由来する可能性を示唆している。[128] 主体化という作用が今もなお排除し続けているのはかれらの声である。

「この世界は生きるに値しない」

わたしは自殺の権利を擁護しているのではない。「自殺の味方」になるというのは、自殺する側からすべてを反転させて思考することである。自殺は自己を殺すことではない。わたしが懐胎するこの世界を中絶することである。自殺は権利ではない。自殺は要求ですらない。かれらはただ「おまえたちにはもうんざりだ！」と——自分自身の誇りのために残しておいた慎みと思いやりから——他人には聴きとれないほどの小声でそう呟いているにすぎない。

あるとき、わたしは友人のＯから——スイスの自殺幇助団体の助けを借りて——かれ自身の安楽死の可能性を打診された。五〇歳を目前にしてＯはＡＬＳを告知され、自分がまもなく人工呼吸器を装着しなくては生存できない状態に陥ることを知っていた。もちろん、たとえそういう状態になっても生き延びる希望を捨てない患者も多い。しかしＯはすでに両親と死別し、結婚もしていなかった。家族をもっていないことはＡＬＳという病においてほとんど致命的である。

わたしたちは学校は違ったが、おたがいがまだ中学生だったときから付き合いがあった。それぞれが大学を卒業し、就職してしばらくは毎週のように遊び歩いていた。やがてＯは、当時まだ分裂病と呼ばれていた統合失調症を発症し、仕事を休職した。おもな症状は幻視と幻聴だった。仲間と一緒に酒を飲んでいる最中に、Ｏが目の前に存在しない誰かと話したり、大声で笑ったり怒ったりする姿を、友人たちはただ畏れを感じながら眺めていただけだった。しばらくしてＯは精神科で治療を受けた。投薬で症状をいくらか軽く抑えられるようになると、もっと仕事の負担の軽いべつの部署に復職した。

それまで誰かと付き合った経験はなかったが、発症をきっかけに恋愛にかかわる交際を自分から積極的に求めることはなくなっていた。わたしたちは三〇代を迎え、四〇歳を超えて徐々に自分自身の生活の範囲が広がり、昔のようにただ一緒にいるだけで無為に費やす時間は——それはたしかに人生でもっとも豊かで幸福な時間でもあったのだが——少しずつ減っていった。それぞれの転勤や結婚をきっかけに、わたしたちは音信を交わすことさえ稀になっていた。しかし相変わらずOは生まれ育ったマンションの自室で過ごし、投薬で症状を抑えながら、毎日会社と自宅を律儀に往復していた。ALSの発病前、わたしたちがOと最後に会ったのは、かれの母親の葬儀の会場だった。

しばらく前からOは自分の身体の異変に気づいていた。Oはひとりで医師に相談し、精密検査の結果を伝えられ、己の抱える疾病の意味を知った。そのとき、医師に延命措置を受ける可能性を訊ねられ、Oはその場で即座に否定したという。ALSの初期段階で、手脚の動きは徐々に不随の程度を増していったが、まだなんとか自力で生活することができた。Oには生活の助けを求められる家族もいなかった。たまたま昔から母親と親しかった女性の長女が近所に立ち寄り、Oと話をする機会があった。娘からOの症状を知らされたその女性は感嘆すべき義侠心を発揮して——介護職員という彼女の職業を生かして——たちまちOを彼女のはたらく介護施設に移送し、ようやく本格的なケアを受けられることになった。わたしたちに宛ててOから自分の病状を記した短いメールが届いたのは、ちょうどその頃だった。

わたしたちはOが生活しているケアハウスを訪ね、ここまで記してきた事情を知った。それをきっかけにわたしたちはかれのもとをしばしば訪問するようになり、わたしたちの親しい交流がふたたび復活したかのようだった。しかし残された時間が一年か、あるいはそれにも満たないことは、Oもわたしたちもよくわかっていた。そんなある日、不意にOからわたしに宛てて届いたのが、スイスでは安楽死が合法で、その行為を介助してくれる団体もあるらしいから調べてほしい、という依頼のメールだった。わたしには安楽死の是非という解決の困難な問いについて考えをめぐらす時間も心理的な余裕もなかった。わたしはその自殺幇助団体――ゴダールが依頼したのと同じ団体だったことをのちに知った――のホームページを調べ、安楽死の実施までにいくつかの実現の困難な条件があることを知った。その中でも特に日本で医師の診断書をとる必要があること、さらに実現までに本人が幾度かスイスの団体を訪ね、安楽死の意思を直接確認しなければならないという条件はハードルが高そうだった。日本では前例がほとんどないことだろうし、そもそも医師が自殺を目的とした診断書を書くことが合法なのかすら、わたしにはわからなかった。なによりそれらのすべてについて、まずわたしが――Oから依頼を受けたのはほかの誰でもない、このわたしなのだから――介助し、場合によってはわたしが責任をもってOを――もはや車椅子での移動すらやっとなのに――スイスへ連れていかなくてはならない。そんなことは到底不可能に思えた。もしOが安楽死の意思を固め、わたしがその実現に向けてサポートをすることになったら、厳密にいえばそれだけで自殺幇助にあたるのかもしれない。それは法的な処罰が恐ろしいというのではなく、なによりもまず肉体的な恐怖だった。そんなことをすれば、わたしがOの背中を押して崖から突き落とすのも同然なのだ。わたしは調査で判明した事実と、わたし自身のそのような感情を率直に記したメールをOに送り、Oからすぐに「済まなかった」という内容の短い返信が届いた。それ以降、Oが安楽死の話題に触れることは二度となかった。

Oは自力呼吸が困難になった時点で、苦痛を和らげる最低限の措置を行うだけで延命はいっさい望まない、と最初からはっきり口にしていたし、その意思は最後まで変わらなかった。Oの意思は優生学的な「良き生」とも、もちろん――フーコーやゴダールが望んだような――良き死ともいっさいかかわりはない。アルトーが断言するようにその死はたしかに強いられた「他殺」なのかもしれないが、しかしOの意思そのものは強いられたものではない。それはこの世界の「悪しき存在」によって決定された感情ではなかった。しかし自由意志とも呼ぶべきではなく、ましてや反出生主義などと呼ぶべきではない。そうではなくて、それは生存それ自体に対する怒りのような感情ではなかったか。

だが、実際に死を眼前にすれば恐怖に襲われるのが当然ではないだろうか、ともわたしは思う。たとえ自力で呼吸ができなくなったとしても、身体を人工呼吸装置につなげば延命は可能なのだ。しかしOの場合、ALSという病の特性からだけでは判断できない事情があった。端的にいえば、たとえ延命してもケアを行う家族がない、という現実である。ケアを可能にする基本的な条件がOにはなかった。家族が存在しないOにとって、かれ自身と生とを媒介する最終的な責任は誰がどのように負うことができるのか。もし生活をサポートしてくれる介助者や施設が存在したとしても、その費用は誰が支払うのか。休職扱いとしている勤務先は、その期間の給与や保険金を支払ってくれていたが、それも率直にいえばOが延命を望まないという意思を明確に示したからである。Oが暮らしている施設自体、延命を望まないことが入居の条件となっていた。人工呼吸装置につながれたALS患者の場合、痰の吸引をはじめとする二四時間の完全介護が必須となる。在宅で重度訪問介護を受けることも考えられたが、その態勢を整えるよりも病状の進行のほうがずっと早かった。制度の活用に消極的な政府・自治体への不信もあった。そもそもこの制度はOにとって信用するに足る持続可能なシステムなのだろうか。たとえ介助者が交通事故に巻き込まれようと、震災でインフラが止まろうと、Oが生き続けるにはかならず誰かが介護を続けていなくてはならないのだ。そのような負担と責任を介護者に負わせることは果たして正しいことなのか。

加えてOは完治する見込みのない統合失調症を抱えていた。その当時、わたしはALSに関する文献をいくつか読み進めていくうちに、統合失調症の患者にALSの発症例はほとんどない、という主旨の論文を見つけた。そのデータにどれほど科学的な裏付けがあるのか、わたしには判断しがたい。もし事実だとすれば、Oの場合はきっと稀有な症例なのだろう。しかし「閉じ込め」といわれる身体をほとんど動かすことができない状態で——たとえば介助者が投薬を失念した等のほんの些細な理由で——もし幻覚や幻聴が発生したらどうなるのか。周囲の誰にも気づかれぬまま、Oは身動きひとつ、合図ひとつすることができないまま苦痛に耐え続けていなくてはならないのか。

Oが自力では身体の自由が効かず、ベッドから降りることもできなくなってから——文字盤などを用いて意思の疎通はまだ可能だった——わたしがひそかに恐れていたのは、そうしたさまざまな困難にもかかわらず、Oがそれまでの意思を翻して延命を希望することだった。そのときわたしはどうすればいいのか。

おそらくもっともありえたのは、生き延びたいというOの意思を聞かなかったことにして、わたしと医療機関とが示し合わせる可能性である。なぜなら、延命させるなどということは現実的に不可能なのだから。もちろんそれは法的にも道徳的にも完全に殺人と呼びうる決断である。

現実にはそんなことは起こらなかった。わたしたちは全員、死に抗するOの絶望的な勇気のおかげで罪を犯すことを免れたのである。Oは次第に呼吸が困難になっていったが、苦痛はほとんど感じていないらしかった。Oの死の瞬間、わたしは自宅にいた。Oを見送った友人から電話があり、かれは穏やかに死を迎えたということだった。

状況から判断するならば、Oは尊厳死の権利を行使した、ということになるのだろう。この概念もまた優生思想のひとつであるといわれる。わたしもそれに同意する。わたしたちは「良き生」の最後に訪れるのが良き死であることを望むだろうが、いったい良き死とはなんだろうか。そもそも良き生などいうものが存在していいのだろうか。Oは長らく統合失調症に苦しみ、その短い晩年にはALSという不治の病に冒され、否応なく死を選択させられた。若いときに発症した病のせいで、仕事でも私生活でもおそらくは望んでいたものを手に入れることはできなかった。しかもそのせいで、Oは良き死を選ばされたのだ。もしOが統合失調症を発症せず、結婚することができれば、あるいは両親のどちらかがまだ生きていたならばOに訪れた現実とは異なる選択肢も存在しえただろう。わたしたちがそれを「唯の生」だと考えて生き延びている現実は、家族や社会、経済状況や法制度といったさまざまな要因がたまたま自分にとって都合よく作用した結果にすぎないのである。Oは、わたしたちがあって当然だと考えているさまざまな幸運をすべて取り逃してしまった。それを「剝き出しの生」と呼ぶのかもしれないが、ならばわたしたちは生の価値と考えていることどもを自分がいったいなぜ所有できていると思っているのか。たかだかほんの少しだけ「おのずから」幸運が経めぐってきただけではないのか。

わたしが死ぬのにあなたがたの許可を願おうとは思わない、とOは告知を受けた当初から考えていたのかもしれない。わたしが死ぬのにもうこれ以上あなたがたの手間をとらせようとは思わない。それなのに、わたしに死を許可するなどというあなたがたはいったいどれほど傲慢なのか。あなたがたはわたしがどうせすぐに死ぬと想像しているのだろう。その通り、わたしはまもなく死ぬ。長生きをしたくないわけではなかったが、わたしにはあなたがたがけっして心の底から信用できないから、わたしはすぐに死ぬのである。あなたがたはなにか口実がありさえすれば、わたしを見捨てるだろう。わたしはもうそんなあなたがたによって生かされているのにはうんざりだから死ぬのである。わたしは死ぬ。だが、わたしという存在が消滅するのではない。あなたがたという世界がわたしから消滅するのだ。この世界はわたしが生きるに値しない。あなたがたは心の底から徹底的に良き生という考えを信じている。そんなあなたがたをわたしはけっして許さないから、だからわたしは死ぬのである。わたしのこの唯一の望みは、良き生だの良き死などという愚劣な妄想とはなんのかかわりもない。そのことをわたしはここまで証明してきた。Q.E.D.

1 W・ユージン・スミス、アイリーン・美緒子・スミス『MINAMATA』、クレヴィス、二〇二一年、一三八頁。なお、水俣病に関する記述については同書の他に、米本浩二『水俣病闘争史』（河出書房新社、二〇二二年）などを参照。

2 同書、一八〇頁。当時、ユージンのアシスタントだった石川武志の証言。

3 立岩真也『良い死／唯の生』、ちくま学芸文庫、二〇二二年、二九〇－二九一頁。

4 水俣病闘争の象徴として「怨」の一字を吹き流しに記したのは石牟礼道子の発案といわれる。だが、脳性マヒ者のドキュメンタリー映画『さようならCP』のプロデューサーである小林佐智子は「怨の字、爆破」という一文で「「水俣」「森永ヒ素ミルク」「PCB」、公害病のどれもこれも、被害者や患者として、明日は我が身の強迫観念でとらえているかぎり、障害者の肉体は生きられない。／公害闘争のひるがえる旗に染めぬかれた怨の一字の砕裂をこそ、いま斗いとらねばならない」と痛烈に批判している。「怨」が健全者と障害者のヒエラルキーを温存し、むしろ強化している、ということである。荒井裕樹『差別されてる自覚はあるか――横田弘と青い芝の会「行動綱領」』（現代書館、二〇一七年）の「第十章　脳性マヒ者にとって「解放」とは何か？」を参照。

5 藤野豊『戦後民主主義が生んだ優生思想――優生保護法の史的検証』、六花出版、二〇二一年、二四〇頁。

6 利光恵子『受精卵診断と出生前診断――その導入をめぐる争いの現代史』、生活書院、二〇一二年、九四頁。

7 米津知子「女性と障害者――女で障害者の私が、女の運動の中から考えること」、『母体保護法とわたしたち――中絶・多胎減数・不妊手術をめぐる制度と社会』、明石書店、二〇〇二年、二三三頁。

8 立岩『私的所有論［第2版］』、生活書院、二〇一三年、六八七頁。

9 利光、前掲書、六一頁。

10 市野川容孝「性と生殖をめぐる政治――あるドイツ現代史」、江原由美子（編）『生殖技術とジェンダー――フェミニズムの主張3』、勁草書房、一九九六年、二〇〇頁。

11 フーコーの中絶解放運動へのコミットメントに関しては、相澤伸依「フランスの中絶解放運動とフーコー――GISの活動から」（小泉義之・立木康介（編）『フーコー研究』、岩波書店、二〇二一年）を参照。ただしフーコー自身が人工妊娠中絶と優生思想、あるいは生権力とのかかわりについて論じた形跡は見当たらない。

12 井上達夫「胎児・女性・リベラリズム――生命倫理の基礎再考」、『生殖技術とジェンダー』、前掲書、四－五頁。ただし論文の初出は一九八五年であり、さらに一九八七年の改訂版が加藤秀一による批判論文とともに収録されている。編者の江原由美子は「本書の企画のねらいの一つは、この論争を収録することにあった」(三一一頁)と記している。

13 米津、前掲書、二三二頁。

14 岡野八代『フェミニズムの政治学――ケアの倫理をグローバル社会へ』、みすず書房、二〇一二年、一一八頁。

15 シンジア・アルッザ、ティティ・バタチャーリャ、ナンシー・フレイザー『99%のためのフェミニズム宣言』恵愛由・菊地夏野訳、人文書院、二〇二〇年、三四－三五頁。

16 岡野、前掲書、七三－七四頁。

17 同書、七七頁。

18 同書、一二二頁。

19 同書、一七四頁。

20 グレゴワール・シャマユー『統治不能社会――権威主義的ネオリベラル主義の系譜学』信友建志訳、明石書店、二〇二二年、二九三頁。ただしハイエクにとって「家族と財産を中心にすえる伝統」は「少数者によって設計された行動のルール」から「自由」をつなぎとめるはたらきをなす。この論理は家父長制的な家族を擁護し、人工妊娠中絶の禁止を唱えるプロ・ライフにも親和的である。「伝統は自由を促進し強制を回避するのだが、それは伝統においては「より高度な自発的協調が存在する」からである」。自発的隷従（voluntary servitude）を連想させる「自発的協調」(voluntary conformity)はハイエクのキーワードのひとつである（ウェンディ・ブラウン『新自由主義の廃墟で――真実の終わりと民主主義の未来』河野真太郎訳、人文書院、二〇二二年、一三七－一三八頁）。

21 以下のロングフル・ライフ訴訟に関する記述は、加藤秀一『〈個〉からはじめる生命論』(日本放送出版協会、二〇〇七年)、「「生まれないほうが良かった」という思想をめぐって――Wrongful life訴訟と「生命倫理」の臨界」(『社会学評論』二〇〇四年五五巻三号、日本社会学学会) などを参照。

22 デレク・パーフィット『理由と人格――非人格性の倫理へ』森村進訳、勁草書房、一九九八年、五三三頁。

23 デイヴィッド・ベネター『生まれてこないほうが良かった――存在してしまうことの害悪』小島和男・田村宜義訳、すずさわ書店、二〇一七年、一三二―一三四頁。
24 森岡正博『生まれてこないほうが良かったのか？――生命の哲学へ！』、講談社、二〇二〇年、二八六―二八七頁。
25 ベネター、前掲書、一二頁。フロイトの出典は『機知』にある「死すべき人間にとっていちばんいいのは、生まれてこないことだ」（『フロイト全集8』中岡成文・太寿堂真・多賀健太郎訳、岩波書店、二〇〇八年、六五頁）。「編注」によれば「ホメロスとヘシオドスの歌競べに関する作者不明の物語からの引用」である。つまりこうした仮想性は文学が発明されたのとほとんど同時に生まれたといえる。
26 同書、三七―三八頁。
27 同書、一三〇頁。
28 同書、一二―一三頁。
29 ルネ・デカルト『省察』山田弘明訳、ちくま学芸文庫、二〇〇六年、一一八頁。
30 リュック・ボルタンスキー『胎児の条件――生むことと中絶の社会学』小田切祐詞訳、法政大学出版局、二〇一八年、三三頁。
31 プラトン『国家（上）』藤沢令夫訳、岩波文庫、二〇〇八年、四〇九頁。
32 アリストテレス『政治学』、『アリストテレス全集17』神崎繁・相澤康隆・瀬口昌久訳、岩波書店、二〇一八年、四〇八頁。
33 ニック・ランド『絶滅への渇望――ジョルジュ・バタイユと伝染性ニヒリズム』五井健太郎訳、河出書房新社、二〇二二年、二六四頁。
34 同書、二六五頁。
35 リー・エーデルマン「未来は子ども騙し――クィア理論、非同一化、そして死の欲動」藤高和輝訳、『思想』二〇一九年第五号（第一一四一号）、岩波書店、一二五頁。原文は *Lee Edelman, NO FUTURE: Queer Theory and the Death Drive*, Duke University Press, 2004, p.31 を参照。
36 同書、一二三頁。

37　小泉義之『弔い・生殖・病いの哲学』、月曜社、二〇二三年、一七八頁。
38　利光、前掲書、二五六頁。
39　小泉「天気の大人――二一世紀初めにおける終末論的論調について」、『闘争と統治――小泉義之政治論集成Ⅱ』、月曜社、二〇二一年、一二八‐一三九頁。
40　小泉『ドゥルーズの哲学――生命・自然・未来のために』、講談社学術文庫、二〇一五年、一三〇頁。
41　アリストテレス『自然学』、『アリストテレス全集4』内山勝利訳、岩波書店、二〇一七年、七〇頁。
42　同書、七五頁。
43　同書、九四‐九五頁。
44　同書、九九頁。
45　同書、一〇八頁。
46　ジョルジュ・カンギレム『生命の認識』杉山吉弘訳、法政大学出版局、二〇〇二年、一二九頁。
47　ジャン＝ピエール・デュピュイ『カタストロフか生か――コロナ懐疑主義批判』渡名喜庸哲訳、明石書店、二〇二三年、一五五頁。
48　チャールズ・ダーウィン『人間の由来（上）』長谷川眞理子訳、講談社学術文庫、二〇一六年、三二二頁。
49　同書、三二九頁。
50　同書、三四五‐三四六頁。なお、本書では「性淘汰」「性的淘汰」等をすべて「性選択」と同義の訳語として扱う。
51　エミール・シオラン『シオラン対談集』金井裕訳、法政大学出版局、一九九八年、八八‐八九頁。
52　森下直貴・佐野誠（編著）『新版「生きるに値しない命」とは誰のことか――ナチス安楽死思想の原典からの考察』、中央公論新社、二〇二〇年、一四一頁。
53　ダーウィン、前掲書、三〇五‐三〇六頁。
54　リチャード・O・プラム『美の進化』黒沢令子訳、白揚社、二〇二〇年、三五頁。
55　アリストテレス、前掲書、一一八‐一一九頁。
56　同書、五〇〇頁。

57 高崎将平『そうしないことはありえたか？──自由論入門』、青土社、二〇二二年、二三－二四頁。
58 ロベルト・ムージル『ムージル著作集　第一巻（特性のない男　Ｉ）』加藤二郎訳、松籟社、一九九二年、一七頁。
59 ジル・ドゥルーズ『消尽したもの』宇野邦一訳、白水社、一九九四年、一一頁。
60 立木康介『ラカン──主体の精神分析的理論』、講談社、二〇二三年、一〇八頁を参照。
61 スピノザ『エチカ（上）』畠中尚志訳、岩波文庫、一九七五年、一七七頁。
62 佐藤直樹『エントロピーから読み解く生物学──めぐりめぐむ　わきあがる生命』（裳華房、二〇一二年、一七六頁）を参照。「ヒトを考えた場合、外部から摂取した食糧と酸素の反応における、大きな自由エネルギー減少に伴い、大量のエントロピーが生みだされ（つまり、均一化）、それは体外に排出される。その連続的なサイクルによって、結果的に体内でエントロピーの低い状態、つまり、体の形成という不均一性獲得が起こる」。
63 松野孝一郎『来たるべき内部観測──一人称の時間から生命の歴史へ』、講談社、二〇一六年、二二五頁。
64 同書、二二八頁。
65 同書、一一四頁。
66 同書、二二六－二二七頁。
67 同書、一八二頁。
68 檜垣立哉『子供の哲学──産まれるものとしての身体』、講談社、二〇一二年、一一〇－一一一頁。
69 同書、八四頁。
70 ドゥルーズ『意味の論理学　下』小泉義之訳、河出文庫、二〇〇七年、二六一頁。
71 ドゥルーズ『ニーチェと哲学』江川隆男訳、河出文庫、二〇〇八年、一〇五頁。
72 ドゥルーズ『意味の論理学　下』、前掲書、二六六頁。
73 同書、二六八頁。
74 同書、二六二頁。
75 石川求『カントと無限判断の世界』、法政大学出版局、二〇一八年、九五頁。
76 同書、一〇五頁。

77 ドゥルーズ『意味の論理学　下』、前掲書、二六九頁。
78 C・B・マクファーソン『所有的個人主義の政治理論』藤野渉・将積茂・瀬沼長一郎訳、合同出版、一九八〇年、二九七頁。
79 キャロル・ギリガン『もうひとつの声で――心理学の理論とケアの倫理』川本隆史・山辺恵理子・米典子訳、風行社、二〇二二年、三九三頁。
80 野崎亜紀子「子どもをもつ権利――生殖とリベラルな社会の接続を考えるために」、松元雅和・井上彰（編）『人口問題の正義論』、世界思想社、二〇一九年、一二五－一二六頁。
81 中真生『生殖する人間の哲学――「母性」と血縁を問いなおす』、勁草書房、二〇二一年、一一頁。
82 檜垣、前掲書、一三九頁。
83 中、前掲書、三七頁。
84 ジャック・デリダ「暴力と形而上学――エマニュエル・レヴィナスの思考に関する試論」川久保輝興訳、『エクリチュールと差異（上）』、法政大学出版局、一九七七年、三五六頁。なお、『生殖する人間の哲学』の本文と参考文献にデリダの名前は見当たらない。
85 シルヴィア・フェデリーチ『キャリバンと魔女――資本主義に抗する女性の身体』小田原琳・後藤あゆみ訳、以文社、二〇一七年、二九三－二九四頁。
86 エリック・ウィリアムズ『資本主義と奴隷制』中山毅訳、ちくま学芸文庫、二〇二〇年、三九頁。
87 同書、八一－八二頁。
88 カンギレム、前掲書、一〇〇頁。
89 ヘンリー・E・アリソン『カントの自由論』城戸淳訳、法政大学出版局、二〇一七年、四九－五〇頁。
90 ジャック・ラカン『アンコール』藤田博史・片山文保訳、講談社、二〇一九年、一九七頁。
91 サミュエル・ベケット『モロイ』宇野邦一訳、河出書房新社、二〇一九年、二四七－二四八頁
92 ドゥニ・オリエ『ジョルジュ・バタイユの反建築――コンコルド広場占拠』岩野卓司・神田浩一・福島勲・丸山真幸・長井文・石川学・大西雅一郎訳、水声社、二〇一五年、五四頁。

93 ベケット、前掲書、二九一－二九二頁。
94 同書、二七〇頁。
95 同書、二七六頁。
96 スピノザ『エチカ（下）』畠中尚志訳、岩波文庫、一九七五年、一三五頁。
97 スピノザの書き物机と寝台をめぐるエピソードは、マシュー・スチュアート『宮廷人と異端者――ライプニッツとスピノザ、そして近代における神』（桜井直文・朝倉友海訳、書肆心水、二〇一一年）、アントニオ・ダマシオ『感じる脳』（田中三彦訳、ダイヤモンド社、二〇〇五年）、スティーヴン・ナドラー『スピノザ――ある哲学者の人生』（有木宏二訳、人文書館、二〇一二年）、吉田量彦『スピノザ――人間の自由の哲学』（講談社、二〇二二年）を参照。なお、スピノザは家族と日常的にポルトガル語を使用しており、ベントーはポルトガル語である。バルーフはベントーをヘブライ語に、ベネディクトゥスはラテン語に翻訳したもの。
98 スーザン・バック＝モース『ヘーゲルとハイチ――普遍史の可能性にむけて』岩崎稔・高橋明史訳、法政大学出版局、二〇一七年、七九頁。イルミヤフ・ヨベルによれば、スピノザは若い頃、シナゴーグで「ブラジルの貧しき人々」への寄附を施したという記録が残されている（『スピノザ　異端の系譜』小岸昭・E・ヨリッセン・細見和之訳、人文書院、一九九八年、一一一－一一二頁）。スピノザはオランダがブラジルでなにを行っているかよく知っていたのではないだろうか。
99 同書、三八頁。
100 マラーノとは一四世紀以降、イベリア半島でキリスト教に改宗させられた旧ユダヤ教徒のこと。スピノザの父親も迫害からアムステルダムに逃れたマラーノのひとりだった。
101 バック＝モース、前掲書、一一五頁。
102 同書、一一九－一二〇頁。
103 石川、前掲書、一二一頁。
104 G・W・F・ヘーゲル『『論理学』客観的論理学：存在論（第一版一八一二）』飯泉佑介・岡崎秀二郎・三重野清顕訳、知泉書館、二〇二〇年、二五四頁。

105　石川、前掲書、一二二頁。
106　バック＝モース、前掲書、一二一－一二三頁。
107　スラヴォイ・ジジェク『性と頓挫する絶対――弁証法的唯物論のトポロジー』中山徹・鈴木英明訳、青土社、二〇二一年、二四七頁。
108　ジョルジョ・アガンベン『私たちはどこにいるのか？――政治としてのエピデミック』高桑正巳訳、青土社、二〇二一年、七九－八〇頁。
109　同書、九二頁。
110　ミシェル・フーコー『ミシェル・フーコー思考集成Ⅳ　コレージュ・ド・フランス講義一九七五－七六年度　社会は防衛しなければならない』石田英敬・小野正嗣訳、筑摩書房、二〇〇七年、二四六頁。
111　同書、二四二頁。
112　同書、二五八頁。
113　同書、二五九頁。
114　ニコラス・ローズ『生そのものの政治学――二十一世紀の生物医学、権力、主体性』檜垣立哉監訳、小倉拓也・佐古仁志・山崎吾郎訳、法政大学出版局、二〇一四年、二五三頁。
115　ピーター＝ポール・フェルベーク『技術の道徳化――事物の道徳性を理解し設計する』鈴木俊洋訳、法政大学出版局、二〇一五年、一五〇頁。
116　ジジェク、前掲書、二四九頁。
117　フェルベーク、前掲書、一四一頁。
118　同書、一五〇頁。
119　マウリツィオ・ラッツァラート『資本はすべての人間を嫌悪する――ファシズムか革命か』杉村昌昭訳、法政大学出版局、二〇二一年、五五－五七頁。
120　ミシェル・フーコー「かくも単純な悦び」増田一夫訳、小林康夫、石田英敬、松浦寿輝（編）『ミシェル・フーコー思考集成　Ⅷ政治／友愛』筑摩書房、二〇〇一年、七一頁。

121 ボリス・グロイス『ケアの哲学』河村彩訳、人文書院、二〇二三年、五八頁。
122 フーコー、前掲書、七二頁。
123 フーコー「狂気、作品の不在」石田英敬訳、小林康夫、石田英敬、松浦寿輝（編）『ミシェル・フーコー思考集成 II文学／言語／エピステモロジー』、筑摩書房、一九九九年、一九二頁。
124 アントナン・アルトー「ヴァン・ゴッホ　社会による自殺者」鈴木創士訳、『神の裁きと訣別するため』、河出文庫、二〇〇六年、一六九頁。
125 アルトー「自殺をめぐるアンケートへの回答」岡本健訳、鈴木創士（編）『アルトー横断　不可能な身体』、月曜社、二〇二三年、一三頁。
126 フーコー、前掲書、一九一頁。
127 ミシェル・ド・モンテーニュ『エセー　3』宮下志朗訳、白水社、二〇〇八年、六八－六九頁。
128 バック＝モース、前掲書、一三三－一三六頁。

第二章　ヴァイオリニストと猫　生命倫理学について

胎児をめぐるアポリア

人工妊娠中絶をめぐる生命倫理学の論文を読むと、そこで繰り広げられる突拍子もない寓話に面食らうことがある。この分野の古典と目されるジュディス・ジャーヴィス・トムソンの論文「妊娠中絶の擁護」では、「朝、あなたが目を覚ますと、意識不明のヴァイオリニストと背中あわせにつながれた状態で一緒にベッドの上にいた」[1]というカフカの『変身』もどきの文で始まる、二人称の犯罪小説といった趣きの寓話が語られている。その場にやって来た医者の説明によると、「音楽愛好家協会」なる団体の策略で「あなた」は眠っているあいだに誘拐され、重い腎臓病を患う有名なヴァイオリニストの血管にチューブでつながれてしまった。ヴァイオリニストの血液型が適合するのが「あなた」しかいないため、かれらは「あなた」を勝手に生きた血液透析機械として接続してしまったのだという。「あなた」の血管からヴァイオリニストを外せばその人は死んでしまう。しかしまた、九カ月後にはヴァイオリニストは回復して「あなた」から外すことができるとも医者は請け合う。さて――とこの寓話の作者は問いかける――「あなた」はヴァイオリニストにつながれた状態でいるべきなのか、それとも外すことが許されるのか。

この寓話を理解するにはまず、「あなた」が妊婦の寓意であり、ヴァイオリニストが胎児の寓意であることを確認する必要がある。さらに「誘拐」という状況は、「あなた」の妊娠が自分の意思によるのではなく、レイプによるものであることを暗示している。「あなた」は心身に加えられたショックでベッドから離れることができなくなってしまったのかもしれない。そうした――極端かもしれないがけっして例外的とはいえない――場合でも人工妊娠中絶は非難されるのか、許されるべきではないのか、という問題をトムソンは投げかけているのである。

トムソンは、この寓話に先立って「胎児は受胎の瞬間からひと《パーソン》である」という仮定を前提としていると述べている。胎児はどの時点でひと《パーソン》になるのかというテーマは、現在でも解決困難な論点のひとつである。わたしたちが人工妊娠中絶について言及する際には、妊娠の過程における発達段階にもとづくカテゴリー化が避けられない。胚は――流産や人工妊娠中絶、早産による中断がなければ――受精から平均して二六六日頃に分娩される。妊娠を定義する場合、現在の医学の標準的な見解では「受精卵の着床開始」によって始まり、「胎芽又は胎児および付属物の排出」をもって終了する」[2]とされている。それに対して今なお世界的に大きな影響力をもつローマ・カトリック教会では、着床ではなく受精を生命発生の起点（受胎《コンセプション》）とする立場をとっている。

通常、受精から着床までが胚とされ、着床プロセスが完了すると、胎嚢および胎芽と呼ばれる時期を経て、受精八週間後から胎児と呼ばれる。現在の日本では、人工妊娠中絶手術を受けられるのは妊娠二二週末満と「母体保護法」で定められているが、その法的な規定や方法は国や文化によってさまざまに異なる。とはいえ、いずれにしても人工妊娠中絶という行為はひととしての胎児という観念に深くかかわっている。その時点で胎児をひとと認識するか否かによって、出産するかあるいは人工妊娠中絶するかの判断が分かれる可能性があるはずだからである。リュック・ボルタンスキーは『胎児の条件』でこの問題を整理して、胎児（受精した存在）を「肉としての存在」と「ことばによる存在」に区分している。前者は性行為によってつくり出すことのできる存在であり、後者は言語という象徴的関係の世界に迎え入れられる存在である。わたしたちは言語——音声や文字だけでなく身振りや儀礼も含む——を通じて胎児を人間社会の一員として認証する。言語によって認証されたものが人間性を——現時点あるいは将来において——保有するひととして認知され、言語によって認証されなかったものはたんなるものやできものとして人工妊娠中絶や嬰児殺しの対象となりうる。この両者を分かつのが人工妊娠中絶の可能性である。「肉としての存在とことばによる存在との差異が確立されるためには、肉として存在するものの一部は殺害されうるということが前提となる」[3]。ただしこの両者の区分は胎児の発達段階に対応しているのではない。そのような法的あるいは医学的な見解とは、この両者はまったく位相の異なるカテゴリーである。

ボルタンスキーはこの著作を「胎児の条件とは、人間の条件だからである」[4]という文で締めくくっている。このことは著者の立場がプロ・ライフ（中絶反対派）にちかいことを暗示しているのかもしれない。にもかかわらず、これらの段階的な諸カテゴリーを「肉としての存在」と「ことばによる存在」に類別することは、人工妊娠中絶についてある種の価値判断を加えていることを意味する。類別それ自体が人工妊娠中絶の蓋然性を含意しているからである。だが、トムソンの論理は、ボルタンスキーが提起したこの二分法の判断をも揺るがす可能性をもっている。トムソンの結論は、たとえ胎児が受胎の瞬間からひと《パーソン》であるとしても「中絶は許容されないものではない」し、「場合によっては中絶は許容される」というものである。[5] これはとりたてて原理的な宗教を信仰しているわけではない読者には凡庸な見解に思えるかもしれないが、胎児は受胎（もしくは受精）の瞬間からひと《パーソン》であるという価値観を有する立場にとっては二重の意味で侵犯的である。

　しかしわたしが注目したいのは、むしろこの論文の末尾に記された次の言明である。「ごく早期の中絶は言うまでもなくひとを殺すことではないのであり、したがって私が本論で述べたいずれにも該当しないのである」[6]［傍点引用者］。つまりトムソンは、妊娠早期の胚もしくは胎児は――正確にどの時点までなのかは定かではない――「肉としての存在」であることに議論の余地はないと断言しているのだ。これはおそらく今日の読者を充分たじろがせるに足る言明である。じじつマイケル・トゥーリーは、トムソンに対する「保守主義者」からの反論として――ただしトゥーリー自身は人工妊娠中絶を擁護する立場をとる――「潜在性原則」を提起している。それは胎児が胚から成熟した人間に発達する連続的な存在であるがゆえに「生命に対する重大な権利」を備えている、つまり、すべての有機体はそれが「潜在的に」生命たりうる可能性を有しているかぎり、あらかじめ生命として扱われるべきである、というのである。

　あらゆる胚や胎児は潜在的にひと《パーソン》である、という主張は、一見すると強い説得力をもっているように思える。トゥーリーは「潜在性原則によって、保守主義者はあるものが生命に対する権利をもつために備えていなければならない特性が何であるかを決定しないままに自分の立場を擁護することができる」[7]と述べている。だが潜在性原則は、一方で保守主義者の想定する範囲を超えて、たんなる有機体を生命に等しいものとして同定してしまう、という矛盾を抱えている。つまり、受精以前の卵子や精子、さらに当人の意思にかかわらず「流産」が生じる場合などである。受精プロセスのごく初期に「流産」が生じた場合、月経の遅れもないので当人にさえ気づかれることはまずない。胚の四〇パーセント以上が赤ん坊として生まれずに終わる、と近年の研究では推定されている。塚原久美が率直な懸念を口にするように「もし受精の瞬間に「新しい人の命」が芽生えたというのなら、誰にも気付かれないうちに消える数多くの「人の命」を私たちはどう扱えばいいというのだろうか」[8]。保守主義者がこうした存在までもひと《パーソン》と判断するならば、人知れず起きている無数の「流産」を――さらに排卵や男性のマスターベーションにいたるまで――殺人または過失致死と捉えることにつながるだろう。わたしにはそれは「言うまでもなく」馬鹿げた見解に映る。

　胎児は性行為の結果として生成した有機体にすぎないのか、それともすでにひと《パーソン》としての社会の諸関係に組み入れられた主体なのか。ボルタンスキーによれば、このアポリアは判断を下す「視点」に由来している。つまり、胎児を「肉としての存在」とみなすのは「問題を外部から考察する観察者の視点」であり、「ことばによる存在」とみなすのは「創造主としての母親の視点」である。「肉としての胎児は、それが捨てられる場合は、他にもつくることができるがゆえに「取り替え可能」であると判断され、あるいは反対に、家族として迎え入れられた場合は、絶対的に個別的で、無限の価値を備えたものとして扱われることになるだろうが、このような判断や取り扱いは、〔胎児を〕生む人の視点、また、〔胎児を〕家族として迎え入れ、認証する人の視点から行われているのである」。[9]

だからトムソンが寓話で「あなた」という二人称をヴァイオリニスト（妊婦）に与えるのは、胎児を「ことばによる存在」とみなす母親の立場に読者を感情移入させるための小説的な技巧なのである。しかもトムソン自身がその立場を批判することによって、立論の挑発性はいっそう高まっている。ここまでは、たしかにボルタンスキーの解釈は一定の有効性をもっているといってよい。だが、その解釈は妊娠という事態のなかばしか視野に入れていないように思える。すなわち、誰でも容易に気づくことだが、この解釈には真に「主観的」であるはずの胎児としての「わたし」の視点――いまだ主体化されていない存在のまなざしをそのように表現することが可能ならば――が欠落しているのである。

内部観測としての生殖

わたしたちは胚や胎児を「観察者の視点」あるいは「創造主としての母親の視点」から判断することが可能だが、その判断はわたしたち自身がかつて胚であり胎児であったという事実を内蔵している。わたしたちは自由に判断しているつもりでいるが、しかし同時に妊娠という出来事にあらかじめ巻き込まれている。このように出来事と観測とが交差し、折り重なった事象のことを松野孝一郎は「内部観測」と呼んでいる。松野による内部観測の定義ではこうである。「経験は間断のない観測から成り立つ。その観測は経験世界の内部のみから生じて来る。経験世界内に現われる個物は何であれ、他の個物と関係を持つとき、相手から受ける影響を特定できる限りにおいて、その相手を同定する。しかも相手を同定する、とする観測はこの経験世界の内で絶えることがない。何が何を観測しようとも、その観測は後続する、果てしのない観測を内蔵する。これを内部観測と言う」[10]。

　生殖は、わたしたちの経験が「後続する、果てしのない観測を内蔵する」典型的な事象である。生物としてのわたしたちはすべて「内部観測者」、つまり「一人称単数形を基盤とする行為体」である。松野によれば、内部観測者の判断は三人称現在形の記述に立脚する理論科学のそれとはまったく異なる。理論科学の模範は三人称現在形の命題を用いる数学である。数学は自己参照にもとづく特殊な例外を除き一階述語論理で記述され、証明されるという決定性をともなう。ところが「量子論における確率は、理論そのものではなく、観測という経験事実に由来する。経験を確率と観測から立ち上げる、とするのが量子論の特徴でもあり、またその限界でもある。その確率の確定に量子状態が関与する。しかも、その関わり方があらかじめ確定していない、という内部由来の輻輳を避けがたくする」[11]。

　たとえば経験科学を先導した熱力学において「温度」という概念が定着したのは、実験科学者の「温かさを経験する」行為を理論がそれとして受け入れたからである。理論と観測はそこで分かち難く結びついている。この「内部由来の輻輳」が、量子論を含む経験科学における二階述語論理を要請する。量子論では命題の主語のみならず述語にも「すべての」「ある特定の」といった量化が及ぶ。したがって個体の性質を述語として扱う一階述語論理ではなく、可算無限の多様さをともなう主語に可算無限の多様さをともなう述語が結合する二階述語論理の導入が不可避である。こうした量子論の特性を示した寓話が「シュレディンガーの猫」であることは論を俟たない。

　周知のようにこの寓話は、放射性物質の充満した不透明な箱に閉じ込められた猫が主人公である。その箱には放射性原子が崩壊すると毒ガスが放出される装置が設置されており、ガスが放出されると猫は死ぬ運命にある。「箱に閉じ込められた猫の生死は同じ箱の中に置かれた放射性原子の崩壊の有無にある、とする思考実験において、猫の生死は箱のふたを開けるまで分からないものと想定される。このとき、箱のふたを開ける以前には、猫は生死の重畳状態にある、という戯画が描かれる」[12]。

ある発達段階における胎児が「肉としての存在」なのか、あるいは「ことばによる存在」なのかと問うことは、シュレディンガーの猫のように確率的であり、しかも主観的な確率である。シュレディンガーの猫を抽象化すれば観測者の視点を代行するガイガーカウンターのような観測装置ということになる。つまり観測の対象と主体とが対になっている、と解釈することもできる。猫は観測者自身である。

観測主体である「わたし」と胎児の関係も同じである。胎児が箱の中の猫であると仮定する。猫の生死は量子論の原則――確率の確定に量子状態が関与する――によって箱を開けるまで決定できない。ならば胎児もまた――箱の中で生き、かつ死んでいる猫と同じく――同時に「肉としての存在」であり「ことばによる存在」である。胎児は出産もしくは流産されることで、あるいは人工妊娠中絶が実行されることで――箱から猫を取り出すように――はじめてその類別が（主観的に）決定される。

だが、生命倫理学による人工妊娠中絶の寓話の多くは、生殖における事実と観測の輻輳をまったく捉えていないように思われる。もしそれが言語によって記述できるとすれば――ジャック・デリダがフランシス・ポンジュの詩「寓話」について指摘したように――「それが瞬時に遂行的価値を事実確認的価値の側へと（またその逆へと）移らせるかぎりにおいてである」はずなのだ。ここで「遂行的価値」といわれるものは、松野のいう二階述語論理、「事実確認的価値」は一階述語論理に相当する。

ポンジュの「寓話」は「したがって、よってという語によって、このテクストは始まる。」という一行によって始まる。デリダはこうしたテキストの翻訳、その引用、さらにその引用をめぐる記述が必然的に反復せざるをえないテキストの構造そのものを「生命」の増殖に類比している。[13]「寓話」の「事実確認的発話は、それに先立ったり異質だったりする何かを確認する作業ではない以上、遂行的発話そのものである。それは事実を確認しながら、すなわち確認事項を実現しながら（他の何かをではない）、遂行するのである。これはきわめて特異な自己への関係であり、出来事を物語る挙措そのものによって出来事を生産しつつ、自己‐反省の自己を生産する反省なのだ」[14]〔傍点引用者〕。

生殖をめぐる寓話は、それを書く／読むあらゆる存在にとって普遍的な経験を記述している。しかもその記述を書く／読むという営為は、それだけですでに生殖という事実と観測の輻輳を内包していることになる。だからもし生命倫理の寓話がありうるとするなら、それは「寓話」のように事実確認的で、かつ遂行的でもある二重の発話形式によってでしかないはずである。

トムソンは「すべてのケースの中絶を——母親の命が脅かされていないケースまで含めて——常に道徳的に等価なものとして扱う議論をしていること自体を、そもそも疑ってみるべきなのである」と述べているように、ここで人工妊娠中絶の量化を試みているといえる。しかし、結語となる「ごく早期の中絶は［……］ひとを殺すことではない」という命題は、一種の公理として呈示されている。トムソンの判断は、すべてこの公理を前提とした事実確認的な定立なのである。それに対してトゥーリーの「潜在性原則」は、トムソン的な一階述語論理に量子論的な不確定性を導入しようと試みているといえる。その前提となるのは、「肉としての存在」と「ことばによる存在」との中間的な段階として量子論的な潜在性の領域を認める、という判断である。ただしそのような潜在性を確保したうえで、胎児を「ことばによる存在」に準じたものとみなすには、べつの公理（ひと《パーソン》は自己意識を有する持続的な主体である）を導入する必要がある、というのがトゥーリーの主張なのである。

　R・M・ヘアは、潜在性の論理による判断を実体のみならず、関係性の概念にまで及ぼしうる可能性を指摘している。潜在性は「肉としての存在」と「ことばによる存在」をともに含み、類別そのものに先行する領域である。ヘアのいう「潜在的存在」とは、たとえば「今回の妊娠を継続した場合は生まれてこないが、いま中絶をした場合に母親が次に生むであろう子ども」といった仮想的な存在である。そうした存在すらしていない対象はもはや「肉としての存在」と呼ぶことさえできないが、にもかかわらず現実的な状況として想定しうる。それは未来の「生命」の可能性を奪うのである。ヘア自身はそうした仮想的な存在の利益が妊娠中の胎児の利益を上回る場合、功利主義の立場から人工妊娠中絶が肯定されることもあるとしている。しかし「中絶に反対するほとんどの人々は、妊娠中の子どもの出生を妨げることの不正さばかりをとりあげ、次の子どもの出生を妨げることの道徳性については何も言わない」[15]。

　ヘアが言及している可能性とは、人工妊娠中絶をめぐる選択そのものの前提となる可能的なものの領域のことである。それは仮想的事態ではまったくない。一九六六年にこの世界に出生したわたし自身を例にとる。わたしの母親はわたしを出産する以前に二度、人工妊娠中絶をしている。このことをわたしはわたしの叔母——姉が出産するまで一緒に暮らしていた——から聞かされた。ただしそれが事実であるのかどうか、母親に確認したことはない。のちにわたしの母親となるその女性は、妻子のある男――のちのわたしの父親――と不倫関係にあったが、三度目の妊娠の際に思い切って男の両親に妊娠を打ち明け、出産することを決意した。当時、彼女は三四歳であり、子どもをもつには最後の機会であると考えたのかもしれない。わたしが人工妊娠中絶されなかったことは偶然だが、もし母親がそれ以前に二度の中絶を行わなかったとしたら、おそらくわたしは誕生しなかった――中絶されるか、そもそも受精すらしなかった――可能性が高い。これはヘアがあげた事例と順序が逆になるが、しかし潜在性という意味では同じである。もしこの世界に誕生することが祝福されるべき事柄ならば、わたしの誕生は良きことであるといえる。ただしそれは、二度の人工妊娠中絶を経たかぎりで起こりえた出来事である。もし人工妊娠中絶が悪しき行為であるのなら、わたしの誕生そのものの善性とそれは矛盾するはずである。つまりわたしは――「シュレディンガーの猫」の生死を決定できないのと同じ原則によって――人工妊娠中絶の善悪を決定することができない。もしそうだとするならば、なぜわたしが己に対して要求しないことを他人に――とりわけ女性に対して――要求できるなどと思うだろうか、人工妊娠中絶は罪悪である、自己の生命よりも胎児の生命を重んじよ、などということを。わたしの生命は、存在しえたのかもしれないすべての胎児の犠牲のうえに成り立っているのに。もし人工妊娠中絶の罪を問うならば、それを問うもの自身が現に存在していることの罪を同時に問わなければ、少なくとも公正とはいえないはずである。

国民の創生あるいは中絶されなかった子どもたち

日本では堕胎罪が今もなお存在する一方で、「優生保護法」が成立した一九四八年以降、とりわけ一九五〇年代から六〇年代にかけて――もっぱら「経済的理由」によって――数多くの人工妊娠中絶が実施された。ティアナ・ノーグレンによると「公的数値では一九五五年から一九六〇年のあいだに行われた中絶は年間一〇〇万件を超えていた（出生一〇〇〇件につき中絶は六六二件から七一六件）が、津谷の推定では、その時期に実際に行われた中絶は年間二〇〇万件を超える（出生一〇〇〇件につき中絶は一三〇〇件から一五〇〇件）」[16]とされる。驚くべき数字である。だが、それはたんに出生数をはるかに超える膨大な数の胎児が人工妊娠中絶されていたというだけではない。その結果として起きた人口増加の抑制によって国富の限定的な再分配が可能になった、という意味である。これは典型的な新マルサス主義的な人口抑制策であると同時に、戦後日本の「国民の創生」を担った重要な施策のひとつだった。藤目ゆきはそれを「優生保護法体制」と名づけ、次のように批判している。

戦後の食糧難や失業による生活難のために堕胎を希望する人は多かった［……］が、その原因は人口過剰にあるのだと喧伝したのが、新マルサス主義者たちであった。戦争の責任は、子供を産みすぎた女たちにあるとすら主張され、世界平和のために余計な子供を産むな、と説教されさえしたのである。新マルサス主義者たちは、子供を産んでも育て難いような生活難を用意した戦争責任者とその協力者・GHQ・日本政府とその官僚を免責し、子供を産んだ大衆に責任を転嫁したのだった。［……］第一次世界大戦後の一時代、産児調節運動は人民の生殖の自由の要求をはらんで展開した。しかし新マルサス主義と優生思想に依拠する人々が運動のヘゲモニーを獲得したことで、戦後には大衆に根ざした反体制運動であることをやめ、天皇の「御言葉」を「賜る」にふさわしい、政府が後援し資本家の利益を表現する運動へと転換したのである。[17]

わたしたちはどのようにして優生保護法体制を内面化してきたのだろうか。松山巖は、その当時の夫婦を対象とした希望する子どもの数についての調査したアンケートの結果から「産みたくとも産むことのできない「一人の子供」という落差」に人工妊娠中絶が作用したことを指摘している。その背景にあるのは中産階級の住処として計画された2DKを主たる間取りとした公団住宅の普及である。「2DKは子どもを一人もしくは二人に限定している。[……]もし二人以上の子どもと同居人が生活する場合はより数字の大きな住戸、即ち3DKなり4DKなりに移る他はないと規定された住まいである」。[18]公団住宅の2DKは家族構成の変化にともなって転居することを前提としたプランだったが、戦後の経済状況と住宅事情がそれを許さなかったのである。わたし自身も大学を卒業して就職するまで、都内の安価な民間マンションの2Kで母親とふたりで暮らしていた。

戦後日本の経済成長は、新マルサス主義と優生思想にもとづく排除と否認を基盤として構築されてきた。この事実は、一九五二年に当時の朝鮮人・台湾人が日本国籍を喪失する措置をとられたことと軌を一にしている。この措置によってかれらは日本の社会保障体制から放逐され、基本的人権を喪失する状態に長らく置かれることになった。今もなお公然と行われている在日外国人への人種差別・民族差別は、戦後の日本社会を形成している基盤的な優生思想の延長上にある。これが一九六〇年代の高度経済成長期から九〇年代初頭のバブル経済の崩壊まで、繁栄と錯覚してきた生活の実態であり、国民全員がその受益者なのである。一九九〇年代以降に顕著になった急速な高齢化の進展——それに続く国内経済の失調――は、それまでの人口抑制策が招いた必然的な結果でしかない。わたしたちがすべての生きるものの平等を確認し、堕胎罪と優生保護法の組み合わせにもとづくこの体制を放棄しないかぎり――すでに遅すぎるかもしれないが――この社会の衰退を免れることは不可能である。日本では人工妊娠中絶を女性自身の意思と責任において――医師や男性配偶者の許可を得ずに――実行することができない。それを女性の権利とみなすという当然の社会的な合意すらとりつけるのが困難なのである。

人工妊娠中絶はつねにその社会や文化の歴史的な経緯とともになされてきたし、今後もそうだろう。だが、それは同時に――経験と理念の輻輳という論理的要請にしたがって――わたしたちの生の根源的な条件として思考されなくてはならない。わたしたちは自覚しているか否かにかかわらず、両親やその両親の行った人工妊娠中絶の結果、この世に生を受けたのである。しかもわたしは、たんにわたしたちのうちの多くがというばかりでなく、わたしたちすべてがそうである、と主張したいのだ。それが「ことばによる存在」であるならば人工妊娠中絶されるべきではない、とする生命倫理学の議論はあらかじめ転倒している。わたしたちにはすべて誕生する以前に――人工的か否かを問わず――中絶される蓋然性があった。この蓋然性を存在論的中絶と呼ぶとするならば、それはひとがひととして存在する本来的な条件であり、フロイトが「去勢」という概念に与えたはるか以前の段階における原・去勢とでも呼ぶべき事態に相当する。存在論的中絶を通過することで「肉としての存在」がはじめて「ことばによる存在」として認知されることになるからである。もし可能性が確率論的な領域であるなら、その胎児が「肉としての存在」なのか、あるいは「ことばによる存在」なのかを決定するのは中絶の結果でしかない。わたしたちは誰もが中絶されなかった子どもであるしかないのだ。

このことは生物の繁殖が「自然選択」の結果であることともほとんど同義である。ただし人工妊娠中絶は自然選択と異なる「性選択」の一種でもある。わたしたちが優生思想を拒絶する「生殖の自由」は後者において改めて思考できるはずである。

1　ジュディス・ジャーヴィス・トムソン「妊娠中絶の擁護」塚原久美訳、『妊娠中絶の生命倫理――哲学者たちは何を議論したか』江口聡編・監訳、勁草書房、二〇一一年、一三頁。

2　塚原久美『中絶技術とリプロダクティヴ・ライツ――フェミニスト倫理の視点から』、勁草書房、二〇一四年、一五頁。

3　リュック・ボルタンスキー『胎児の条件――生むことと中絶の社会学』小田切祐詞訳、法政大学出版局、二〇一八年、一〇一頁。

4　同書、四六一頁。

5　トムソン、前掲書、三四頁。

6　同書、三五頁。

7　マイケル・トゥーリー「妊娠中絶と新生児殺し」神崎宣次訳、同書、一〇三頁。トゥーリー自身は胎児の潜在性について論じるために、子猫にある特別な化学物質（それを投与すると人間と同様に思考し、言語を使用することができる存在へと成長する）を注射した場合、という――ダニエル・キイスの『アルジャーノンに花束を』に類似した――SF的な寓話を提起している。その化学物質を注射された子猫と注射されなかった子猫を殺すのはどちらが不正か、と問うのである。トゥーリーの見解では、投与された子猫を殺すことは、投与されなかった子猫を殺すこと以上に深刻な不正ではない。つまり道徳的な正不正は潜在性の有無とかかわりがない、というのだ。ここでトゥーリーは潜在性という概念を「将来的にひと《パーソン》になること」という意味にまで縮減して使用しているが、潜在性にはそもそも存在することとそれ自体の可能性が含まれているはずだ。この寓話がいいようもなく不愉快なのは、特に理由もなくこの子猫たちが殺害されることが著者によってあらかじめ決定されているからである。子猫たちは、カズオ・イシグロの『わたしを離さないで』の少年少女たちに似たディストピア宇宙の登場人物なのである。

8　塚原、前掲書、一三頁。

9　ボルタンスキー、前掲書、一〇四頁。

10　松野孝一郎『内部観測とは何か』、青土社、二〇〇〇年、八頁。

11　松野『来たるべき内部観測――一人称の時間から生命の歴史へ』、講談社選書メチエ、二〇一六年、四四頁。

12　同書、六一頁。

13　吉松覚『生の力を別の仕方で思考すること――ジャック・デリダにおける生死の問題』、法政大学出版局、二〇二一年、「第二章　開放系としての生命――デリダの『生命の論理』読解から」を参照。

14　ジャック・デリダ「プシュケー」、『プシュケー　他なるものの発明I』藤本一勇訳、岩波書店、二〇一四年、二一頁。

15　R・M・ヘア「妊娠中絶と黄金律」奥野満里子訳、『妊娠中絶の生命倫理』、前掲書、一七〇頁。なお、ドン・マーキスはトゥーリーらの「パーソン論」と異なる視点から人工妊娠中絶を批判している（「なぜ妊娠中絶は不道徳なのか」山本圭一郎訳、同書）。それは――受精卵や胎児が潜在的にひと《パーソン》であるか否かは問わず――ただたんに人工妊娠中絶がそれらから価値ある将来（未来の可能性）を奪うので不正である、という主張である。だが、生きとし生けるものの将来の生存可能性を擁護するドン・マーキスの博愛主義的な考察もまた、ある胎児の生存がべつの胎児の将来を剝奪する可能性を見落としている。

16　ティアナ・ノーグレン『中絶と避妊の政治学――戦後日本のリプロダクション政策』岩本美砂子監訳、塚本久美・日比野由利・猪瀬優理訳、青木書店、二〇〇八年、九頁。

17　藤目ゆき『性の歴史学――公娼制度・堕胎罪体制から売春防止法・優生保護法体制へ』、不二出版、一九九七年、三七一－三七二頁。

18　松山巖『まぼろしのインテリア』、作品社、一九八五年、一八五頁。

第三章「便所」をめぐる闘争　エントロピーについて

河馬の政治学

ジョルジュ・バタイユによれば河馬は「天然の怪物」である。[1] あるいは「醜悪で滑稽」であるとも「原始的形態をとどめている」ともいわれる。河馬と比較されるのは馬である。バタイユにとって馬は「プラトンの哲学やアクロポリスの建築と同じ資格で、理想の最も完成された表現の一つ」である。この対比には語源的な根拠がある――河馬はギリシア語でヒポポタマス（hippopotamos）、すなわち河（potamos）の馬（hippos）を意味する――ばかりでなく、バタイユの思考の核心に存する「二分割」（二元論）に由来する、とイヴ＝アラン・ボワは主張する。「この思考様態は、すべてを非対称な二つの部分に分かつ分割を作動させ、上方〔＝高級〕を下方〔＝低級〕から切り離し、その非対称性を通じて上方から下方への転落を含意する」。[2] ただしバタイユの二元論はブルジョワジーとプロレタリアートの階級闘争にみられる弁証法的な対立と異なり、むしろ弁証法そのものと対立する。バタイユの「低級唯物論」はマルクスが忌み嫌ったルンペンプロレタリアートの政治学、「代表にならない廃棄物」

であり「その解放が社会という大きな建造物の同質性を保障するあらゆる構造の崩壊へと導くような異質性」[3]の政治学なのである。

大江健三郎が連作短篇集『河馬に噛まれる』で引用する深瀬基寛訳のT・S・エリオットの初期詩篇「河馬」は一見すると——奇妙なことに、というべきだろうか——バタイユとよく似た「グノーシス派のマニ教的二元論」を共有しているように思える。エリオットはそこで「肉と血ばかりのかたまり」である河馬と「真の教会」とを対比させ、天使の合唱に囲まれ湿地源《サバナ》から昇天する河馬に対して「瘴気の霧に包まれ」た下界から動かぬペテロの教会の欺瞞を告発している。[4] ギリシアに対するユダヤ・キリスト教的伝統という相違はあるものの、上方と下方という空間的な二元論がそこに保持されている。詩篇の冒頭には新約聖書の擬似パウロ書簡のひとつとされる「コロサイ書」の一節が掲げられているが、なにより「コロサイ書」自体がグノーシス主義への反駁とみなされており、要するにエリオットの「河馬」は明示的にグノーシス主義反駁への反駁として構成されているのである。

むろん両者には決定的な差異も存在する。上方と下方の位階制《ヒエラルキー》そのものを破棄するバタイユに対して、上方と下方とを転倒させるエリオットの「唯物論」はバタイユが批判した「観念論」の典型である。「ほとんどの唯物論者は、あらゆる精神的実在を排除することを望んだにもかかわらず、事物について一つの秩序を提示するに至っているが、その秩序たるや、階級制度的《ヒエラルヒー》関連からして、まさに観念論に特有の性格を帯びているのである」。[5]

大江が連合赤軍事件を題材にとった『河馬に噛まれる』、そして——連合赤軍事件と題材の上で直接の関連はもたないものの——そこで呈示した図式を作家自身のテクスト連関において大きく展開したものとみなしうる『懐かしい年への手紙』について、ここではバタイユ的な唯物論とエリオット的な観念論の両極に引き裂かれた力学のもとで読解してみたい。それは大江自身の自覚的な「転向」の軌跡であると同時に、連合赤軍事件以降、もはや避けることのできなかった時代の変容にともなう思考の運動だったのである。

食物連鎖とエントロピー

この短篇集の表題にもなっている短篇小説「河馬に嚙まれる」は、連合赤軍をモデルとした「左派赤軍」にかつて高校生で参加していたひとりの青年につけられた「河馬の勇士」という渾名にもとづいている。ただしこの渾名は事件当時のものではなく、十数年後にウガンダの国立公園で働いていたこの青年が河馬に嚙まれて大怪我を負った、という事故によって地元の人びとがつけたのである。語り手である「僕」（作家の「O」）は偶然の経緯から左派赤軍の最年少メンバーだった青年と文通するようになり、青年が「山岳ベース」で大量の糞便を湧き水によって沢に流す巧みな下水処理を施し、さらに糞便を川の滋養とする将来の構想まで抱いていたことを知る。「僕」は「河馬の勇士」が「冬の山岳ベースで、「昔の仲間」の糞便を処理しようと努力をかさねた日々のことを、ある愉快さとともに思い出し、現実世界を穴ぼこではないものとして、再び受けとめる気力を恢復しうるのではないか？」という希望を込めて小原秀雄の『境界線の動物誌』を「河馬の生態における水中の有機物との関係、つまり水中の動植物のエネルギー源としての河馬の糞、それをふくむ生物の食物連鎖ということについて、アフリカ旅行の経験を踏まえながら説いてある章に、赤い紙をはさみ「河馬の勇士」へ送った」。[6]

河のなかに緑の植生のかたまりができると、河は氾濫する。水中で盛んに活動する河馬は、植生のかたまりに通路を開き、水の流れを回復させる働きをする。河馬にはまた、ラベオという魚がまつわりついており、河馬が陸上からおとしこむ植物や、河馬自体の糞を食べる。そのようにして河馬は、アフリカの自然の生物の、食物連鎖に機能をはたしている。小原氏の記述に僕は誘われる。ラベオと呼ぶ魚の群れをまつわりつかせつつ、水流をとざす緑の植生のかたまりに通路をあけるべく、猛然と泳ぐ河馬の暮らしぶりが、有用なものとして排泄されるそいつの糞便ともども、人を励ます眺めではないか？　おそらくは気の荒い牡の若い河馬に噛みつかれるほどまぢかから、活動を見まもっていた者にとって、河馬の働きはいかにも勇ましく奮いたたしめるていのものではなかっただろうか？[7]［傍点引用者］

食物連鎖の一部として機能をはたしている河馬は、修辞としては食物連鎖そのものの提喩である。食物連鎖（食物網）とは、生物学の教科書ふうに説明するなら「生産者」・「消費者」・「分解者」という三者によって成り立っている関係性である。生産者は光合成する植物、消費者は植物を食べる草食動物と草食動物を食べる肉食動物、分解者はそれらの動植物の死骸や排泄物を分解処理する微生物とされる。したがって河馬はひとまず食物連鎖における消費者に分類できるが、しかしこの単純な機能主義的な説明では河馬の生態はかならずしも十全に捉えきれていないようにも思える。大江の記述によると、河馬はたんに植物を食べるだけでなく、「水流をとざす緑の植生のかたまりに通路をあけるべく、猛然と泳ぐ」ことで水流を回復させ、植生の再生を促している。さらにラベオと呼ばれる魚が河馬にまとわりつき――『境界線の動物誌』に従うならば――河馬にへばりついた水生植物や河馬の排泄した糞を食べることで、植物を消費するだけでなく、河馬の健康をケアする役割も果たしているのである。

食物連鎖は――生産者や消費者という語彙から推測できるように――経済学をモデルにしている、と藤原辰史は興味深い指摘をしている。「経済学である以上、生物の世界は市場として比喩される。ジャングルであれ、サバンナであれ、この「市場」には、さまざまな植物や動物が同じ価値体系のもとで存在していることになる。ちょうど市場が貨幣を媒体とした価値体系に基づいているように。生態学の場合、貨幣に代わるものはエネルギーや物質であるが、生産者、消費者、分解者が行き交う場所、つまり食物連鎖のリングでは、自己保存の欲望を満たすか満たさないかという価値体系が渦巻く。自己保存、つまり、エネルギーを生み出し、それをもとに、細胞の物質の出し入れを管理して、組織や器官を動かすことが、このシステムの貨幣となっているのである」[8]。

食物連鎖は抽象化された一種の市場システムとして機能している。だが、「このシステムの貨幣となっている」のが「自己保存」である、というのはやや意味がとりにくい。保存されるべき自己とは厳密には交換不可能な唯一性のことだからだ。おそらく藤原はいのちという生気論的な観念を――あるいは「貨幣のフェティッシュの謎」(マルクス)を――ひとまず回避するために、あえてこのように回りくどい表現を用いているはずである。

河馬については、食物連鎖のような生物学の概念と異なる見方から分析することが可能である。それは河馬の排泄をエントロピーの増大とみなす物理学の立場である。物質やエネルギーの拡散する傾向がエントロピー（物理量の一種）の増大である。では、なぜエントロピーがいのちにかかわるのか。食物連鎖は生態系といわれる、より広範で錯綜したシステムに包含されている。生態系とは食物連鎖によってかたちづくられる生物群集と、それをとりまく大気・土壌・光・水などの無機的環境との相互関係をとらえたまとまりのことである。物理学者の勝木渥は生態系を「高エネルギー・低エントロピーの物質の利用の連鎖によって、時間的な同調をともなって、循環的に連なった、広汎な共生の体系」と定義している。「高エネルギー・低エントロピーの物質」とは炭水化物、たとえばデンプンである。コウジカビがデンプンを分解して糖に変え、さらに糖は酵母によってアルコールに変化し、さらに酢酸に変わる場合もある。「低エントロピーの高分子化合物は、何段階にもわたって微生物に利用されながら分解され、最後には高等植物が吸収できる（高エントロピーの）低分子化合物となり、高等植物によって吸収された後で、植物体内で、水と炭水化物の消費によって、その植物の特質を備えた高分子化合物に組み上げられる」[9]、これがエントロピーの観点から記述された分解者と生産者の連鎖である。さらにいのちは次のように記述される。「生命現象と組み合わさって生じているエントロピーの増大過程は、炭水化物の酸化にともなう発熱とその熱による水の加熱（生体の側からみれば、水による冷却）――窮極的には水の気化によるエントロピーの増大、および、生命現象の過程で生じた老廃物の水への溶解によるエントロピーの増大（水の汚れ）である」[10]。

生態系を維持するには、したがって太陽放射と水による地球の「水循環」が必須となる。低エントロピーの太陽光によって地表の水が高エントロピーの熱を吸収し、水蒸気として上空で放熱（赤外放射）することでエントロピーが地球外に排出され、水はふたたび雨や雪として地上に戻る。太陽を原資とするこのような地球全体の水のサイクルがあらゆる生物の低エントロピーへの移行（成長）、またその状態を一時的に維持する基盤となっている。地球の生命現象は、水循環によってたえず増大する汚れ（エントロピー）を宇宙空間に廃棄することを存立の基本条件にしているのだ。つまり地上で草を食み、水中で排便する河馬は水と太陽光（それによる植物の光合成）を基盤とする「高エネルギー・低エントロピーの物質の利用の連鎖」のメカニズムをもっとも端的に表現する生きものなのである。

河馬の糞便が「生命現象の過程で生じた老廃物の水への溶解によるエントロピーの増大」としての汚れを意味するとして、勝木は汚れには「汚物」と「汚染」の二種類があるという[11]。汚物とは生態系の物質循環における分解の途中段階であり、生態系の連鎖がさらに進めば資源として再生することも可能な物質である。最終的に二酸化炭素や熱として分解されてしまえば、それらは汚いと感じられない。それに対して汚染とは、物質循環に組み込まれていなかった物質が大気や水や土壌の中に拡散したものである。その代表が放射性廃棄物であり、たとえばプルトニウム２３９の物理学的半減期は二万四〇〇〇年を超える。つまりプルトニウム２３９が汚染として存在する期間は、人類が生物として存続できる時間のスケールをはるかに超過している。だとすれば『河馬に噛まれる』における糞便は汚物なのか、それとも汚染なのか？　少なくとも語り手はそれが前者であることを希求しているようにみえる。「河馬に噛まれる」という事態は生態系の物質循環の象徴としての河馬による青年への通過儀礼《イニシエーション》であり、青年自身が連合赤軍事件の加害者から「河馬の勇士」として再生する過程をあらわしていくからである。河馬の食物連鎖として表現される経済学的循環の、その科学的な見せかけの底流には自然から人間に対するいのちの根源的な贈与とも呼ぶべき神話的な思考が込められている。しかし一九世紀なかばに明らかになった熱力学第二法則によれば、いのちの循環のような永久機関は理論的に存在しない。いのちが存続するかたわらで、不可逆的に回収不可能なエントロピーがかならず何処かの外部に廃棄されているはずである。

イヴ＝アラン・ボワは、バタイユが『呪われた部分』などで展開した「蕩尽」のような概念は一見するとエントロピーと正反対の法則に依存しているように思えるが、にもかかわらず「エントロピー的な凍結〔＝熱死〕が〔……〕彼にとって本質的な操作の一つだった」[12]と述べている。バタイユは「過剰生産がもたらす不可避的で完璧にエントロピー的な帰結に思いを巡らせていた。つまり、同化不可能な廃物が圧縮不可能な形で蓄積するという帰結である」[13]。バタイユは「腐敗や廃物、あらゆるものの腐敗に」魅了されており、「正統的な馬」での河馬への言及ももちろんこのエントロピー的な操作としてあった。大江が『河馬に噛まれる』の二年後に刊行する長篇の結末に「すべては循環する時のなかの、穏やかで真面目なゲームのようで〔……〕」と記した際に「河馬」はどれほど作家の念頭にあったのか？　ボワはデュビュッフェがジャン・ポーランに贈った絵画が自然に溶けはじめた、というエピソードをめぐって次のように記している、「カバは肥っている。それは汗をかく。それは溶けてしまう危険を孕んでいる――場合によっては絵画がそうであるように」[14]。

永田洋子と田中美津

田中美津は連合赤軍事件、とりわけ永田洋子に対する過剰なまでの――肯定と否定とのあいだで揺れ動く相矛盾した評価を含む――思い入れを隠さなかった。田中は連合赤軍結成前にかれらを匿い、誘われて山岳ベースを訪問した体験があるだけでなく、「永田洋子はあたしだ」というエッセイを発表している。『いのちの女たちへ』では、一九六九年の新左翼の凋落の中で「赤軍とリブは、落ちゆく夕日を浴びつつ胎まれ、生みだされた赤子としてあった」[15]と述べており、田中にとってリブと連合赤軍事件はこの時代を並走した、その核心にあるなにかを確実に共有していた出来事だったのである。事件発覚後に発表されたエッセイ「永田洋子はあたしだ」には次のような箇所がある。

権力との期日迫った対決に備えて、〈どこにもいない女〉として、すなわち完全に政治的で革命的であろうとはやまったが故に彼女はいまだ己れ以上に〈ここにいる女〉の影を色濃く宿す女たちを粛清せねばならなかったのだ。八ヵ月の身重を、アクセサリーに執着する女を殺ろさねばならなかったのだ。[16]

田中のテキストに一貫してみられるコンセプトが、このごく短い一節にもはっきり露呈している。つまり〈どこにもいない女〉である永田と対立する〈ここにいる女〉として「総括」された女性たちの中から「八ヵ月の身重」と「アクセサリーに執着する女」を取り上げるその手さばきに、である。

前者は妊娠したまま「総括」された金子みちよ、後者は「女性」的な外見を批判され殺害された遠山美枝子をさすと思われるが、これは田中がつねに強調する主婦と娼婦、「母（子産み機械）と便所（性欲処理機）」[17]という家父長制のもとで女性に強いられてきた役割分担に対応している。永田自身は遠山について『十六の墓標』で次のように記している。「遠山さんは、その女性の自立において、まず人間らしさを求めて女性らしさを否定していく傾向に反対であった。遠山さんは、女性らしさを捨てて人間らしく活動しようとすることは、「中性の怪物」となって「人間味のない政治」を推し進めることにしかならないと理解していた」。[18]

永田の回顧は明らかに「第二波フェミニズム」を通過して以降に獲得された認識であり――『十六の墓標』が刊行されたのは一九八三年である――事件当時はそのことを認識していなかった、という悔悟が述べられている。逆にいえば遠山自身は赤軍の――女性差別を体質化していた[19]――極左路線を支持しながら、同時にリブに近い思想的位置に立っていた、ということでもある。しかし田中は「アクセサリーに執着する女」という表現によって遠山に典型的なブルジョワ女性という性格を付与し、さらに「母」としての金子と併置することでその娼婦性を抽出する（実際には遠山が嵌めていた指輪は母親からのプレゼントだった）。にもかかわらずリブは彼女たちを〈ここにいる女〉として肯定する、という鮮やかな弁証法的な戦略で――死者のイメージを都合よく捻じ曲げた印象操作ともいえる――田中はみずからの文体を見事にコントロールしている。

このエッセイ全体のテーマである〈どこにもいない女〉と〈ここにいる女〉の対比は、エリオットの「真の教会」と「河馬」の対比とまったく同一である。大江の短篇「河馬の昇天」にあるように

「岩を礎に立って、いつかな動ぜぬ教会は、山岳ベースで建設された「左派赤軍」指導部のほかにはない」[20]のだとしたら、「河馬の勇士」もまた田中の構図の中では〈ここにいる女〉の側に立っているのは明瞭だろう。そう考えるならば「八ヵ月の身重」と「アクセサリーに執着する女」、そして「河馬の勇士」に共通する人間本性がいのちなのだ。「女の総体性が、拡散に、つまり己れの中の自然に固執し続ける、そのような自己凝固を伴ってあるというあたしの「直感」は、もの想う子宮の復権とは、自然の生命力と己れをひとつにしていくこと、という「直感」と結びついてある。〈繰り返し〉、つまり人間との、自然との出会いの中で女は常に、新鮮であり、常に甦る可能性をもって存在しているのだ。その源泉は、女の子宮の自然、その恐怖、その生命力にある」[21]［傍点引用者］。

田中が寿いでいるのは、母性ではなく再生、エントロピーの増大に逆らって物質の循環の中で繰り返し誕生する生命《いのち》である。「真の教会」の支配下にあった母性からいのちそのものへの価値転換――リブが達成した「革命」の意義をこのように田中は捉えていたはずである。だからこそ「真の教会」と「河馬」のあいだで生きている「あたし」は絶えず「とり乱す」のだと。だが、田中が「真の教会」と共有していたものこそいのちという価値への信仰だったはずだ。その意味では田中はいささかも「とり乱し」てなどいなかったし、一九七〇年代なかばに田中がリブの運動から実質的に離脱したのもこの無差異にかかわる。大塚英志が「早すぎたフェミニストとしての永田」[22]と述べているのも――リブとの同時代性という視点がいっさい欠落しているとはいえ――この無差異性をめぐってだといってよい。大塚がそこで主題化したのは森恒夫や永田洋子が先取りしていた一九八〇年代の「おたく」的感性という問題系だが、田中におけるいのちのホーリズムも当時のニューエイジ思想に近接している。だが、もう一度繰り返すが、真に「とり乱す」べきだった差異はそこにはなく、エリオットの「河馬」とバタイユの「河馬」のあいだに存在するのだ。

連合赤軍の「子供」

妊娠中の金子みちよを「総括」し、殺害する過程で指導部が胎児を取り出そうと試みたのは――実際には帝王切開に及ぶ前に金子は死亡していた――一連の連合赤軍事件においてもっとも凄惨な出来事のひとつとして記憶されている。とりわけかれらの手記に残されている永田洋子――かつて薬剤師として勤務した経験があった――の「湯たんぽを一〇個でも二〇個でも使って育てていこう」という異様なほど非科学的かつ能天気な発言は強烈な印象を与えるが、大江も「生の連鎖に働く河馬」で登場人物のひとり――のちに「河馬の勇士」の妻となる「ほそみ」――の手紙の記述としてその場面を引用している。そこには森恒夫が事件直後に獄中で記した「自己批判書」にもとづく「組織全体のものである子供を自己の所有物にしている事と我々はあく迄闘う」[23]という発言も含まれているのだが、森の「組織全体のものである子供」という表現は、永田の『十六の墓標』では「組織の子」、さらに一九九五年に刊行された坂口弘の『続　あさま山荘1972』では「人民の子供」となっている。[24]妊婦による胎児の「私的な所有」を批判していただけの表現が次第にある普遍的な概念に拡大していくのは、かれらの中で時間の経過とともに胎児の存在がある種の抽象化を施されているからだろう。森の手記では胎児が連合赤軍の共同所有に属するという意味だったのが、坂口の手記では「人民」の末来をも含意する象徴性を帯びている。坂口自身、検事の取調べで金子と胎児の遺体の写真を見せられたことが黙秘から一転して「自供」するきっかけとなったと記しているが、おそらく坂口にとって胎児の殺害は「革命」がすでに「人民」から離反していたことを証し立てていたのである。

　大塚は連合赤軍に「「母性」をめぐる複雑な「路線」の対立」があったとして、「金子にみちよによって代表される「母性的身体」を肯定していく立場」に対して「坂口弘や多くの男性兵士たちの、「家父長的ふるまい」によって女性を性的な側面を含め抑圧してしまう［……］凡庸な男たちの立場」があり、永田は後者に加担したと述べている。[25] 連合赤軍事件を題材にした桐野夏生の長篇小説『夜の谷を行く』には「本来は、女たちが子供を産んで、未来に繋げるための闘い、という崇高な理論だってあったのです。でもすべて、森が男の暴力革命に巻き込んでしまったんだと思っています」[26] という一節がみられるように、連合赤軍事件にフェミニズムの萌芽を読みこむ観点は、今日では一定の説得力をもっているように思える。しかし大塚のように事態を江藤淳の「〝母〟の崩壊」という図式に当てはめて分析するのではなく、連合赤軍の総意として「共産主義化」という理念があり、胎児の私的所有の否定はその一環としてあったこと、そして母性なるものは「湯たんぽ」で物質的に代替可能である、とかれらがみなしていた点を考慮する必要がある。そしてそのことは共産主義が胎児のいのちを擁護することと理念的にまったく矛盾していない。いのちは物質循環《メタボリズム》において「再生産」されるべき価値そのものである。

　連合赤軍が「ブルジョア的結婚」形態を容認しているのも——森は自分と既婚者である永田との結婚を「共に闘う者同士が結婚するのが正しい」[27] という理由で永田に提案した——再生産という観点を

踏まえる必要がある。結婚は子どもの再生産に必要な制度としてむしろ肯定されているのだ。逆にいえば異性愛以外のクィアな関係の可能性は、連合赤軍には存在しなかった。また、リブの一部ではすでに同性愛者であるメンバーによる活動が始まっていたとはいえ、田中個人のテキストにおいても異性愛を称揚する気配が濃厚である。大江の『河馬に嚙まれる』にも――収録された短篇のタイトルのひとつが「「河馬の勇士」と愛らしいラベオ」であることからも明らかなように――クィアな可能性は認めらない。

　この時点でのかれらが一様にいのちの再生産（繁殖）を目的とした生殖《セックス》を無自覚に肯定しているのに対して、現在では「統制的理想＝理念」としての「セックス」というジュディス・バトラーの批判的概念を適用することができるだろう。「「セックス」というカテゴリーは、そもそも最初から規範的なものだ。［……］「セックス」は、規範として機能するだけでなく、それが統御する身体を生産するような統制的実践の一部をなしている。つまり、その統制的力は、一種の生産的権力、それが管理する身体を生産するような――すなわち境界画定し、流通させ、差異化するような――権力であることが明らかになるのだ」[28]。

　つまり胎児＝子どもを再生産する異性愛カップルの「身体」を形成するのが生殖《セックス》なのである。バトラーによれば、セックスを「統制的理想＝理念」とする観念はアリストテレスにおける形相《フォーム》／質料《マター》の対立にまで遡ることができる。「母基《マトリックス》とは、ある有機体や物体の発達を創始し特徴付ける創出的で形成的な原理である。それゆえ、アリストテレスにとって、「質料《マター》とは可能態［dyameos］であり、形相《フォーム》とは現実態である」。生殖＝再生産において、女性は質料を与え、男性は形相を与えると言われている」。[29] 形相／質料あるいは「男性的なもの／女性的なもの」の二項対立に対して、バトラーはこの二項対立自体を可能とする複数の「外部」を強調した。「セクシュアリティの統制が〈形相〉の分節化において作動している、ということが示唆するのは、性的差異が物質の定式化そのものの中で機能している、ということだ。しかしこの物質は、理性に対抗するものとしてのみ定義されているのではない物質である。［……］唯一の外部は存在しない。というのも、〈形相〉は数々の排除を要求するからだ。〈形相〉は、それが排除するものを通じて——すなわち動物でないこと、女性でないこと、奴隷でないこと——を通じて存在し、自己複製するのであり、その適切性は、所有権、国や人種の境界、男性主義、強制的異性愛を通じて獲得されるのである」。[30]

複数の「排除」を通じて形相／質料という二項対立そのものを支える「外部」——物質とエネルギーに共通する抽象的な物質量としてのエントロピー概念はバトラーの「外部」に正確に対応している。わたしたちの不死ならざるいのち（種《エイドス》）の自己保存は再生産（繁殖）によって維持されている。生殖《セックス》がその手段である。この「統制的理想＝理念」を連合赤軍も田中美津もなんの疑念もなく受け入れてしまっている。かれらに対して大江の小説が特異なのは、異性愛主義的な二項対立自体がエントロピーの増大によってつねに「溶けてしまう危険を孕んでいる」ことを示唆しているからである。それは「河馬の勇士」とほそみの子どもが「ダウン症候群」と診断されたことにも関係するが、より確かな意図をもって展開されているのが『懐かしい年への手紙』で「僕」の人生の——『神曲』における詩人ウェルギリウスのような——導き手となる「ギー兄さん」の人物形象においてである。

『懐かしい年への手紙』と『河馬に嚙まれる』の構想において共有されている理念は明確である。一九六〇年の安保闘争で頭蓋に大怪我を負ったギー兄さんが「僕」の故郷でもある四国の山村を「根拠地」として、その地の農林・畜産事業の再興を進展させる。その成り行きが、連合赤軍事件で精神的な傷を負った青年がアフリカに渡り「河馬の勇士」として再生する過程を思い起こさせる、というだけではない。『河馬に嚙まれる』の河馬が食物連鎖の比喩だったのに対して、『懐かしい年への手紙』では物質循環がアリストテレスの『気象学』の四大要素や、それに大きな影響を受けたダンテ『神曲』の、より人文主義的な意匠をまとって登場する。ギー兄さんが「僕」に送った手紙の一節ではこのように記される。

きみは書いていた。いったんシアトルに着陸するとほとんどガラ空きになるメキシコへの機上で、僕は輝やく雲と、はるか下方の、やはり雲のように輝やく凪いだ海とを眺め、この空中から海上、地上のありとあらゆる場所に、原子となったW先生の肉体が遍在すると考え、大きい解放感を味わったのです。／Kちゃんの科学的な用語の使い方にはね、自分として引っかかるところもあるけれど、この一節からは感銘を受けとめたよ。それはもう幾年前になるか、自分が森の鞘でオユーサンに講義に及んだことできみにからかわれた、アリストテレスの気象学《ミーテイアロラジー》と結ぶんだが、きみは原子──正しくは分子というべきか──に還元されたきみの生涯の先生の肉体の遍在を意識したというのだが、もっと根底のところで、それはこういうことだっただろう。輝やく雲（それは水蒸気としてのAIRだね）、凪いだ海（つまりWATER）、地上（EARTH）、それに先生の肉体の火葬（FIREによる）への思い、その四大要素の循環が、つまり気象学《ミーティアロラジー》的な大きい循環が、きみの精神を源へみちびくようにして、昂揚をあたえたのじゃなかっただろうか？[31]

アリストテレスを典拠とするギー兄さんの思弁は、もちろん物質循環によって宇宙に放出されるエントロピーには及んでいない。背景にあるのは「存在の大いなる連鎖」という古典的な宇宙観である。アーサー・O・ラヴジョイによればプラトンとアリストテレスに由来し、ネオプラトニズムの「流出理論」を枠組みとして組織化された「存在の連鎖」という観念は「中世を通じ十八世紀後半に至るまで多くの哲学者、殆どの科学者そして実に殆どの教育のある人々が疑わずに受け入れることになった」[32]。ダンテもまたそれに依拠しており、『神曲』において「神の善の中に在る産出のこの必然性は無限の天使の創造に限られているのではない。それは不死のもののみならず死すべきものにも及ぶのであり、その源泉よりの存在の流出は、段階的に下降し可能性のすべての段階に及ぶ」[33]。

ギー兄さんはダンテにおける「ユリシーズの旅」の意義を説いたフレッチェーロの研究論文――「僕」が獄中にあるギー兄さんに送ったもの――を参照し、それが「古代において、循環する人間の時間の、空間的なアレゴリー」であり、ユリシーズの故郷への帰還が「魂が往古の精神性にかえる段階的な純化についての、プラトン主義的な・またグノーシス主義的なアレゴリーのために、すばらしい媒体の役割をはたした」[34]という箇所に傍線を引いている。それはギー兄さん自身が「存在の大いなる連鎖」の一部となることへの希求でもある。しかしかれは、そうした思考と現実とのギャップを——通過儀礼《イニシエーション》としてではなく——恢復不可能な疵として受肉することになる。「獄中」というのは、ギー兄さんが「根拠地」での事業の協力者であり、かれにとってベアトリーチェにも比すべき女性を強姦し、殺害した——事件の当事者としてそう自白している——ために服役したからである。この時点で『河馬に噛まれる』で見出された希望は、すでに暗転している。服役後、ギー兄さんは地元の「テン窪」を堰き止めて人造湖にし、「根拠地」を湖底に沈めようと画策するが、地元の反対派に妨害され、激しい風雨が襲った翌朝、遺体となって人造湖の「黒い水」に浮かんでいるのが発見される。

オセッチャンと妹が堰堤に上って行くと、小型バスの労務者たちに加え、早くも「在」と谷間からの弥次馬がそこにたたずんでいた。しかし黒い水に浮んでいるギー兄さんの遺体を、堰堤の根方のわずかな地面まで引揚げてくれる者は誰ひとりなかった。警察の到着を待つ、という口実をつけて。ギー兄さんは頭と両腕と下肢を黒い水のなかに突っこんで水底のものを探っている具合にうつ向けに浮かんでいた。直腸と大腸の一部および生殖器官と周りの淋巴腺まで取り去っているから、腰のあたりが軽くなって、そこを頂点に水に浮かぶようだったのね、とのちにオセッチャンはその場の情景を話した。[35]

「テン窪」から湧き出す「臭いの悪い水」は『同時代ゲーム』でも言及されている土地の創生にかかわる神話的なモチーフだが、ここではギー兄さんが出獄後に患った悪性腫瘍の手術で取りつけた「人工肛門」――イエス・キリストがロンギヌスの槍で受けた脇腹の疵を想起すべきだろう――と直接結ばれている。ギー兄さんの屋敷に話し合いにきた若者らが「黒い水の臭いは、屋敷の座敷にもこもって息をするがくるしいくらいだ」と騒ぎ立てたのは「ギー兄さんは人工肛門で躰の脇に排泄物をおさめる袋をとりつけた状態であったから、その臭いが座敷にたちこめて」[36]いたのである。ギー兄さんの排泄物《エントロピー》は、ここでは物質循環で分解される「汚物」ではなく、もはや分解不可能な「汚染」として周囲に触知されている。ギー兄さん自身が「根拠地」の排泄物《エントロピー》なのである。「頭と両腕と下肢を黒い水のなかに突っこんで水底のものを探っている具合にうつ向けに浮かんでいた」というギー兄さんの遺体は、それ自体がもはや形態《フォルム》を維持できずに溶けてしまった「河馬」を模倣している。

この世界の「漏洩しやすさ」について

田中美津はリブ草創期の画期となったマニュフェスト「便所からの解放」(一九七〇年、「ぐるーぷ・闘うおんな」名義)で「女の性が生理欲求を処理する〈便所〉ならば男の性は〈ウンコ〉だ」[37]と喝破している。〈便所〉とは、一夫一婦制のもとで「子産み機械」である母と並んで、男性の性欲処理を果たす女性の役割分担をさす。もともと「公衆便所」という隠語が戦時下に慰安婦をさす蔑称として用いられ、新左翼の学生活動家の中でも「男とすぐ寝る女」をさす隠語として流通していた。「バリケードのなかで女は「かわいこちゃん」と「ゲバルト・ローザ」「救対の天使」と「公衆便所」に引き裂かれたが、これは戦前の日本共産党の「ハウスキーパー」問題以来、おなじみの構図である。さらにそれは、社会のなかの家婦と娼婦、主婦とホステスの対立を反映していた」(上野千鶴子[38])。つまり

〈便所〉として女性の性を卑しめることは男性自身の性を〈ウンコ〉として卑しめることにほかならない、というのがここでの田中の文意なのだが、新左翼への批判をも含意する〈ウンコ〉／〈便所〉という二項対立それ自体は形相／質料というアリストテレス的な構図に由来する。大江が『河馬に噛まれる』で試みたのは、男性と女性、聖と穢をめぐるこうした二項対立の転倒であったといってよい。その際に依拠したのはエリオットのグノーシス的な古典主義だったが、大江のすぐれて反・古典主義的でバロック的な小説家としての資質は、やがてそれをバタイユ的な解体へと導いていった。連合赤軍事件以降、大江の作品において――方法論としての文化人類学や記号論を採用することで――反転されながらも維持されてきた形相／質料の二元論的な価値判断は、『懐かしい年への手紙』に至って全面的な解体の契機を示すことになったのだ。

エントロピー＝汚れは崩壊の徴候として、つねにいたるところに出現する。エントロピーの増大は脱形象化《アンフォルム》の原理的な図式である。可能態が現実態へと実現し、ふたたび解体されていくいのちの循環――シュレディンガーが「負のエントロピー」と呼んだもの――に対して、エントロピーはいのちの循環そのものの陰画《ネガ》として、その円環の「外部」に排除され続け、必然的に増大していく。ティモシー・モートンはそれをこの世界の「漏洩しやすさ」と表現している。

人間の存在そのものにおける問題は、自分のぬめり（自分の糞便）をどうするかという問題であると、サルトルとラカンは宣言した。「ぬめぬめしたものは私自身である」。つまるところ、ぬめりとは聖なるもので、生そのものにある禁忌の実体ではないのか。これにふさわしい言葉がクリステヴァのいうおぞましいもの（abject）だが、それは私たちが主体と客体を維持するために捨てていく、世界の性質である。エコロジカルな政治は、汚染、瘴気、ねばねばしたものをどうするかと関連している。キラキラ輝いていてだらしなくて朽ちていくものである。ロッキーフラッツにある核爆弾製造工場からの核廃棄物は、ネヴァダ州の客体化された世界の被覆層の下部で掃き捨てられるべきなのか。そこは一九五〇年代には安全であると宣言されたが一九九〇年代には漏洩していることが発見された岩塩鉱床（地下核物質分離実験施設）である。原子炉から出る使用済核燃料棒の移送先であるニューメキシコ州のユッカマウンテン放射性廃棄物処分場はどうなのか。世界にある、漏洩しやすさをどうするのか。[39]

この世界において「漏洩しやす」いもの——それはいうまでもなく「汚染」であり、むしろ定義からしてかならず漏洩する蓋然性をもつものである。『懐かしい年への手紙』の続篇ともみなすべき『燃えあがる緑の木』と『宙返り』が原子力発電所のテロを扱っているのは——一九八六年に起きたチェルノブイリ原子力発電所の事故の大きな影響とともに——「汚染」物質としての放射性廃棄物を主題化する内的な必然をもっている。連合赤軍事件は、大江の作品歴がそこに至る決定的な端緒のひとつだったのである。

今となれば「湯たんぽを一〇個でも二〇個でも使って育てていこう」と言った永田洋子の愚劣さをわたしたちは嘲笑するだろうが、しかしその言葉がＳＤＧｓで地球環境の悪化を阻止しようという掛け声よりも愚劣である、と判断する権利が果たしてあるのか？　湯たんぽもＳＤＧｓも、人類の存続のためには同じように無力なことに変わりはない。エントロピーの増大による破局は――それが一〇年後なのか数世紀先になるのはともかく――地球の文明化作用によって避けることのできない原理的な帰結である。

この当時、世界が破局にいたるこうした理路を正しく認識していたのは、脳性マヒ者として「青い芝の会」で障害者運動を牽引した横田弘だけだったかもしれない。横田によれば、人類以外の生きものに「成長した脳性マヒの存在を見ることはまず考えられない」以上、「脳性マヒ者の存在こそ人類文明の生み出した矛盾、そして人類文明が存在する限り永続する矛盾[40]」である。それは脳性マヒ者が食事から排泄まで生活の一切を「健全者」に委ねなければ生きていけないからだが、そのことは同時に健全者中心の世界から障害者をいつでも排除できることを意味している。健全者の善意はかれらの都合にあわせた障害者のイメージにもとづく気まぐれとエゴイズムにすぎない。ゆえに「われらは愛と正義を否定する」と横田は断言するのである。

横田は『古事記』巻頭にある「水蛭子《ひるこ》」抹殺の神話を脳性マヒ者の排除に引きつけて、「この「不条理」なものを水に流してしまうという発想は日本人独特の見方であるらしく、そこからでたものが「厠」という考えであり、今でもよくつかわれる「水に流す」という言葉に通じるらしい[41]」と記している。つまり田中美津が「非抑圧者（便所）から抑圧者（汚物）へ迫っていかないかぎり問題は鮮明にならない[42]」というのなら、横田はここで非抑圧者としての「汚物」そのものの眼差しでかれら健全者の「文明」を見返しているのだ。「「革命」の中で確立した「障害者」の位置付けがなされない限り、はっきり言うならば、寝たきりで食事から排泄まで人手を煩わさなければならない人たちを人類の中にどう位置づけるか、という作業がなされない限り、その「革命」はすでに堕落への道を歩み始めたと言っても過言ではないだろう」[43]。

いのちは構成的である。それは選択されるべきもの、あることにもないことにもできるなにものかであるにすぎない。そのことを横田が認識しえたのは、かれが脳性マヒ者として「人類文明」から否応なく排除されるエントロピーの側に立たされていたからである。脳性マヒ者は地球の文明化の進展において避けることのできないひとつの帰結である。しかし連合赤軍の「総括」が、横田の思考の水準でいのちの不可侵に抵触したことはけっしてなかった。

生は無底である。横田が起草した青い芝の会の「行動綱領」には、脳性マヒ者は「現代社会にあって「本来あってはならない存在」とされつつある」と規定されている。だからこそ横田たちはあえて「われらは強烈な自己主張を行なう」と宣言しなくてはならなかったのだが、しかしそのような「強烈な自己主張」ですら健全者たちはいのちの不可侵としてしか理解しないだろう。もちろん健全者であるわたしもまた、本来あってもなくてもかまわない存在であることになんの変わりもないはずである。

1 ジョルジュ・バタイユ「正統的な馬」、『ジョルジュ・バタイユ著作集 ドキュマン』片山正樹訳、二見書房、一九七四年、一一一一八頁。
2 イヴ＝アラン・ボワ、ロザリンド・E・クラウス『アンフォルム――無形なものの事典』加治屋健司・近藤學・高桑和巳訳、月曜社、二〇一一年、七八頁。
3 ドゥニ・オリエ『ジョルジュ・バタイユの反建築――コンコルド広場占拠』岩野卓司・神田浩一・福島勲・丸山真幸・長井文・石川学・大西雅一郎訳、水声社、二〇一五年、二二六－二二七頁。
4 大江健三郎「河馬の昇天」（『河馬に噛まれる』）、『大江健三郎全小説11』、講談社、二〇一九年、六六頁。
5 バタイユ「唯物論」、前掲書、四七頁。
6 大江「河馬に噛まれる」、前掲書、一九頁。
7 同書、二〇－二一頁。
8 藤原辰史『分解の哲学――腐敗と発酵をめぐる思考』、青土社、二〇一九年、二三六頁。
9 勝木渥『物理学に基づく環境の基礎理論――冷却・循環・エントロピー』、海鳴社、二〇〇六年、一二二－一二三頁。
10 同書、七六－七七頁。
11 同書、一二五頁。
12 イヴ＝アラン・ボワ、前掲書、三六頁。
13 同書、二五五頁。
14 同書、二〇五頁。
15 田中美津『いのちの女たちへ――とり乱しウーマン・リブ論』、河出文庫、一九九二年、二三〇頁。
16 『日本読書新聞』一九七二年六月一日、日本出版協会。
17 田中、前掲書、二五二頁。
18 永田洋子『十六の墓標（下）』、彩流社、一九八三年、二五八頁。
19 植垣康博『兵士たちの連合赤軍（改訂増補版）』、彩流社、二〇一四年、一二五頁。
20 大江、前掲書、六六頁。

21 田中、前掲書、二〇二頁。
22 大塚英志『「彼女たち」の連合赤軍――サブカルチャーと戦後民主主義』、角川文庫、二〇〇一年、一六頁。
23 大江、前掲書、一八〇頁。
24 坂口弘『続　あさま山荘　1972』、彩流社、一九九五年、一七〇頁。
25 大塚、前掲書、八一―八二頁。
26 桐野夏生『夜の谷を行く』、文春文庫、二〇二〇年、二九四―二九五頁。
27 永田、前掲書、三六九頁。
28 ジュディス・バトラー『問題《マター》＝物質となる身体――「セックス」の言説的境界について』佐藤嘉幸監訳、以文社、二〇二一年、四頁。
29 同書、四三―四四頁。
30 同書、七二頁。
31 大江『懐かしい年への手紙』、『大江健三郎全小説11』、講談社、二〇一九年、二三九頁。
32 アーサー・O・ラヴジョイ『存在の大いなる連鎖』内藤健二訳、ちくま学芸文庫、二〇一三年、九〇頁。
33 同書、一〇六頁。
34 大江、前掲書、四四八頁。
35 同書、四九三頁。
36 同書、四九八頁。
37 『新編　日本のフェミニズム1　リブとフェミニズム』、岩波書店、二〇〇九年、五九頁。
38 上野千鶴子「日本のリブ――その思想と背景」、同書、一二頁。
39 ティモシー・モートン『自然なきエコロジー――来たるべき環境哲学に向けて』篠原雅武訳、以文社、二〇一八年、三〇八―三〇九頁。
40 横田弘『増補新装版　障害者殺しの思想』、現代書館、二〇一五年、一一四頁。
41 同書、九二頁。

42 『リブとフェミニズム』、前掲書、六九頁。

43 横田、前掲書、一二一頁。

第四章　死の越境　主体化について

1　優生保護法改定をめぐって

複数の対立・抗争

一九七二年五月二六日、「優生保護法」の一部改定案が政府から国会に上程された。

日本では、一九〇七年に成立した刑法の「堕胎罪」によって堕胎をした女性と、それを援助した医療者への罰則が規定されている。だがその一方で、一九四八年に制定された優生保護法によって、堕胎が実質的に合法化される道がひらかれた。さらに翌年の改正で人工妊娠中絶を行う要件のひとつとして「経済的理由」が追加されると中絶件数は急増し[1]、出生率（合計特殊出生率）は急速に低下した。その結果、日本の人口増加率は劇的に減少し、一九五〇年代に人口構造は多産少死型から少産少死型へ「人口転換」を遂げた。

堕胎罪の成立には、江戸時代の儒教倫理や明治期の富国強兵政策の影響が認められるといわれる。しかし敗戦直後に成立した優生保護法には、日本の植民地だったアジアの各地域からの復員・帰還者の受け入れによる急激な人口増加と経済的な困窮を緩和する意図があった。しかしそれは産児調節によって生じると考えられていた「逆淘汰」——人口に「劣等者」が占める比率が高まり、国民の資質が退化をきたすとする——への危機感を招くものでもあった。一九四〇年に成立した「国民優生法」では、遺伝性精神病・遺伝性疾患等の診断を下されたものへの優生学上の理由による不妊手術の合法化が目的とされていたが、こうした露骨な優生学的な志向は優生保護法にも継承されている。[2] すなわち「国家による人口の質的管理としての優生政策と、量的管理としての出生抑制政策という二重の発想の上に立脚する法律であり、優生手術や妊娠中絶の当事者である障害者や女性たち自身の自己決定権を尊重する姿勢はまったく見られなかった」[3] という評価が現在では一般的である。

一九七二年の改定案上程に際しては、人口転換の完了によって過剰人口問題が終息し、国家の人口政策が転換期にあったこと、さらに将来の人口の高齢化に対応する社会保障制度の構築という背景があった。[4] この改定案の大きな眼目は、貧困などの経済的な理由による人工妊娠中絶を認めた「経済条項」を削除すること、さらに胎児が重度の精神的な、もしくは障害の原因となる疾病や欠陥を有するおそれが著しい場合には中絶を認める、いわゆる「胎児条項」の新設にあった。これには一九六〇年代から七〇年代にかけて羊水検査や超音波診断等の出生前診断が行政によって推進され、医療行為として広く認められるようになったこととも関連している。

厚生省（当時）は、一九六八年に経済条項削除の方針をすでに明らかにしていた。それに先立つ一九六七年には、佐藤栄作首相が人工妊娠中絶に「行き過ぎ」の傾向があると閣議で発言しており、これらはおもに当時の高度経済成長を支える労働力不足への懸念から表明されたものだった。この時期、活発に行われていた新興宗教団体「生長の家」のロビー活動も与党・自由民主党と政府に大きな影響を与えていた。生長の家は「堕胎は殺人」という意味での「生命尊重」を唱え、経済条項の削除と制度運用の厳格化を要求した。それに対して優生保護法の成立を主導し、その後の運用に指導的な役割を果たしてきた医師の団体である「日本母性保護医協会」(現・日本産婦人科医会)はこの動きに反対したが、交渉の結果、医師側が胎児条項を加えることを条件として、生長の家が主張する経済条項の削除に同意したのである。

一九七二年の改定案上程に対して、女性活動家たちはただちにアクションを起こした。のちに「ウーマン・リブ」と呼ばれるいくつもの小グループが「優生保護法改悪反対運動」に結集し、同年九月に田中美津らによって「リブ新宿センター」という活動拠点がつくられた。リブの活動家たちがとりわけ強く反発したのは経済条項の削除に対してだった。それは女性の意思にもとづく人工妊娠中絶の、実質的な非合法化に等しいからである。しかし彼女たちの主張の本質は、女性が妊娠や出産、人工妊娠中絶という体験の当事者でありながら、国家によってその主体性を剝奪されている状況に対する抵抗にあった。そもそも堕胎罪で処罰されるのは女性のみであり、優生保護法において人工妊娠中絶が容認される(違法性が棄却される)のは「配偶者の同意」を前提としている。つまり経済条項は家父長制のもとで制限された女性の主体性であり自由にすぎないが、それすらも省みられることのない改定案を許容できないのは当然というほかなかった。

だが、リブによる改定案反対運動は、べつの方向からの強烈な批判に晒されることになった。脳性マヒ者の団体である「青い芝の会」は従来から障害者差別反対運動を繰り広げており、改定案の胎児条項についても障害者の生存を否定するものとして激しく反対していた。その際、かれらは女性の「中絶の権利」は障害をもつ胎児を人工妊娠中絶することを含むのか、という問いを突きつけたのである。障害者の側からのこの強力な反対運動はリブに対してのみならず、社会に広くインパクトを与えた。のちにアイデンティティ・ポリティクスと呼ばれることになる、マジョリティとマイノリティの意見と利害の衝突、そしてマイノリティ同士の衝突が解決不可能なまでに入り組んだ状況を生んだ、これはもっとも早い時期の一例かもしれない。

このときの改定案はいったん継続審議となり、一九七四年に胎児条項を削除したうえで再提出されたが、それも結局廃案になった。だが、反対運動の中で浮上した女性の権利と障害者の権利との齟齬と軋轢という課題は残されたままだった。リブが当初掲げていた「産む産まないは女《わたし》が決める」というスローガンは、女性による主体的な選択を肯定するための「産める社会を！　産みたい社会を！」という表現に改められた。[5] この変更自体に対する批判もまた当時からリブの内部にあったし、現在でもある。たとえば塚原久美は次のように振り返っている。「そうしたスローガン［「産める社会を！　産みたい社会を！」］に切り替えたことで、刑法堕胎罪の撤廃を求める声は聞こえにくくなっていった。その結果、自らを権利主体とし、自己を尊重するという姿勢もまた失われ、結果的に他者への配慮を優先するという従来の「女らしさ」や「母性役割」の範疇に収まるところへ帰着してしまったようにも見える。複雑に絡み合う差別の実態を生きる中で、複眼的な視野を採り入れたがためにかえって求心性が失われた女性運動の主張は、優生保護法の「改悪に反対」する形で、実質的に合法的中絶を受けられるという既得権のみを保持する最小公約数的な獲得目標に絞られていったのである」[6]。

一九七〇年代前半は、人工妊娠中絶の合法化がアメリカ合衆国やヨーロッパ各国で進展した時期だった。なかでも一九七三年のアメリカ合衆国の連邦最高裁判所による「ロウ対ウェイド」判決はよく知られている。連邦最高裁は憲法の保障するプライバシー権の侵害として、母体の生命保護を目的とする以外の中絶手術を禁じたテキサス州の中絶法を違憲とする判決を下し、これによってアメリカ国内では妊娠七カ月以前の胎児の中絶禁止法が違憲とされた[7]。だがその後、この判決に対する反動が次第に強まり、二〇二一年にはテキサス州などで胎児の心拍確認後の人工妊娠中絶をほぼ全面的に禁止する州法が新たに成立した。さらに二〇二二年には連邦最高裁もそれを追認し、ロー対ウェイド判決は実質的に覆された。プロ・チョイス（中絶擁護派）とプロ・ライフ（中絶反対派）の対立は現在でも根深く、対立の解消は困難であるように思える。この対立の奥底には「胎児はひとか否か」という、論理的にも現実的にも決定不可能な問いが横たわっているからである。

しかし比較的早い時点で人工妊娠中絶が実質的に合法化された日本では、それとはやや異なる視点からこの対立を紐解いていくべきだと思われる。青い芝の会の主張は——宗教的理由から人工妊娠中絶に反対してきた生長の家、さらに一九八〇年代に優生保護法の改定推進運動を担った政治家たちと異なり——たんなるプロ・ライフではなく、優生思想に根ざした生命の選択に対する批判とみなしたほうが正確だろう。優生思想は人間が人間に対して施す人為的な選択の論理であり、端的にいえば進化論を転倒させた人類の家畜化のための方法論である。当時、青い芝の会の活動を領導していた横塚晃一は「優生保護法と私」というエッセイで次のように記している。「「近年における診断技術の向上等によりまして、胎児が心身に重度の障害をもって出生してくることを、あらかじめ出生前に診断することが可能になってまいりました」（同法案提出理由より）とありますが、この改正案によると「障害児」とわかったとたん、しかも母親の胎内にまでさかのぼった状態で天下晴れて〝合法〟の名のもとに抹殺できるわけです。［……］生産第一主義の社会においては、生産力に乏しい障害者は社会の厄介者・あってはならない存在として扱われてきたのですが、この法律は文字どおり優性（生産力のある）は保護し劣性（不良）な者は抹殺するということなのです」[8]。

横塚は医療テクノロジーの発達によって事後的に発見された「障害」と、それによる差別を問題にしている。テクノロジーが「母親の胎内にまでさかのぼった状態で」発見する障害とは、しかしあくまでも「健全者」の価値にもとづいて判断される指標である。その場合、指標にもとづいて判断する健全者の優生思想的な傾向だけではなく、テクノロジーそのものが優生学的な価値判断によって構築されていることまで横塚は見ている。それゆえに「全国青い芝の会総連合会」の綱領には「われらは健全者文明を否定する。われらは健全者の作りだしてきた現代文明が、われら脳性マヒ者を弾き出すことによってのみ成り立ってきたことを認識し、運動および日常生活の中からわれら独自の文化を創り出すことが現代文明への告発に通じることを信じ、且つ行動する」という一文が採択されているのである。この項目は、綱領のもととなった「青い芝の会神奈川県連合会」の行動宣言に横塚が追加したものだった、と後者の起草者である横田弘がのちに証言している。[9]

青い芝の会に象徴される当時の障害者運動が――女性たちも数多く参加していたにもかかわらず

——しばしば男性中心的であり、核家族的な母子関係に自閉したきわめて狭い社会認識からリブと対立している、という批判がフェミニズムの側からはなされた。たとえば江原由美子は次のように記している。「リブ運動は、女が子どもとだけ向き合って生きる状況が「不自然である」と主張した。狭いアパートの中で母と子のみが朝から晩まで顔をつきあわせて二人きりで暮らすなんて、どう考えても自然ではない。［……］幻想的な母子の一体像を賛美し「自然」なものとして女性に強要することは、母と子が傷つけあわねば生きられないような状況が存在することを隠し、問題の解明を妨げているのである。［……］こうしたリブ運動は、日本における伝統的な「母幻想」に真っ向から反対するものであった。幻想的な母子一体観念を持つ男性にとって「子どもを重荷と思う女」「子殺しを犯す女」は許すことができない存在であるのだろう。「中絶」という観念は、子としての自分が母によって拒否されたかもしれないという恐怖を生むのである。リブ運動に対する反発のもっとも根源的な原因は、おそらくリブがこの「母幻想」を攻撃したことにあったのではあるまいか」[10]。

だが、江原の批判は「母親の存在は一部の障害者たちの中で、自立を阻む象徴的な障壁とされてきた」[11]といわれる障害者の側での自己認識と表裏をなしている。横塚や横田が属していた青い芝の会神奈川連合会は、一九七〇年に重度脳性マヒ児を殺害した母親への減刑嘆願運動に対して嘆願阻止の運動を展開し、大きな論議を巻き起こした。横塚の著書『母よ！　殺すな』というタイトルに象徴される障害者からの批判それ自体、核家族化の進展した家庭環境や経済状況に深く規定されているのは確かだった。一方で江原の批判は、女性たちもまた同様の状況を余儀なく生きさせられていることを示している。両者の対立は、閉塞した状況下で異なる利害をもつもの同士が強いられた抗争であり、それゆえに出口はなかった。

母体保護法への改正を経て

女性の自己決定権《リプロダクティブ・ライツ》は、この時代にはまだ女性たち自身にも「エゴ」という否定的なニュアンスで語られることが多かった。だが、自己決定の論理は、胎児の生命に対する決定それ自体の是非ではなく、決定する主体がどこ（国家、家族、男性、女性……）にあるのかを問うものであり、決定の内実に関しては棚上げするかたちで構築されている。女性の自己決定権は、その意味では障害者の利害とかならずしも矛盾をきたすものではなかった。決定の内容そのものは当事者の自由な意思にかかわり、国家はいかなるかたちにせよその決定に容喙すべきではない。たとえ女性自身が人工妊娠中絶を優生学的で差別的な価値観からそう決断したとしても、それによって女性の自己決定権が覆される理由にはならない。優生思想への批判は、女性の主体性を肯定することとは異なる文脈でなされるべきである。

こうした自己決定をめぐる論理に陥穽があるとすれば、自己決定権が即現在の優生思想を批判する根拠にはならない点にある。国家が強制する優生思想に対しては否といえても、優生思想を内面化している主体にとっての自己決定権はそれを支援する論理でしかないのだ。もし決定する主体の内面を白紙《タブラ・ラサ》のように想定しても、公共や市場の提案する選択肢から選択する確たる根拠が自己のうちになければ、自己決定は機会主義的な決断に終始するしかない。しかも女性の身体が国家、宗教、家族、マーケット、テクノロジーといった諸エージェントの関係の力学に左右される政治的な場としてあるとすれば、結果として主体の決断はそれらの力学によってあらかじめ決定された結論を追認するだけの――国王の玉璽行為にも似た――たんなる形式に変質してしまう。自己決定権は実質的になにも決定しない論理に陥ってしまうのである。このことはその後のフェミニズム運動の――日本のみならず欧米も含む世界的な傾向として――保守化や体制順応を促進する機縁のひとつとなった。[12]しかも日本では人工妊娠中絶のほとんどが経済条項によって行われてきたため、優生思想の功利主義的な側面ときわめて親和性が高いように思われる。

青い芝の会の主張の核心には優生思想に対する批判があった。それは立岩真也が述べるように「「自己決定」対「生命の尊厳」という図式において後者を採ったということではなかった〔……〕「生命」をポジティブに立ててそれから「自己決定」を限界づけるというのとちょっと違っている」[13]のであり、その点でリブと共闘できる可能性があった。一九九六年に優生保護法は「母体保護法」と改称され、条文から優生学的な内容がすべて削除されるなどの大幅な改正がなされた。改正後、リブの活動家であり、優生保護法改悪阻止運動を牽引してきたひとりである米津知子――脚に障害をもつ女性として複合差別の問題にも取り組んでいた――と横田が対談した際に、横田は法案審議中の国会傍聴で同席していた米津から強く叱責されたことを回顧している。米津が激怒したのは、このときの改正案に対して全国青い芝の会総連合会が国会議員宛に提出した要望書にある「多くの女性自身が自己決定を出来るだけの意識が高まっていない状況」という箇所についてだった。横田は要望書の作成に関与しておらず、手記でもその箇所を「女性に対する差別」であり「重大な過ち」と批判している。[14]横田の批判は障害者としての自己批判であると同時に、障害者と女性のどちらの権利が優先されるべきか、という「障害者と女性が秤にかけられている」[15]状況そのものへの、女性たちとの怒りの共有でもある。可能性とはこのことだが、にもかかわらず両者にみられる認識の決定的な差異もやはり見逃すことができない。横田はそこで次のように米津に問いかけている。「人間は本来生まれながらにしてもってる考えなんてないよね。周りの状況、時間的な経過や空間的移動の中で培われてきたその人の環境、あとそれに、置かれている健康状態や家族関係、社会的関係など、全てが総合的にその人の考え方を形づくっているわけですよ。確かに自分はこうだと、そして自分とはなんだと考えた場合、これは曖昧だと思う」。米津はこの問いに対して「他人に介入されないという消極的な意味であっても、自己決定というのは大事なことだと私は思ってきた」[16]と答えるにとどめている。

横田はここで女性の自己決定権を否定しているのではない。そうではなくて、自己決定権という概念そのものの内実を疑っているのだ。その手記にある「現在の社会状況下で主体性を否定され、自らの生きる道さえ選択することが難しい障害者が、同じような差別状況にある女性の主体性を否定することは、障害者運動団体、特に脳性マヒ者の自立と解放を掲げる「青い芝」としては「過ち」とするだけではすまされない問題を含んでいる」[17]という一文も、横田がみずからのうちにつねに抱えていたそうした疑念と揺れを含みこんで読むべきだろう。横田自身が「本来あってはならない存在」と呼ぶ脳性マヒ者の自己決定権とは、まさしく語義の矛盾である。行動宣言にある「強烈な自己主張」〔傍点引用者〕は、たんなる自己決定権をさしてそういっているのではない。そのような自己矛盾を繰り込んだ反省的な概念なのである。こうした横田の姿勢は、先に記した全国青い芝の会総連合会の綱領をめぐる横塚との対立にもあらわれている。

横田は横塚が綱領に追加した「われらは健全者文明を否定する」という文言に対して明確に反対を表明していた。「僕が利用している車イスは、健全者が作ったものだ。その車イスを使うことで僕は外出する。つまり、健全者の作ったものをすべて否定することはできない」[18]という理由からである。もちろん横田は横塚と同じく「健全者文明」が本来的に差別の体系であることを知悉していた。だが、そうではあっても健全者文明がなければ障害者の生存がありえないことも認めていた。「他の動物、哺乳類にも、魚類、爬虫類にも脳性マヒ、少なくとも成長した脳性マヒの存在を見ることはまず考えられない。そうだとすれば、脳性マヒ者の存在こそ人類文明が生み出した矛盾、そして人類文明が存在する限り永続する矛盾なのだと言えよう」[19]。脳性マヒ者はその意味で生命の進化の陰画《ネガ》であり、いわば「人類文明の矛盾の具現者」である。脳性マヒ者にとっては、健全者文明は生存のための必要不可欠な条件であり、魚にとっての水のようなものである。スピノザがいうように「魚たちが水中を存分に泳ぎ回るのも、大きい魚が小さい魚を食べるのも」魚が自然の性質によって定められた「自然の権利」であるとするならば、「人類文明」における健全者と障害者の関係は、横田にとっては「個物それぞれに備わった自然の規則に他ならない」[20]。優生思想に対し「日常あらゆる面で自らの存在を賭けて闘い続けなければならない」[21]とした横塚のヘーゲル的な「承認」の闘争に対して、横田の思考にはスピノザ的な必然主義への傾斜がはっきりと認められる。しかし横田の透徹した知性と認識は、横塚の闘争とはまた異なる闘争の視座《パースペクティヴ》を垣間見せているはずである。ならば、それはどのようなものであったのか。

立岩は『私的所有論』で自己決定権と呼ばれる概念が国家や宗教による「介入への抵抗」として歴史的に登場したことを述べたうえで、カントのいわゆる啓蒙のジレンマ（「啓蒙とは何か」）を参照しながら、その論理の「危うさ」を次のように要約している。

介入を拒絶しようとする者は、拒絶のための条件としてあらかじめ自律的な存在でなければならない。まだそうした存在でない者はそうなることを受け入れなければならない。そして、この自ら主人である者、自らの主人となろうとする者は、自らのこととして、自らを構成し自らを価値づけるものを増加させようとするから、そのための技術を取り入れることになるだろう。また、いまだ自らを知らず、また自らのものを持たない者に対しては、当然のこととして、その者に代わる者がその者に与えるだろう。それでも不可能な者は別扱いになるだろう。この時にはこれらの行いは介入ではないと思念される。そこから逃れることができないようになっている。このような円環が構成されている。[22]

これを横田の視点から敷衍するなら、つまりこういうことだ。障害者が自己決定し、介入を拒絶するためには、介入する側の論理と技術を——すなわち健全者文明を——拒絶するのではなく、あらかじめそれを受け入れていいなければならない。障害者たちのうちで「自律的な存在」として認められるのは、健全者の論理を受け入れたもののみである。健全者の論理をもちえないものに対しては、健全者がそれを授ける。横田が健全者の製作した車イスの使用を肯定するのはそのためである。そのとき障害者は健全者の秩序への、いわば越境を強いられる。国境通過の際にパスポートの提示を求められるように、あらかじめ「啓蒙」されていることが要求される。だが、それさえも不可能なものは——「本来あってはならない存在」として——「別扱い」にされ、放逐される。

カントによる啓蒙の定義「みずから招いた未成年の状態から抜けでること」[23]は、この文脈では障害者にとってのパラドクスとして呈示されている。だが、もちろん健全者にとってはそうではない。健全者にはあらかじめ潜在的に「脱出」する能力が保障されている。「みずから招いた」とはそういう意味である。ここでの障害者と健全者の関係に一種の目的論的な成熟（成長）といった観念が認められるのは、両者の存在論的な地位の違いが時間的秩序として系列づけられているからだ。障害者にとっての啓蒙のジレンマを端的に要約すると「選択」と「適応」ということになる。これをたんなる「社会ダーウィニズム」として片づけるべきではない。適応は進化の原理であると同時に、進化についての事後的な——現在にいたるプロセスを説明するための——理論としてはきわめて有効である。ただしそれが現生人類を進化の位階序列《ヒエラルキー》の頂点とする目的論的な秩序として解釈されることによって、しばしば容易に優生思想と結びつくのである。障害者と健全者の関係を啓蒙の位階序列《ヒエラルキー》として理解することは、それを優生学的な枠組みで捉えることにつながる。このとき脳性マヒ者は、成長の非適応的プロセスとして「別扱い」されることになる。それが横田たちの怖れる障害者の抹殺であり、出生前診断によって障害をもつ可能性があるとみなされる胎児の人工妊娠中絶である。

たとえ事実として抹殺されなくても、障害者としての抵抗を放棄させられるという意味で、それはひとつの死の経験である。死は、文字どおりの身体機能の停止としてのみ現象するのではない。スピノザはこう記していた、「人間身体は死骸に変化する場合に限って死んだのだと認めなければならぬいかなる理由も存しない」。身体が死体に変化することだけでなく、個体の同一性を維持しながら、まったくべつの本性へ変化することを死とみなす場合がある。そのことをカトリーヌ・マラブーは「破壊的可塑性」[24]と呼び、江川隆男は「本質の過酷な変形」[25]と呼んでいる。「その変貌によって新しい存在が、こう言ってよければ、生きている死者が誕生する」。[26]かれらがいずれも参照しているのは、スピノザが『エチカ』（第四部定理三九備考）で言及しているスペインの詩人ルイス・デ・ゴンゴラのことである。

ここで注意しなければならぬのは、身体はその諸部分が相互に運動および静止の異なった割合を取るような状態に置かれる場合には死んだものと私は解していることである。つまり、血液の循環その他身体が生きているとされる諸特徴が持続されている場合でも、なお人間身体がその本性とまったく異なる他の本性に変化しうることが不可能ではないと私は信ずるのである。なぜなら、人間身体は死骸に変化する場合に限って死んだのだと認めなければならぬいかなる理由も存しないからである。かえって経験そのものは反対のことを教えるように見える。というのは、人間がほとんど同一人であると言えぬほどの大きな変化を受けることがしばしば起こるからである。私はあるスペインの詩人について次のような話を聞いた。彼は病気にかかり、そしてそれは回復したものの、彼は自分の過去の生活をすっかり忘れきって、自分が以前作った物語や悲劇を自分の作と信じなかったというのである。それでももし彼が母国語も忘れたとしたら、彼はたしかに大きな小児と見なされえたであろう。もしこうした話が信じがたいように思えるなら、小児について我々は何というべきであろうか。成人となった人間は、他人の例で自分のことを推測するのでなかったならば、自分がかつて小児であったことを信じえないであろうほどに小児の本性が自分の本性と異なることを見ているのである。[27]

わたしたちは皆、「外部の原因」をもって生まれ「外部の原因」をもって滅びる。わたしたちは両親の精子と卵子の結合によって誕生し、老いや病いや事故によって死ぬ。人工妊娠中絶を——胎児をひととみなすならば——その原因に数え入れるものもいるかもしれない。だが、「身体の〈存在の仕方〉から身体の〈本質の変形〉という「別の身体」への移行という意味での」[28]死を考えなくてはならない、と江川はスピノザとともに——あるいはアントナン・アルトーとともに——そう記している。この詩人の生は「その本性とまったく異なる他の本性に変化しうる」、そうした死のひとつの事例である。ベケットが『モロイ』で描いたのもそうした「別の身体」への移行であるのかもしれない（モロイを追跡するモランがモロイの前半生であったという解釈はそれなりに説得力をもっている）。

そのような生の存在論的変容を時系列ではなく身体の構成において追うならば、横田が健全者の作った車イスを利用するのも、かれ自身の本質を死によって「変形」させる試みであるといえる。それは死の閾を越境すること、あるいは死の後の生であり、ひとつの「不死の経験」である。「人間の身体が死体に変化する場合とは異なった、死体になる以前の身体の死を一つの実存的な可能性として肯定すること。したがって、死体となる前の、人間の身体の死は、われわれに一つの不死の経験を、あるいは生死横断《トランス・ヴィモール》的な位相を示すということ」[29]。それはスラヴォイ・ジジェクが「ゾンビ」という比喩によって言い当てている、わたしたちの現在の「生物学的な生」のありようとも通底しているのだ。

2　自殺と革命

障害と〈遠隔輸送機〉の寓話

一九七二年に青い芝の会神奈川連合会のメンバーが中心となって出演・制作したドキュメンタリー映画『さようならＣＰ』――ＣＰはCerebral Palsy（脳性マヒ）の略である――のある場面で、横田は新宿駅東口の路上に出てみずからの詩の朗読を行おうとする。両の膝を使って這うようにしか歩行することのできない横田が、かれを遠巻きに眺めている群衆にむけて「大勢の人々よ／たくさんの足たちよ／あなた方、あなた方は何をもって、私が歩くことを禁ずるのか」という詩句を朗読しはじめる。すると即座にふたりの警察官が「保護」という名目で強制的に中止させる[30]。わたしが目をみはったのは、横田がアスファルトの地面に左手にもったチョークで「横田弘詩」と記し、群衆からその文字とみずからを隔離するように円を描く、しかも文字を逆行して――つまり詩弘田横の順に――書き、それだけでなく漢字を右の旁《つくり》から左の偏《へん》の順で記していたことである。横田がつねにこうした筆順で書いていたのかどうかは知らない。また、書き終えれば「横田弘詩」と読めるのだから、レオナルド・ダ・ヴィンチが自筆ノートで用いた――解読を拒否するかのような一種の暗号としての――鏡文字とも異なる。にもかかわらず横田は、円の内部が外部から反転した世界であること、しかし同時にかれの言葉が「健全者文明」の秩序に従属したものであることをその筆順で示したのである。

一方で横塚はべつの場面で、自分がカメラを構えて写真を撮る理由として――この映画で横塚はつねに「カメラを持った男」として登場する――脳性マヒ者として「見られている」立場から「撮る立場」への逆転を試みたかった、と語っている。横塚は出産した妻を病院に見舞い、未熟児として生まれた子どもにカメラをむける。それは障害者としての主体性の獲得へむけた闘いであり、ヘーゲルによる「主人と奴隷」の死を賭した闘争という構図のうちで理解できるものだ。それに対して横田は、まるで健全者が脳性マヒ者に抱くネガティブなイメージを一身に負うかのような役割をこの映画で果たしている。身体や声帯それ自体が重い拘束具であるような横田の軋みを発する言葉の連なりは――群衆にはおそらくほとんど聞き取ることさえ困難なのだが――それでも円で描かれた境界を越境して「たくさんの足たち」の鼓膜に届く。だが、横田の言葉に「介入」するのは群衆ではなく警察である。「責任者は誰だ?」という質問に対し、「責任者は私です」と答える横田を警察官は鼻であしらう。かれらにとって横田の朗読はただの「見世物」にすぎない。かれらはまるで猿回しの猿のように横田を扱う。横田の声の越境は、いまだ啓蒙のなされぬものの越権行為として拒絶される。それは横田にとってひとつの死の経験である。「自分が本当にからっぽになった」[31]という横田のモノローグが場面転換ののちに続く。

ここで障害者における啓蒙のジレンマが死をまたぐ越境である、という命題をべつの文脈で検討してみたい。それはデレク・パーフィットが『理由と人格』で打ち出した「人格の同一性」をめぐるパラドクスである。パーフィットはそこで次のようなSF的な見かけをとった寓話を呈示している。

――「私」は火星に旅立とうとしている。しかしその方法は、宇宙船に搭乗して何週間もかけて地球から火星にむかう通常の物理的な移動ではない。「私」が〈スキャナー〉装置そのものである部屋に入って「緑のボタン」を押すと「すべての細胞の正確な状態」を記録され、「私」の脳と身体が破壊される。だが、「私」の「情報」は火星の〈レプリケーター〉に送信され、新しい物質を使用して「私」の〈レプリカ〉が再構成される、という仕組みである。「私」は〈スキャナー〉に入り「緑のボタン」を押すと意識を失い、そしてすぐに「意識を回復したような気がする」。しかしその数年後、技術の進歩によって脳と身体を破壊することなく「私」をコピーできる〈新スキャナー〉が開発された。「緑のボタン」を押しても「私」は意識を失わずに同じ場所、同じ〈スキャナー〉の部屋にいる。しかし火星にも「私」がいて、すぐに直接通信できるという。じじつ地球上の「私」には火星の通信室にいる「私」が話しているのが見えているし、声が聞こえる。ただし〈新スキャナー〉によって心臓に大きなダメージを負った地球上の「私」は、数日中に心不全を起こして死ぬことになっている、と告げられる。

〈遠隔輸送機〉というアイディアは、一九六六年にアメリカでテレビ放映が始まり、現在でも映画やドラマ製作が続いている『スター・トレック』シリーズの宇宙船「エンタープライズ」の転送装置を思い起こさせるかもしれない。物質をエネルギーに変換して遠隔地へ瞬時に送信し、再物質化する装置という点でそれは〈遠隔輸送機〉と似ている。だがパーフィットの設定では、送信されるのは脳内のデータのみで、物質そのものは移動していない。このことがパーフィットの寓話に『スター・トレック』とはべつのタイプの解決困難な形而上学的主題をまとわせることになる。つまり、「私」についてのすべてのデータを複製したまったくべつの個体である〈レプリカ〉は、データ転送後に地球に残された「私」と同一の人格といえるか否か、という問題である。

　パーフィットによれば、この問題を考察するには二つの見方が前提にされている。どちらの見方を採用するかによって、わたしたちはまったくべつの結論にたどり着くことになる。ひとつは〈非還元主義的見解〉と呼ばれる。その見方によると「人格は個別的に存在する実体であって、その脳や身体からも、経験からも区別される。この見解の最もよく知られたヴァージョンによれば、人格は〈デカルト的自我〉である」。〈デカルト的自我〉とは、ここではデカルトが『情念論』で脳の松果腺にその座を定め、身体と結合して相互に作用しているとした「精神」のことである。[32]この見解にしたがうならば、複製不可能な非物質的な実体である〈デカルト的自我〉は〈遠隔輸送機〉によって送信することができず、二つの個体は同一といえないことになる。

　もうひとつは〈還元主義的見解〉である。この見解においてももちろん人格は存在する。「しかし人格は個別的に存在する実体ではない。ある人格が存在するということは、いかなる期間を通じてであれ、その脳と身体が存在し、その思考が思惟され、その行為がなされ、その他多くの物理的・心的出来事が起きる、ということにすぎない」。[33] したがってこの場合、「私」の身体的かつ心理的なデータは〈スキャナー〉によってコピーされた時点のそれと同一であるため、二つの個体の人格は同一であるといえる。

パーフィットが支持するのは後者の〈還元主義的見解〉である。その場合に人格の同一性を主張する根拠となるのは、パーフィットが「R関係」と呼ぶ心理的継続性、正確には「正しい種類の原因を持った心理的連結性および／あるいは心理的継続性」である。しかも「正しい種類の原因は、いかなる原因でもありうる」。[34] そのため人格の同一性は身体的な継続性にも、また個体の唯一性という限定にも縛られない。地球と火星のどちらにも存在する「私」という人格の同一性を主張できるのはこのためだが、この仮説はさらにべつの興味深い思考実験も誘う。もし宇宙が無限に長く持続するならば、わたしたちひとりひとりの脳で現にその思考を形成している特定の粒子配置が、つまり「思考する脳」が宇宙のどこかで再構成される「きわめて稀だがありえないわけではない」物理学的な蓋然性がある。[35] 無限の時空を想定すれば、確率的にゼロではないすべての事象はかならず生起してしまうからである。「ボルツマン脳」と呼ばれる確率論的な存在は——パーフィットの論理にしたがえば——わたしたちの人格と同一である可能性がある。つまり永遠に等しいほど遠い未来の宇宙のある時間と場所で、わたしたちの精神はいずれ復活する、という結論が導かれてしまう。

R関係を論拠とする〈還元主義的見解〉は、わたしたちが通常想定している人格の連続性についての疑念にもつながる。人格の同一性は、わたしたちの身体が継続的に存在するという理由では確定できないからである。それは永井均が指摘しているように、〈遠隔輸送機〉のように特殊な想定を必要としない「通常の場合でも、現在の私は未来の私とこの想定と同じ種類のつながり方でしかつながっていない」[36]ことを意味する。未来と現在は原理的には断絶しており、存在の同じ位相にはない。今日が終われば明日がやって来るだろうし、時間の連なりが今年かぎりで来年はやって来ないということは——今年の宇宙の物理法則が来年もまだ有効であれば——ない。だが、そのように確実に予想できるにもかかわらず、未来は未来のままでは現在に到来せず、つねに現在にとっての不可能性として留保される。未来はけっして現在に転化しない。入不二基義の表現を借りれば「無でさえない未来」、つまり「けっして「ある」ようにはならない「なさ」、時間の流れが及ぶことなど（「まだ」ではなくて）けっしてないような「なさ」」[37]として、未来はつねに前方にある（ように思える）。したがって未来は、現在にとっては絶対に踏み越えることのできない相の差としてしか存在せず、断絶はそこに認められる。現在の「私」にとって未来の「私」はつねに存在しない。ただしかつて未来として想定されていた地点からかつて現在だった地点を回顧するときにのみ、現在の「私」と未来の「私」は持続している——していた——ように感じられる。一瞬先の未来であれ、無際限の未来であれ、この結論に変わりはない。

　現在の「私」と未来の「私」との断絶は、じつはこれもまたデカルトの「連続創造説」を想起させるものだ。デカルトは、この世界が一瞬ごとに「神」に創造され続けている、という神学的な想定を『省察』で論じている。その前提となるのが「人生のすべての時間は無数の部分に分割されることができ、しかもその各部分は、残りの部分にいささかも依存しない」[38]という持続についての解釈（時間の非連続説）なのだが、この説はみかけほど奇矯なものではない。一秒あたり二四枚の静止映像を用いた連続的な映写によって構成される映画は、原理的にはまさしく非連続的な一瞬によって持続を形成する装置である。そのときデカルトは「現に私で在るその私が、少し後にも私で在るとし得るような何らかの力」を必要と認めたうえで、その力を神に起因させて——映画における映写機から投影される光のようなものとして——神のアポステリオリな存在証明のひとつとする。では、〈遠隔輸送機〉の寓話で、現在の「私」と未来の「私」の同一性を「私」に——とりわけ「緑のボタン」を押す前の「私」に——信憑させる根拠はなにか。

パーフィットのテキストには、先の要約では省略したある重要な人物がさりげなく登場している——「私」の妻である。「私」は「緑のボタン」を押すのを躊躇していたとき、今朝別れる前に朝食をとりながら「妻が私の神経質さを発見してにやにや笑ったことを思い出す」[39]。妻は、これまでに何度も〈遠隔輸送機〉を使った旅行を体験している。しかし彼女にはなんの異常もなく、以前と比べて変化したところもない。この記述から推測できるのは、〈遠隔輸送機〉による旅行が一般的とまではいえないまでも、すでにある程度の社会的な合意を得ている状況である。つまり「私」と「私」の〈レプリカ〉が同一の人格である、という合意が言語的にも法律的にも承認されている、ということである。たとえば通常の場合の私という一人称はその発話者が唯一無二の存在であることを含意しているが、R関係の定義に人格の唯一性は含まれていない。このことは法的な責任や契約といった概念にまで重大な変更を及ぼさずにはいないはずだが、パーフィットは直接それには言及していない。

R関係の言語的・法的な問題はここでは捨象しておくが、それ以前にそもそも「合意は誰のものか」という問いが浮上する。すくなくともそれが「私」と〈レプリカ〉のあいだの合意でないのは確実である。合意が結ばれる以前に〈レプリカ〉は存在しない――「無でさえない」のだから。むしろこの合意は一種の「社会契約」として理解すべきなのだろう。「私」たちは――存在しない未来の「私」も含む――全員があらかじめ自己の自然権（生存権）を主権者に移譲し、その主権者による《「私」A（現在の「私」）＝「私」B（火星にいる未来の「私」）》という判断に同意しているとみなす、という解釈である。この判断は、同時に《「私」B（火星の〈レプリカ〉）≠「私」A'（地球に残っている個体）》も意味している。だから「私」Bは〈遠隔輸送機〉旅行後の「私」A'の殺害――火星への移行と同時であれ、その数日後であれ――に同意しているのである。この時点での「私」A'は生存権を含むいっさいの権利を剝奪されている。

ここでの――記述されてはいないが宇宙連邦なりなんなりの――主権者は、デカルトの連続創造説における神にあたる。私という存在はそもそも連続しておらず、「私」A（存在者）と「私」B（非存在）とは本来的に無関係であった。この、本来ならば無関係であるはずの「私」Aと「私」Bを同じ人格として結合させるのが主権者であり、両者の生殺与奪の権限はすでに主権者に握られている。「私」A'は――あらかじめ同意したものとみなされる主権者の定めた規則によって――例外なく殺害されるのだ。〈遠隔輸送機〉の寓話が、ホッブズの『リヴァイアサン』と比較してさえ、はるかに残忍で酷薄な印象を与えるのは――ホッブズは「臣民」の生存権の放棄を認めていない、というよりも権利を放棄した臣民の生存を保障するのが主権者である――このためである。

パーフィットは〈遠隔輸送機〉のパラドクスが「デカルト的自我」の有無にかかっていると考えている。しかしデカルトの「精神」が連続創造説と不可分だった――デカルトにとって精神は神によって連続的に創造される実体である——ように、〈還元主義的見解〉と〈非還元主義的見解〉との懸隔はパーフィットが考えているほど調停不可能なものではない。それどころか、生命の持続が非連続な瞬間の接合によって構成されているからこそ、成人に達したわたしたちは己の幼年期をあたかも他人のそれであるかのように感じるのかもしれないのだ。ただしそのような人格の「変形」は記憶の自己同一性によって担保されている、つまり「現在の記憶が過去の自己を構成しうる」[40]からこそ起こりうるのだ、と永井はパーフィットの〈還元主義的見解〉を一部修正する文脈でそう述べている。

横田弘の「残酷」

パーフィットは〈遠隔輸送機〉の別ヴァージョンともいえる思考実験で、「私」の記憶にナポレオンの「判明な記憶」を徐々に上書きしていくことで生ずる人物は「私」とナポレオンのどちらだろうか、という問題を検討している。つまり、人格の量的な移行は質的な移行をともなうのだろうか、という問いである。しかし白紙《タブラ・ラサ》の人格にべつの人格を上書きする〈遠隔輸送機〉の寓話とは異なり、この場合はすでに存在する「私」という人格にナポレオンの人格を加えた第三の人格が発生するのではないだろうか？　パーフィットの見解はこうである、その場合も「私」はナポレオンに変化する（第三の人格は発生しない）、かつ「私」がナポレオンに変化する〈スペクトラム〉のどこかに「はっきりとしたボーダーライン」を——たとえ恣意的であっても——認めなくてはならない。パーフィットは「われわれはその点までは、結果として生ずる人物を私と呼び、その点を越えると、彼を別人と呼ぶ」[41]べきであるとする。それは思考実験の論理的な帰結というよりも道徳的な観点からの判断である。

パーフィットはこの実験の過程で「私」とナポレオンの〈スペクトラム〉、つまりなかば「私」でなかばナポレオンであるような領域が発生することは認めている。だが、〈非還元主義的見解〉にしたがうならば、人格の同一性は「オール・オア・ナッシング」であり、このような〈スペクトラム〉が存在すること自体が信じがたい。

これに対して永井は「人は性格の変化も身体の変化も（もし起こるなら感覚質の逆転でさえも）記憶していることができるが、記憶の変化を記憶していることだけはできない」、そのため「記憶の変化は、その変化の記憶を含まない限りにおいて、変化の記憶でありうる」と述べている。このことは、たとえば認知症を患っている老人が、穏和だった以前の人格とは別人のように粗暴になり、家族に暴力を振るうようになった、というよく耳にする事例からも理解できるだろう。当の本人は自分の性格の極端な変化を認識していないし、することができない。つまり「私」が変化の「プロセスを記憶しているとすれば、その記憶内容こそが自己同一性を作り出し、彼がナポレオンの記憶を持った人になることはついに不可能」ということである。人格の変容が「オール・オア・ナッシング」なのは〈デカルト的自我〉が実在するから、ではないのだ。しかし「他者と自己の間とはちがって、過去の自己と現在の自己の間には私的な感覚質に逆転が起こりうる」。それは記憶がみずから再構成した「過去」から「変化の記憶」を消去することによって、である。それは三次元空間を遠近法で描写する際の消失点に似ている。過去の再構成とは、むしろそのような「失われた時」を包含することによってしかありえない。

このように過去を構成する力能のことを、永井は「記憶の超越論的な機能」[42]と呼んでいる。パーフイットは脳の損傷や精神病が「心理的継続性」を破壊する可能性に言及しており、[43] スピノザの詩人は病気によって「記憶の超越論的な機能」を破壊された。それは詩人から記憶の潜在的な力能が失われた、といっても同じである。この場合の記憶は〈遠隔輸送機〉の寓話における主権者の役割を果たしている。

だが、もしそうだとするなら、詩人の自己忘却は小児から大人になる通常の成長のプロセスとなにが違っているのだろうか。「もし彼が母国語も忘れたとしたら、彼はたしかに大きな小児と見なされえたであろう」というのは、この詩人が「記憶の超越論的な機能」をもっていないもの（小児）と同じであることを意味している。いいかえるなら記憶は小児の世界と大人の世界が地続きであるかのような見せかけを与えてくれる。永井がいうように「記憶の変化という概念は、すでに二つの世界を越境する概念なのである」。[44] この「越境」を許すのが潜在性であり、つまり潜在性は健常者の哲学なのである。

忘却をめぐる二つの形式がある——過去を再構成するプロセスで断絶を自己のうちに隠蔽する忘却と、再構成の不可能な断絶によって生じる外傷的な忘却である。前者は「抑圧」、後者は「排除」という精神分析の定式で説明することが可能だろう。しかし重篤な障害を抱える横田弘はスピノザの詩人と異なり、過去を忘却したのではなかった。断絶は、横田において記憶の喪失ではなく身体の不随としてあらわれたのであり、脳性マヒは身体の潜在性をかぎりなく縮減させる体験としてあった。

潜在性は、可能性を発現させる能力のことである。アリストテレスは建築家は建築活動をしているときにのみ建築する能力《デュナミス》がある、という同じギリシア古典期のメガラ派の見解をとりあげ、これを

「不合理」と論駁した。そもそも「建築家であるということは建築する能のある者である」[45]という意味なのだから、とアリストテレスはその理由を記している。デュナミスは、通例では「可能態」と訳されることが多い。しかし入不二は能力や傾向性――たとえばガラスのコップの割れやすさ――をともに「潜在性」と表現するほうが適切であると述べている[46]。そうすることで入不二はメガラ派とアリストテレスの調停を試みているのだが、わたしは「なにものも、ただそれが現に活動しているときにのみそうする能がある」というメガラ派の主張をいったん文字どおりに理解してみたい。脳性マヒ者は、たしかにある側面においては潜在性を生存の限界まで縮減されている、といえるかもしれない。しかし同時にかれらは結婚する、写真を撮る、詩を書くという可能性を健全者とまったく同じように発現させることができる。かれらはメガラ派的な可能性の行為者なのである。実際、健全者であっても詩を書けない詩人、小説を書けない小説家という事例に文学史は事欠かない。結婚するものはつねに結婚する潜在性（能力）をもつ、などと考えるほうが不合理である。結婚するものは結婚するときにのみそうする能力を有するのであり、結婚後にその能力は失われる（ふたたび結婚するためにはその前に離婚しなくてはならない）。可能性を発現させることには、健全者と障害者という弁別とまったく異なる種類の弁別が作用している。健全者と障害者は可能であることと不可能であることの確率において平等である。にもかかわらずわたしたちは、障害者と健全者のあいだにけっして越境を許容しない「ボーダーライン」が現出しているとみなす。

ここには断絶を隠蔽するべつの形式が認められる。つまり抑圧や排除とならぶ否認《フェティシズム》、あるいは己の経験ではない偽の記憶あるいは「擬似記憶」である。擬似記憶は「他者と自己の間」に「超越論的な」潜在性の領域が発生しなくても存在するし、それがいったん自己のうちに取り入れられれば真正な記憶と区別がつかないこともある。「私」に注入されるナポレオンの記憶がそうである。このような設定は、リドリー・スコットの映画『ブレードランナー』（一九八二年）以降、ＳＦやアニメーション作品で数多く展開されてきた。心的外傷をめぐる虚偽記憶についての問いは、真正な記憶とそうでない記憶の弁別がしばしば困難であることを示している。

横田にとって啓蒙のジレンマは選択と適応というかたちで現前していた。それは障害者に対して健全者の領域への越境を許さない。横田が越境すること、「歩くことを禁ずる」のは、健全者たる「たくさんの足たち」である。かれらは健全者の領域への越境を保障する潜在性――歩くことのできる「足」――を横田が持ち合わせていない、と判断するのだ。しかし「他者と自己の間」の潜在性がそもそも擬似的である以上、「たくさんの足たち」にも障害者の領域への越境は不可能なはずである。にもかかわらず健全者はそれが許されると錯覚している。擬似記憶と真正な記憶を弁別する能力がないのは「レプリカント」ではなく「人間」のほうである。そのことは「私」とナポレオンとの区別がつかないパーフィット自身の論述が明確に証している。

国家や法人といった人間集団は、健全者が錯覚する擬似記憶によって成立している。「〈還元主義者〉も個数的同一性と厳密な類似性との間には違いがあることを認める。ある場合には、ある人物が私であることと私にそっくりであるにすぎない他人であることとの間には本当の違いがある。そのような違いが常にあると考える人も多い。国家やクラブの場合には、そのような想定は間違いである。二つのクラブが同時に存在しており、メンバーが誰であるかを別にするとそっくりであるということはありうる」[47]。

「個数的同一性」とは数において同一であること、つまり自己同一性を意味する。たとえば一九五〇年の日本国と二〇二〇年の日本国とでは、その七〇年間にメンバー（国民）が著しく変更しているが、同じ名称、同じ規約（憲法）を用いているから個数的同一性があると認められている。しかし神武天皇が即位した日として祝日に決められている「建国記念の日」は擬似記憶、つまり明白な虚偽にもとづいている。それと同じことは、各人が自然権を主権者に譲渡して成立する「社会契約」についてもいえる。かつて各人が自然権を行使して殺し合う自然状態が存在した、というのは歴史的な事実ではなく、社会契約を成立させるためのたんなる論理的な仮設にすぎないからである。聖書の「神」はいうまでもない。

擬似記憶をめぐる個体と集団（共同体）との差異は、両者の「本性」をめぐる認識に重大な帰結の相違をもたらす。共同体のもつ本性は人間自身の手によって自発的に変形することは可能である。それは人為的な虚偽のうえに存続するフィクションであるからだ。たとえば中国王朝史の興亡にたびたび見られるように、異民族に占領された国家は個数的同一性を喪失することになる。一方、個体の原因が「外部」に存する以上、個体はその本性を変更する手立てをもたない。しかし「外部の原因」に依拠しない個体の変形が可能な場合がある。江川はそれを「外部の原因」に依存しない死、自己触発による死としての「自殺」と呼び、次のように記している。

自殺は、アルトーが言うように、自己破壊ではなく、自己の「再構成」であり、「力ずくで自分を取り戻し、自分の存在に容赦なく闖入して、神のあてにならない前進を追い越すための手段」となるものである。［……］アルトーにとって自殺とは、あるいはこう言ってもいいかもしれないが、スピノザと同様、死体になる前に生のさなかに死を発散させるということは、むしろ自己再生を意味するのである。それは、生まれ方を変える選択であり、生殖ではなく、むしろ感染による誕生を選び取ることである。それは、生まれる前に死を選択することであり、死後に一つの生を選ぶことである。[48]［傍点引用者］

江川の「自殺」は「見る者のない作品」（フーコー）ではない。それは革命を含意している。スピノザによれば自己の存在を維持する本質は「努力《コナトゥス》」と呼ばれる力能である。自己の「変様」は己の身体を維持し、増大しようとする努力《コナトゥス》の表現であり、自己という認識は身体の変様とその観念を知覚することでしか存在しえない。主体の同一性としての自己意識や自由意志といった「超越論的な主観的作用」[49]は、身体の変様の観念である「悲しみ」や「無能力」の結果として事後的に浮上してくるにすぎない。

スピノザは、人間の感情が悲しみから「喜び」――自己保存の力能がより増大することで生じる感情――へ移行する傾向を有する、ただし「外部の物体」に触発されることでそうなる、と考えている。努力《コナトゥス》はそのように自己の身体を維持し、肯定し続けるようにはたらく。しかしその想定とは逆に「この移行の可能性を完全に断たれたような個物、つまり悲しみから喜びへの反転あるいは移行の可能性がまったく尽きた状態の個物が存在する」。そのものは、いわば「絶対的な悲しみ」に触発されている。「このことは、自己の活動力能の無際限な減少に、あるいはむしろその活動力能そのものの破壊に曝されているようなものであろう」。それは「外部の物体」からの触発を限りなく失った自己であり、他者不在の世界に存在する自己である。とはいえ、たとえ他者の触発を完全に失ったとしても、自己保存しようとする自己の本質だけはたしかに自己に対する「愛」を有するだろう。しかし、自己の本質を憎むものが自己の本質によってしか愛されていないと感じたならば、そのものは自己の本質に対して愛と憎しみの衝動に同時に襲われるだろう。「自己の存在に対するその本質による愛をまさに憎み破壊しようする感情がある。それが、まさに「残酷」(crudelitas) という或る特異な感情であり、欲望である」[50]。つまり「外部の原因」を失い、個物化する傾向そのものがここで「残酷」と呼ばれている。

江川が典拠にしているのは『エチカ』第三部「諸感情の定義」三八の「残忍あるいは苛烈とは我々の愛する者あるいは憐れむものに対して、害悪を加えるように我々を駆る欲望である」という箇所である。わたしには青い芝の会神奈川県連合会の行動宣言の文言「われらは愛と正義を否定する」の、今なお健全者たちに、そして障害者たち自身にも与え続けている衝撃はひとえにこのスピノザの「残酷」にかかっているように思われる。

横田にとって「憎しみ」が「愛」に優越するのは、脳性マヒ者にとっての潜勢力がみずからに認められないからである。もちろん健全者がそれを認めないからだが、かれらは障害者の潜勢力の実在を否定する一方で、奇妙なことにかれら自身が属する集団（共同体）で贋造された潜勢力の実在は肯定するのである。スピノザはさらにいう、「愛してくれる者が憎しみを受ける何の一般的原因も与えなかった」〈第三部定理四一備考〉場合にはとりわけ「残忍」と称されると。わたしが〈遠隔輸送機〉の寓話に健全者の無自覚な「残忍」さを感じるのは、「私」A'がかれの存在する世界に対して「憎しみを受ける何の一般的原因も与えなかった」にもかかわらず、この世界はかれを殺害することになんの躊躇も覚えていないからである。もちろんわたしたちは障害者を「愛している」というだろう。だが集団の潜勢力が擬似的なのと同じく、わたしたちの愛もまた擬似的である。それは端的にいって虚偽である。わたしたちは障害者から「憎しみを受ける原因」がないのではなく、かれらを愛する原因をもたないのだから。横田の「残酷」は健全者に対する残酷であるとともに、自己自身にむけられた残酷でもある。

自殺が「外部の原因」をもたないというのは、いいかえれば「外部の原因」をもたないという原因をもつということである。そのとき自己は「外部」とのあいだにそれまでとは異なる関係性をもつ。自殺は自己の本質を――「外部の物体」からの触発によってではなく――みずからを「変形」するための自己触発である。革命が国家のそれ自体による「再構成」であり「自己再生」であるとするなら、それを自殺と呼ぶのになんの不思議もない。江川が革命を「生殖ではなく〔……〕感染による誕生」というのは、それが「外部の原因」によるのではなく、「他者と自己の間」の潜在性の不在によって逆に越境する触発だからである。自己が他者の触発を失うことは、他者にとっても自己からの触発を失うことである。個物化は個物化を触発する。この非・触発の触発が感染と呼ばれる。

すべての個物化したものたちに「残酷」は触発し、感染する。そのとき社会もまた他者を失い、愛と憎しみの衝動に同時に襲われるだろう。革命は可能である。社会の贋造された本質の変形が人為的に可能だから、それは可能なのである。もちろんそのことは革命が良きことの到来であるといっさい保証しないし、「裏切られた革命」（トロツキー）である確率をつねにまったく否定しない。

革命の潜勢力などといったものは実在しない。江川はそれを「存在の無能力による人間の本質の変形という難民の問題」[51]［傍点引用者］と呼んでいる。革命は「平民」たる革命家の潜勢力によって遂行されるのではない。難民、すなわちメガラ派的な行為者たちの（不）可能性に存するのだ。革命は国家の自殺であり、個数的同一性という観念そのものを放棄することである。それは国家としての本質の変形である。いつの日か日本列島と呼ばれる土地が移民や難民で溢れ、わたしたちが聞いたこともない言語の咆哮や喧騒で街々が覆われ、国民が自国において難民と化すとき、かれらによって国家が「再構成」されることである。

潜在的なものが現出することは必然であり、現出しないことは不可能であるとされる。しかし現出が非現出をともなわず、非現出が現出をともなわないのなら、そこに可能的なものの領域は存在しないことになる。革命は可能的なものの領域の別名である。横田の「残酷」もまた（不）可能性としての革命を含意している。

3　スピノザと「私」

記憶と抜け殻

二〇一七年、ハーバード大学の遺伝学者ジョージ・チャーチとセス・シップマンによる、生物のDNAにGIFデータ化した動画を保存し、再生するという実験が公開された。パソコンのハードディスクにデジタルデータを保存するようにDNAにエンコードされたのは、一八七二年にエドワード・マイブリッジがアニー・Gという雌馬の疾走を撮影した数秒間の連続写真である。この実験を紹介しているジョージ・エストライクは「この連続写真の選択は、改良という意識的行為を示唆している。ある意味で、それはアニー・Gを脱絶滅させ、この馬を異なる形態で蘇らせるからだ。［……］マイブリッジは生きた馬を映像に変えたのに対して、シップマンはその映像を生細胞の中で蘇らせた」[52]［傍点引用者］と述べている。ここで「脱絶滅」と訳されている de-extinction は生物学の新しい概念で、WIKIPEDIA 英語版では、De-extinction (also known as resurrection biology, or species revivalism) is the process of generating an organism that either resembles or is an extinct species と説明されており、さしあたりゲノム技術を応用して絶滅した種を蘇らせて、自然に再導入すること――一九九三年公開のスティーヴン・スピルバーグの映画『ジュラシック・パーク』を容易に連想させる――と理解しておく。

エストライクはこの実験を現代の優生思想の具現化として批判的に考察している。一九世紀に発明された写真は物体の運動を凍結し、その映像を保存することを可能にした。それはマイブリッジの発明によって組み立て直され、連続した運動を取り戻した。現代のテクノロジーはさらに生命そのものをデジタル化し、再現しようと試みている。チャーチはシップマンの実験と同じ年に、絶滅したマンモスを復活させる、より正確にはゾウとマンモスのハイブリッド胚をつくるという計画を発表した。バイオテクノロジーの「物語」は「リニアな進歩」とともに「途絶も賞賛し、リニアな進歩はリニアなものを途絶させる力によって立証される」。[53]

シップマンの実験がとりわけ興味深いのは、馬の連続写真が生物学とコンピューター・サイエンスの融合によって時空を超えて再生されるプロセスが、〈遠隔輸送機〉の寓話で描かれている人格の移行とほとんど同一だからである。GIF画像として復活したアニー・Gは――まだきわめて素朴な水準にとどまるとはいえ――火星に送信したデータが異なる肉体に上書きされた「私」の〈レプリカ〉である。パーフィットは〈遠隔輸送機〉の寓話を編み出すことで、三〇年後の遺伝科学の再生技術をすでに理念的に先取りしていたのである。

ゲノムに人工的なメッセージを埋め込むというアイディアは、この時点ですでに新奇なものではなかった。二〇一〇年にべつの生物学者によって発表された「シンシア」と呼ばれる「合成細胞」のゲノムには、すでにメッセージをエンコードする技術が使用されていた。そこにはアルファベットに相当する合成されたDNAのコードを利用し、論文の共同執筆者の名前と過去の著名な作家や科学者からの三つの引用文を刻まれていた。そのうちのひとつはリチャード・ファイマンのものとされる「私は自分が作れないものは理解できない」というセンテンスだった。それらのメッセージは、シンシアが人工的に合成された生命であることを象徴している。製作者によれば、この実験は二つの教訓を授けてくれる。それは「第一に、「生気論」が誤りであること［……］第二に、シンシアは生命が情報システムであることを証明している。［……］彼の研究は、「DNAが生命のソフトウェアである……証拠」を提供しているというのだ」[54]。

アニー・Gの脱絶滅と〈遠隔輸送機〉の寓話は、どちらも生気論の否定という点で一致している。それだけでなく「生命が情報システムである」という点でもパーフィットは脱絶滅に同意するだろう。このことは〈遠隔輸送機〉の寓話が人為的な選択と適応にもとづく優生思想、つまり目的論的な進化論をうちに秘めていることを意味している。「情報システム」はその定義により情報ならざるエントロピーから弁別する機能であり、その選択の根拠となるのは目的論的な価値観である。それは生殖というより、むしろデザインという概念によって表現されるべき生命である。

デザインという機能はわたしたちの記憶という能力を模倣している。わたしにはこの世界のすべてを記憶することはけっしてできない。わたしは選択することで記憶し、過去を現在に適応させる。ホルヘ・ルイス・ボルヘスは「記憶の人・フネス」という短篇小説で、知覚したいっさいの事物と感覚と観念をつぶさに記憶してしまう若者の運命を描いている。それは逆説的に記憶が弁別の装置であることを示している。「われわれは一目でテーブルの上の三つのワイン・グラスを知覚する。フネスはぶどうの木のすべての若枝、房、粒を見る。彼は一八八二年四月三十日の明け方の南の雲の形を覚えており、それらを、追憶のなかにある、たった一度みたことのある皮表紙の本の大理石模様のデザインと比べることができた。また、それを、ケブラーチョの戦いの前夜に、舟のオールがネグロ川にえがいたしぶきの縞模様とも比べることができた」。そのような記憶の能力をフネス自身は「ごみ箱のようなもの」と呼んでいる。「黒板に描いた円周や直角三角形や菱形ならば、その形態は、われわれにも完全に直観できる。ところが、イレネオ［・フネス］には、同じように、種馬のあらあらしいたてがみや、山道の牛の群れや、変化してやまない炎や、数えきれない灰や、くりのべられた通夜のあいだの死者の多くの表情などを直観できるのであった。彼がどのくらい多くの空の星を認めることができたか、それは測りしれない」。思考することは差異を忘却すること、概括すること、抽象化することである、とこの小説の話者はいう。思考は選択である。フネスは思考の人ではなかった。彼の生きる世界には「ほとんど連続した細部しか」なかった。一八六八年生まれの「イレネオ・フネスは一八八九年に肺充血で死んだ」[55]。

パーフィットは〈遠隔輸送機〉の寓話を前半と後半に分けて、それぞれを〈本線〉と〈分岐線〉と呼んでいる。〈本線〉での「私」は「緑のボタン」を押すと同時に意識を失い、その直後に火星で目覚めることになっている。〈分岐線〉で「私」は同じようにボタンを押し、その直後に火星では「私」の〈レプリカ〉が目覚めるが、その場にいる「私」にはなにも起こらない（しかし数日後に死ぬ）。それまでの期間、「私」と〈レプリカ〉はともに存在している。ただし分岐した「私」の身体はデータの支持体（だった）にすぎず、事後にはすでにたんなる感覚データの残余であり、身体データの残余である肉――「脳死」と認定された後の身体に比定できるだろうか――はデータならざるもの、すなわちエントロピーとみなされる。データはエントロピーから自己を差別化するが、差別化するフレーム自体がそのどちらなのかを識別することは原理的に不可能である。〈レプリカ〉を「私」であるとみなすのには、奇妙なことに古典的な人格観念が――「魂」という古風な表現を除けば――残存している。データが質料を限定する形相であると考えること、それはべつのかたちの生気論ではないだろうか。だが、わたしたちの人格の一貫性を形成しているのは、そこから抽出された身体や感覚、観念の諸データではなくて、身体とそれを形成する環境そのものである。

〈分岐線〉と呼ばれるケースには、少なくとも〈本線〉ケースにはありえなかった論理の飛躍がある。たしかに「私」は「約一時間意識を失う」あいだに脳内データが火星に転送され、そこで再構成されることを事前に承諾している。その際、地球にある「私」の脳と身体が破壊されることも承知している。しかしそのことは、生きて目覚めている「私」が死ぬこととまったくべつの事柄である。データを転送されたのちも地上で生きている「私」は、もしかすると「私」ではないのかもしれないが――そうとは信じがたいが――しかしなお生存している生命体であることに変わりはない。何者とも同定しがたいこの「私」は「緑のボタン」を押すこと以外のなにも実行しておらず、その時点では「私」の脳と身体になんの変化も起きていない。にもかかわらずこの人格の同定が不可能な「私」は、やがて心不全で確実に死ぬ。そのことに同意したことになっている。しかし「私」は、この未来に確実に起こるはずの事実を事前に知らされていなかった。これは人間がなんの理由もなく同意なしに殺害されるのを問題なしとする、という犯罪以外のなにでもない。しかも驚くべきことにパーフィットは、この行為がなんら「驚くべきことではない」[56]し、検討の必要すらない、と断言するのである。つまり〈分岐線〉にいる「私」の生命についてはなんら考慮に値しない、ということである。永井は地球に残った「私」を「抜け殻みたいなやつ」[57]と呼んでいる。〈遠隔輸送機〉の寓話が成長（成熟）のアレゴリーであるならば、地上の「私」は成長（成熟）を禁じられた身体である。それはそのまま障害者の身体と考えてもよい。

スピノザの孤独

「抜け殻」とみなされるのは、なにも障害をもった身体ばかりではない。共同体に所属しない知そのものがそうみなされる場合がある。つまり、ユダヤ人共同体からの「破門」によって「二重の亡命生活」に入った二四歳のバルーフ・デ・スピノザのことである。「かれは、二度排除された追放者だった。かれは、ユダヤ人にとっては異端であり、キリスト教徒にとっては、それに加えて、〔それでもやはり〕ユダヤ人だったのである」[58]。まだ無名の若者にすぎなかったスピノザは、この当時のキリスト教徒にもユダヤ人共同体にも「抜け殻みたいなやつ」と映っていただろう。スピノザもまた「たくさんの足たち」によって「歩くことを禁じられた」存在だった。

スピノザは一六五六年七月にアムステルダムのユダヤ人共同体から破門の宣告を受けている。破門は、一般に宗教上の罪人を宗教共同体の交際から追放することを意味している。ヘブライ語では破門は三段階に分かれており、スピノザの処分はそのうち「厳格さにかなり幅のある中間段階の「ヘレム」」[59]だったという。その頃アムステルダムに滞在していたドミニコ会修道士の証言によると、若いスピノザは「哲学的な意味での神以外に、神は存在しない」などと公言していた。

スピノザより五〇歳近く年長で、同じアムステルダムに暮らしていた哲学者のウリエル・ダコスタは、やはりユダヤ人共同体から破門を申し渡され、のちに破門の撤回を願い出てからピストル自殺している。スピノザが自殺することはなかったが、破門の撤回も求めなかった。暗殺者に襲撃され、危うく九死に一生を得た、というまことしやかなエピソードまで残されている。スピノザはおそらくダコスタの身に起きた不幸を詳しく知っていたし、己の生活の置かれた際どさもよく心得ていただろう。

スピノザは他の土地で自由に生きるためイベリア半島を去ったマラーノの先祖たちの行為を繰り返したのだ、とイルミヤフ・ヨベフは述べている[60]。マラーノとは一四世紀以降、スペイン・ポルトガルにおいてキリスト教に強制的に改宗させられた旧ユダヤ教徒のことである。マラーノは古いスペイン語で「汚らしい」「卑しい」という侮辱的なニュアンスを含む「豚」を意味している。迫害を逃れたマラーノはユダヤ教の戒律や慣習をひそかに保持していたが、それらは次第にキリスト教の教義や象徴との混淆を生み出した。スピノザの父親もポルトガルからアムステルダムに流入したマラーノだったが、スピノザ自身はマラーノとはべつのかたちでの流浪を強いられることになった。

破門がスピノザにどのような影響を与えたのかはよくわかっていない。吉田量彦がいうように「トラウマ」と呼ばれるような心的外傷ではなかったとしても、しかしそれが「かれの非凡な個性をかたちづく」った理由のひとつであったのは間違いない。「謙虚さと矜持、慎み深さと豪胆、氷のような合理性とわれを忘れるような情熱の奇妙な結合、敵にすら門戸を開く無邪気さと、敵を極度の怒りにまでおしやる無頓着にかぎりなく近い無関心」[61]と、マシュー・スチュアートは空想のスピノザ像を――この闘争的な哲学者のいささか華美な印象を強調して――そう描写している。わたしにはスピノザが気晴らしに蜘蛛を数匹捕まえてきて殺し合いをさせていたという嗜虐的な一面も見逃すことができないが、美徳も悪徳もあわせもったこの独身者の海溝のように深い孤独は動かすことができないように思われる。スピノザの初期の未完の著作『知性改善論』の冒頭はそのことを暗示しているのではないだろうか。「一般生活において通常見られるもののすべてが空虚で無価値であることを経験によって教えられ、また私にとって恐れの原因であり対象であったもののすべてが、それ自体では善でも悪でもなく、ただ心がそれによって動かされた限りにおいてのみ善あるいは悪を含むことを知った時」[62]……。

破門ののち、スピノザは弟と共同で経営していた商会から手を引き、アムステルダムの家族のもとから去る。スピノザは父親の遺産をめぐって弟妹との係争に巻き込まれ、訴訟にまで発展した。スピノザは勝訴し、伝説では遮光カーテン付の高価なベッドを一台手に入れた。事実上の絶縁だったのだろう、弟妹はオランダを去り、イギリスやカリブ海の島々へ移住した。スピノザの死後、妹がオランダ領キュラソーから遺産相続者として名のりをあげたが、兄の遺産がわずかな財産と多くの負債を含むことを知って相続を放棄した。

生活の「すべてが空虚で無価値である」と思えるような、世界と己とのあいだが透明な皮膜で遮られ、そのなかに隔離されているような奇妙な感覚はわたしにも覚えがある。スピノザは一七歳のときにすでに経営が傾きかけていた父親の事業――父ミヒャエルは一六五四年に死去する――を手伝うためにタルムード・トーラー（ヘブライ語）の学院を中途で退学している。わたしの父親は一九八九年一一月、わたしが二三歳で大学を卒業し、職に就いたその半年後にがんを再発して亡くなった。そのためわたしは大学に復学して修士課程に進学するのを諦めたが、弁護士だった父親は法律に則った遺書を残しており、そこには非嫡出子であるわたしにも財産の一部を――父の妻と長男、長女とともに相続法の規定に基づいて平等に――相続させるように記してあった。当時、非嫡出子の相続差別――嫡出子の法定相続分の二分の一とする――は「合憲」とされており（二〇一三年に最高裁判所で「違憲」判決が下った）、もし遺書が残されていなければそのように手続きされていたはずだった。遺書は家庭裁判所で検認され、わたしは自分の年収のおよそ三倍から四倍にあたる金額を相続することが認められた。その後、兄姉からわたしに相続を放棄するよう非公式に要請があったが、わたしはすべて拒絶した。それは父がわたしの母親に対しては――わたしが大学を卒業するまで養育費の支払いを受けていたが――なにひとつ遺産を残さなかった、という理由ばかりではない。翌年、父の家族と暮らしていた祖父母――わたしの母方の祖父母はすでに死亡いていた――宛に出した年賀状に対して、祖父から今後連絡をしてこないようにという旨の返事があった。それ以来、かれらからの音信は途絶した。祖父母はやがて亡くなったが、わたしには墓所のありかも知らされなかった。

　わたしが過去の己を慰めるためにスピノザの破門にみずからの体験を擬えている、というのはそのとおりだ。わたしはスピノザと違ってなにごとかの信念をもって決意したのではなく、たんに状況に強いられて――祖父母との絶縁と引き換えに――遺産を放棄しないことを決断したにすぎない。スピノザと違って、わたしはそれによって身体的にも精神的にも危害を加えられたわけではなかった。しかしそのときの差別によって隔離された感情が、のちのわたしの生になんの影響も及ぼさなかったはずはない。わたしには、スピノザがそうではなかったとはとても信じられない。スピノザの特異な、それゆえに現代まで徹底的に批判され、憎悪され続けてきた思考の脈絡が、この世界から二重に放逐された経歴から切り離して考えられうるとは到底思えない。たとえばスピノザに大きな影響を与え、スピノザよりもはるかに保守的で厳格なリアリストと目されるホッブズは『リヴァイアサン』(一六五一年)で次のように述べている。

おびただしい数の人間が、主権に対して一斉に不当な抵抗をおこなったり、あるいは、重罪を犯したりしたために全員の死刑が見込まれるとき、盟を結び、力を合わせ、互いを守る自由はないのだろうか、そのような自由は確かにある。なぜなら、彼らは自分の生命を守っているにすぎず、それは身の潔白な人間のみならず、罪を犯した人間にも許されることだからである。[63]

潔白な人間だけでなく、有罪者にも抵抗権が認められるという主張は——これはホッブズの自然権をめぐる思想から生じる論理的な帰結だが——現代日本の市民感覚よりもずっとリベラルで進歩的かもしれない。では、スピノザは「死刑」についてどのように述べているのか。

自然な権利はひとそれぞれのもつ力だけで決まる。ということは、ひとそれぞれが力ずくであれ自発的であれ、自分のもつ力を他人に引き渡せば渡すだけ、その人は自分の権利も必ずこの他人に譲ることになる。そして万人を力ずくで強制でき、誰でも普通は恐れる最高刑[=死刑]で脅して拘束できる、そのような至高の権力をもつものこそが、あらゆることにおよぶ至高の権利をもつことになる。もちろんそうした至高の権利を持ち続けられるのは、したいことを何でも実行する力を保っている間に限られるだろう。力がなくなれば、その命令は相手の機嫌をうかがったものになるだろう。そして強さで勝る人は、当人がその気にならない限り、誰もその命令に従うよう促されなくなるだろう。[64]

スピノザの「自然権」は努力《コナトゥス》と同義であり、それは「自然全体の永遠の仕組み」によって定まっている。ホッブズのように臣民の抵抗権や生存権を保全する余地はそこにまったくない。こういった箇所を読むと、スピノザの決定論的な世界観がじつのところ優生思想、とりわけネオリベラリズムの能力主義《メリトクラシー》と相性がいいのではないか、と疑いたくなるのはもっともなことだ。しかしスピノザが宗教と世俗からの二重の亡命者として透明な膜によって隔離された場所で思考していたのだとしたら、その必然主義はべつの相貌を呈する。スピノザの必然主義は、パーフィットの優生思想的な酷薄さとはまったく異なる。スピノザは人間の自由意志という例外とそれにもとづく排除を認めていない。あらゆるものたちの生の帰結が自然の仕組みのうちで決定される。そこに優生思想が容認される余地はまったくない。それは選択的中絶という事態についても同じことがいえる。もしわたしが優生思想にもとづいて胚（胎児）を選択的に排除するならば、そのとき排除されるのは——「シュレディンガーの猫」における観測者の位置にある——わたし自身である。わたしが選択的中絶を肯定したとしても、その選択の外部にいることにはまったくならない。これは隠喩ではなく、論理的にそうであるしかないのだ。また、スピノザはこうも明言している、「モノは現に産出されているのと異なったいかなる他の仕方、いかなる他の秩序でも神から産出されることができなかった」（『エチカ』第一部定理三三）。

多くの人は次のように論ずるのが常である。もし万物が神の最完全な本性の必然性から起こったとするなら自然におけるあれほど多くの不完全性は一体どこから生じたのか。例えば悪臭を発するにいたるまでの物の腐敗、嘔吐を催させるような物の醜怪、混乱、害悪、罪過などなどはどうかと。しかし、今も言ったように、これを反駁することは容易である。なぜなら、物の完全性は単に物の本性ならびに能力によってのみ評価されるべきであり、したがって物は人間の感覚を喜ばせ、あるいは悩ますからといって、また人間の本性に適合しあるいはそれと反撥するからといって、そのゆえに完全性の度を増減しはしないからである。（第一部付録）

スピノザは社会に適応する功利主義の才能を「能力」といっているのではない。そうではなくて、それは存在をたえず増大させる力能であり、その増大が生む「喜び」の感情のことである。自然はそれ自体で肯定されている。ただしここでは神あるいは「能産的自然」ではなく、可能性の機械であるところの自然である。エントロピーの局所的な減少を生のモデルとして捉えるとすれば、そう考えるしかない。わたしたちは誰もが太陽光によって充電された自動人形《オートマトン》であることにおいて絶対的に平等である。異端者であれ、肉であれ、脳性マヒ者であれ、女性であれ、アセクシャルであれ、胎児であれ、非嫡出子であれ、そのことにいっさいの例外はない。

いっさいの例外はないというスピノザの必然主義はたんなる論理でも倫理でもなく、あらゆる差別に抗してみずからの言説の位置を確保するための装置である。それは現実の追認ではまったくないし、なにごとかを放棄することでもなく、諦念でもない。幾何学の様式を模したスピノザのテキストの行間には、横田弘の詩と同じく「あなた方、あなた方は何をもって、私が歩くことを禁ずるのか」という孤独で、断固とした問いがたえずうちに秘められている。

4　死者と生者の無限判断

ヘーゲルの無限判断

スピノザによる精神と身体の「並行論」は、デカルトの自由意志論への徹底的な批判であるといわれる。人間の精神における観念の秩序と身体の変様の秩序は完全に対応している。しかし精神は身体に対して優越的に指導する力能をもたない。むしろ身体こそ精神を認識し理解するためのモデルとなる。「身体（＝物体）の存在するところには必然的に精神があり、また精神のあるところには必ず身体が存在する。これは存在するすべての個物に妥当することである。自然のうちに存在するすべての個物は、精神と身体から、あるいは観念と物体から必然的に構成されている」。この認識はデカルト的な自由意志のみならず、「アリストテレス的な〈存在の位階秩序《ヒエラルキー》〉を完全に解体する」。むしろアリストテレスの「神」と「第一質料」は「並行論が完全に破綻した限りで考えられたものである」。第一質料とはなんらの形相ももたない基体であり、神を頂点とする位階秩序《ヒエラルキー》の最低の段階にあたる。しかしいっさいを観念と物体の結合とみなす並行論ではそうした存在の位階は想定しえない。神についても同様である。並行論では「神の身体は、その思考する力能に対応する絶対的な存在する力能としてのみ把握される。このように考えると、スピノザにおいては、唯一の無限実体よりも、むしろ神の絶対的な二つの力能の方がより根源的であることがわかる」[65]。

　ただし並行論が「唯一の無限実体」を想定しないかぎり、それが神の狂気を内包した論理に陥ることは否定できない。もし唯一の実体を想定しなければ、それはヘーゲルの挙げる無限判断の命題「精神は骨である」とまったく同一である。ヘーゲルが認めるように、無限判断がその無限性においてではなく「持続的な命題としてとらえられるときには、概念が愚かしい表象となる。その場合には主語と述語がそれぞれ独立《フュール・ジッヒ》に妥当すべきものとされ、自己は自己として、事物は事物として固定されながら、それでも一方が他方であるべきだ、とされる」[66]。

　ヘーゲルは主語と述語のあいだに「類」(普遍的領域)を想定しえない結合を無限判断とみなしている。スピノザの並行論は観念と物体を媒介する「唯一の無限実体」を想定しているから、骨相学の「精神は骨である」のような無意味な命題ということにはならない。しかし、ディドロの『ラモーの甥』の音楽家にヘーゲルが見いだした「狂気」とは、まさしく骨相学的な無限判断そのものである[67]。『精神現象学』に引用されるところでは「その音楽家は、「三十もの歌曲を、しかもイタリア語、フランス語の、悲劇の、喜劇の、あらゆる種類の性格のそれを積みあげ、雑ぜあわせて歌った。あるときは最低音で地獄の底までくだり、また或るときには喉を引きしぼり、つくり声で大気の高みを引き裂いて、……代わるがわる物狂おしく、物静かに、迫るがごとく、嘲るがごとく歌ったのである」。
つまり「智慧と愚劣の戯言であり［……］完璧な破廉恥と、まったき率直さ、ならびに真実とが混合されたもの」[68]——それはやがて革命を迎えようとするフランス絶対王政末期に生きる市民の、既成の秩序が破壊されて錯乱した、支離滅裂な自己意識の表出なのだ。錯乱はいずれ革命の恐怖《テロル》に行き着くだろう。そうした自己意識の自己解体を表現するのが「私は私である」という究極の無限判断である。究極の、というのは「私」を「私」以外のすべてと関係づけることを拒むことで、「私」以外のすべてを排他的に否定するからである。

ここには分裂のことばがある。［……］〈分裂のことばを語る〉自己意識に、屈辱を撥ねのける〈投げ捨てられているありかたを投げかえす〉反抗が帰属している。この自己意識が直接に、絶対的に分裂したありかたのただなかでみずからと絶対的にひとしいことであり、純粋な自己意識がじぶん自身と純粋に媒介されていることなのである。この自己意識が同一判断のひとしさをそなえている。そこでは一箇同一の人格性が、主語であり述語である。いっぽうこの同一判断は、同時に無限判断でもある。この人格性は絶対的に分裂し、主語と述語は端的にたがいに没交渉に存在するものであって、相互にまったくかかわりをもたず、必然的な統一を欠落させているからだ。そればかりか主語と述語のいずれも、固有の人格性を有する威力《マハト》でさえあるのである。[69]

「神すなわち自然」とスピノザは記した。それは神も自然も究極の目的や原因をもたない、というのと同じことだ。わたしたちは、自然の反・目的論的な秩序や生成は肯定しても、もはやスピノザが生きた時代のように神の実在を信じることはない。自然は神ではなく、人間によって改変可能な対象であるにすぎない。努力《コナトゥス》とは太陽が地球に放射する低エントロピーのエネルギーである。そのように考えるわたしたちは皆――人類のみならず動植物を含む地球上のいっさいは――太陽エネルギーによって作動する自動人形《オートマトン》である。この世界は「実体」のない「様態」である。

わたしたちは気が狂っている、わたしたちは全員「人格」をもたない白痴である――わたしはそう考えるよりほかにない。〈遠隔輸送機〉の寓話は――脱絶滅をめぐるテクノロジーの急速な進化は――あきらかにそうした狂気の産物である。生きている人間を自己同一性《アイデンティティ》を喪失しているという理由で殺害する、しかもその正当性に議論の余地もないなどと主張するのは、どう取り繕っても正気の沙汰ではないからである。この、正気の沙汰ではない、という判断が無限判断なのだ。

しかしヘーゲルが『ラモーの甥』の音楽家にみたのは、革命の狂気《テロル》が「絶対精神」としてのナポレオンへと「移行」する潜在性だった。ヘーゲルは「出発点としての排他的同一判断（＝悪無限判断）が、他を包括する原点としての同一判断（＝真無限判断）へと、あたかも首尾よく移行できるかのようにも書いている」[70]。カントであれば、このような移行をけっして容認しないだろう。カントは無限判断に定立や規定の機能を認めず、非連続の相としてしか理解しない。それはカントが「物自体」を「現象」の根拠とも原因とも考えなかったことにかかわっている。石川求によれば、ヘーゲルが主語Sと述語P、つまり「本質と現象の関係を反省という関係によって説明する」のに対して、「カントの現象が物自体を表現するとか、物自体は現象によって自己を顕現すると考えてはならない」[71]。カントの物自体はP（現象）に対する非Pという「限界領域」として設定されている。なぜなら「現象と物自体は、互いの限界だけは共有する二者——すなわち無限判断のSとPではなく、このPと非P——だからである。物自体は現象にとってまったき否定でしかなくとも限界概念としては現象に関係しうる」[72]。

ヘーゲルはカントと異なり、無限判断を排他的（悪無限判断）と包括的（真無限判断）という二つのヴァージョンとして想定している。「AはAであるという自己同一性を、主語と述語に自他の区別がないとみるか、それとも主語が述語に連続しているとみるか、これら二つの事態は同じではない、というより断絶している。前者［悪無限判断］のネガティヴな同一性は、AがただAでしかないがゆえに、Bでもなく、Cでもなく、D……でもないことをまさに延々と排他的に語るのであった。これにたいし後者［真無限判断］の連続的同一性は、AがAであるだけではなく、BでもCでもD……でもありうる可能性を排除しない。この後者において自己同一性は包括的な同一性の原点として考えられている」[73]。つまり「AはAである」は、見かけ上ではまったく同一の命題でありながら、同時に悪無限判断でも真無限判断でもありうる。

たとえば「フェミニズム」を「女は女である」という命題として記述してみるとする。藤高和輝は「第三波以降のフェミニズム」のもつ思想的特徴として、さまざまなアイデンティティの人種的、階級的、民族的、性的、地域的な様態が複層し、交差するジェンダーの「インターセクショナリティ」（交差性）を挙げている[74]。それは白人中産階級のヘテロ女性を中心とした「第二波フェミニズム」——日本でリブを牽引した田中美津は第二波フェミニズムとほぼ同時代的に活動し、かつそれに近接した立場にあったといえる——に対する批判から生まれた概念だった。田中は「女は女であり、「公衆便所」でも「子産み機械」でもない」と主張した。それは「AはAである」であることが「Bでもなく、Cでもなく、D……でもない」という悪無限判断だったといえる。一方、インターセクショナリティが「有色人種の女性もレズビアンも第三世界出身の女性も、ただ「家父長制」の「例」として「十波一絡げに表象され」」、すべてが「ただ性差別の文脈にのみ回収されてしまう」ことを批判するのは、それが「AがAあるだけではなく、BでもCでもD……でもありうる可能性」を認識しているからである。現在の「トランス排除的ラディカル・フェミニズム」の語りが前者と同じく「女は女である、しかし、トランスジェンダーは女ではない」というのに対し、トランス・フェミニズムが後者のように「女は女である、かつ、トランスは女である」と主張するのもそれと同じである。

スラヴォイ・ジジェクもまた吸血鬼のような「生ける死者」が「モノ」として扱われるのは、それらが無限判断によって言及される対象だからだと述べていた。

吸血鬼や他の「生ける死者」が、通常「モノ」として言及されるという事実は、その完全にカント的な意味において理解されなければならない。吸血鬼は、われわれと同じように見え、われわれと同じように行動するのだが、われわれの一員ではないような〈モノ〉なのである。つまり吸血鬼と生きている人間とのあいだの差異は無限判断と否定判断の差異なのである。死んだ人間は、生きているときの述語を失うが、それでもなお、彼ないし彼女は同一の人格であり続ける。非死者は、反対に、生きているときの述語はすべて保っている。ただひとつ、同一の人格であるということだけは除いて。[75]

ジジェクはここではヘーゲルではなく、カントの無限判断を参照している。カントは『純粋理性批判』で「魂は可死的ではないものである」という言明を無限判断の例にあげている。カントの無限判断は「述語Pと非Pの擬似領域的区別」である。つまり「Pと非Pに或る特別の関係が成立する、とカントは考える」。[76] ジジェクはここで「非死者」が魂、すなわち「可死的ではないもの」（非P）を除いて「可死的なもの」（P）はすべて保持していると述べているのである。

ジジェクのいう「同一の人格」とは「物自体」のことであり、通常の「死んだ人間」は生きていたときの述語Pを失っても、その身体には非P＝魂が残存している。それを失った吸血鬼が「モノ」つまり自動人形《オートマトン》である。もちろん「吸血鬼や他の「生ける死者」」は隠蔽のレトリックで、要は被差別者たる黒人や女性のことである。

ところがジジェクの『性と頓挫する絶対』では、カントの無限判断は真無限に移行することができると述べられている。その移行はヘーゲルの無限判断と「明らかに平行関係にある」というのである。ジジェクはその論拠をヘーゲル『論理学』の次の箇所に求めている。「形而上学的無限が表現する否定は限界に対立してあるにすぎず、そのためこの限界は形而上学的無限の外に存立し続け、この無限によって止揚されることはないからである。これに対して、数学的無限は有限な限界を真に自己のうちに止揚している。なぜなら、限界の彼方は限界と結合されているからである」。[77]

形而上学的無限、つまり通常そうみなされている反省的な契機をもつ力学的無限ではなく、むしろカント的な数学的（悪）無限のほうが限界を止揚する可能性を秘めている、ということである。カントの数学的無限は「限界領域」によって物自体の領域を確保するものだから、ジジェクの解釈はもちろんカントの誤用である。その際にジジェクが援用するのが「微分」概念である。「微分計算の結果に表現された量的な関係は質として機能している」[78]、それが悪無限から真無限への移行である。

しかし微分は「途轍もなく無意味な捏造」でもある。微分における「極限」は「要請されているだけ」でけっして現実化しない。「極限、微分、連続体の存在の仕方は、理念的で潜在的である。現実的でも顕在的でもないから、理念的で潜在的でしかない」[79]。この「要請」から「「女性の」主体は、〈存在〉の「数学的」領域を自己止揚することによって生じる空無であり、他方「男性の」主体は、〈本質の〉領域の「力学的」対立を自己止揚することによって生じる」[80]というジジェクの結論が導き出される。これはカントの無限判断のヘーゲル化である。しかし「理念的で潜在的でしかない」ものを現象に転化しているだけだから、ある意味では自己欺瞞的な——嘘だとわかってやっている——新カント主義あるいはヒューマニズムの回復である。むしろジジェクは男性も女性もヘーゲル的な主体にはなりえないし、どちらもたんに異なる論理タイプをもつ自動人形《オートマトン》である、というべきではなかったのか。

ヘーゲルは『法の哲学』で「物件」を「占有」すること、「使用」すること、「譲渡」することを、肯定判断、否定判断、無限判断にそれぞれ対応させていた[81]。主体が自分のものとして占有すること——「意志が、肯定的なものとしての物件のうちに自分の定在をもつ」と表現される——が肯定判断、使用すること——「意志は、否定されるべきものとしての物件のうちに自分の定在をもつ」——が否定判断と呼ばれるのは理解しやすい。しかしなぜ譲渡すること――「意志が物件から自分のうちに反照〔還帰〕する場合」――が無限判断なのだろうか。ヘーゲルは占有‐使用‐譲渡を「自己意識」が自然の「否定」を経て「精神」として顕現する真無限判断のアナロジーとして理解している。しかし主体が占有するなんらかの物件でなく、自分自身を物件として譲渡する場合がある。つまり「人格性や実体的存在の放棄の可能性」をもつ奴隷である。[82]

無限としての「内在」

ヘーゲルの無限判断で〈遠隔輸送機〉の寓話を解釈するとどうなるのか。「「私」は「私」である」は、〈レプリカ〉にとっての真無限判断となる。この場合の「「私」Aは「私」Bである」ということができ、その後に続く〈遠隔輸送機〉の旅行でも「「私」Bは「私」Cである」「「私」Cは「私」Dである」……という無際限の連続性が想定されている。そこにはジジェクのいう微分の「量的な関係が与えられる」。記憶の潜在性の領域が微分的に構成されていると――〈レプリカ〉自身には――そう思えるのである。

一方、「私」Bに自分自身を物件として譲渡した「私」A'の無限判断はどういったものか。「「私」A'は「私」Aではない」かつ「「私」A'は「私」Bではない」「「私」A'は「私」Cではない」……と無限に続く。つまり悪無限判断である。したがって死を越境したゾンビという表現にふさわしいのは〈レプリカ〉ではなく――「緑のボタン」を押しただけで一見なんの変化もない――「私」A'である。

ヘーゲルはあるところで「病気」が否定判断であるのに対して、肉体と魂が分離し、主語と述語がばらばらになる「死」は無限判断であると述べている。[83] 死が無限判断であるというのはなにも不思議ではない。ヘーゲルの「精神は骨である」もカントの「魂は可死的ではないものである」も、結局は死を暗示する命題なのだから。ヘーゲルにとっての死は悪無限判断としての死である。「私」A'の生は「肉体と魂が分離し、主語と述語がばらばらに」なった悪無限判断である。それは江川のいうように「自殺」であり、死を越境する経験である。しかし、そうではない死の越境は可能だろうか？ わたしはドゥルーズの絶筆となった「内在――ひとつの生……」で、ディケンズの小説に登場する死にかけた悪党に触れていたのを思い起こさずにはいられない。

極道が一人、みんなが侮辱し相手にしない悪漢がひとり、瀕死状態におちいって運ばれてくる。介抱にあたる者たちはすべてを忘れ、瀕死者のほんのわずかの生の兆しに対し、一種の熱意、尊敬、愛情を発揮する。みんなが命を救おうと懸命になるので、悪漢は昏睡状態の底で、なにかやさしいものがこんな自分の中にも差し込んでくるのを感じる。しかし、だんだんと生に戻るにつれ、介抱に当たった人々はよそよそしくなり、悪漢は依然と同じ下劣さ、意地悪さにもどってしまう。この男の生と死の間には、死とせめぎあうひとつの生のものでしかない瞬間がある。個人の生は、非人称とはいえ特異なひとつの生を前に身を引き、ひとつの生はそこに、内的かつ外的な生における諸々の偶発事から、つまり到来するものの主体性と客体性から自由になった、純粋な出来事を開示する。[84]

ここには魂すなわち「物自体」の顕現という、現実にはけっしてありえない事態が描かれている。ドゥルーズが夢想しているのは、悪無限が真無限に変容する「微分」とはまったくべつのなにかである。それをカントの無限判断によって記述するなら、死の間際にあって悪漢が失いかけているのは「生きているときの述語」の集合Pである。そのとき非P（魂）が周囲の人びとに一瞬開示される。しかし意識を回復するにつれ悪漢はPを取り戻し、非Pは見失われてしまう……。

非Pは真無限ではない。そうではなくて、「この男の生と死の間」に開示された「内在」としての無限である。「スピノザにおいて、内在は実体に内在するのではなく、実体と諸様態が内在の中にある」。[85] わたしという「ひとつの生」（非P）にこの世界（P）が懐胎されているのであり、その逆ではない。わたしは無限そのものだが、しかしわたしという無限（非P）はこの世界（P）にほんの一瞬顕現されるにすぎない。このわたしは、精神が絶対知へと生成する主体とはなんのかかわりもない。

スピノザの無限は、否定によっても肯定によっても規定されない。否定も肯定も人間の思惟による限定にすぎないからである。『エチカ』第四部定理三二備考にはこう記されている。「白と黒とはその両者とも赤でないという点においてのみ一致すると言う者があれば、それは白と黒とはいかなる点においても一致しないことを絶対に肯定する者である。［……］なぜなら、単に否定においてのみ、すなわち自らの有せざるものにおいてのみ一致する物は、実はいかなる点においても一致していないのだから」。

「白は黒ではない」という無限判断ともとれる言明について、石川は次のように述べている。「白と黒はともに｛赤ではないもの｝の領域に属するということはできる。だがしかし、スピノザは赤ではないものどもをそんな風に領域化すること自体を悪しき表象知（imaginatio）の所業とみなすはずである。領域たりえない非赤が（内に閉じられることのない）無限空間であるように、それぞれたんに黒でなく白でないかぎりの白と黒の差異も［……］比較を絶するように果てしない」[86]。したがって白と黒が〔非赤〕領域に属すると考えるのはイメージに縛られた誤謬である。白も黒も「赤ではない」という「無数の否定の中の否定」にすぎない。

ドゥルーズの内在は、実体や諸様態のような「無数の否定の中の否定」によってはカテゴリー化できない無限であろう。人間の精神と身体が神の「無限に多くから成っている属性」（『エチカ』第一部定義六）のうちのたった二つの属性にすぎないというのと、それは同じことである。

1　ティアナ・ノーグレン『中絶と避妊の政治学』（岩本美砂子監訳、塚本久美・日比野由利・猪瀬優理訳、青木書店、二〇〇八年、八三頁）には「政府統計によれば、一回目の優生保護法改正の翌年にあたる一九五〇年の中絶報告件数は八五％の増加、二回目の改正の翌年にあたる一九五三年には三三％の増加をみた」とある。

2　松原洋子「母体保護法の歴史的背景」、『母体保護法とわたしたち――中絶・多胎減数・不妊手術をめぐる制度と社会』、明石書店、二〇〇二年、三七–四一頁。

3　加藤秀一「「「優生保護法」をめぐる最近の動向」3人工妊娠中絶について」、江原由美子（編）『生殖技術とジェンダー　フェミニズムの主張3』、勁草書房、一九九六年、三八六頁。

4　杉田菜穂「第5章　人口論」、『講座　現代の社会政策　第1巻　戦後社会政策論』、明石書店、二〇一一年、一三〇頁。

5　当時の経緯について「優生保護法改悪を阻止する合同集会に参加を」という呼びかけビラには次のような記述がなされているという。「優生保護法それ自体が、障害者抹殺の思想から成立している以上、リブは産む「女」と抹殺される「障害者」との共闘の道を模索していく。改悪阻止集会における、脳性マヒ障害者団体「青い芝の会」の「障害者を堕ろすのは女のエゴではないか」との問いかけを重く受け止めたリブは、「中絶は女の権利か？」とこれまでの運動のとらえ返しを行う。討論に討論を重ね、掲げられた新たなスローガン「産める社会を！　産みたい社会を！」は、男には性の放縦を許す一方で女に子産みと子育てを強制し、それを望まない女には中絶しか道を残さない社会、女を締めつけることにより障害者の生きる道を絶とうとする社会への怒りを明らかにしたものであった」（『全共闘からリブへ――銃後史ノート戦後篇』、インパクト出版会、一九九六年、二六四頁）。

6　塚原久美『中絶技術とリプロダクティヴ・ライツ――フェミニスト倫理の視点から』、勁草書房、二〇一四年、二三五頁。

7　ロナルド・ドゥオーキン『ライフズ・ドミニオン――中絶と尊厳死そして個人の自由』（水谷英夫・小島妙子訳、信山社、一九九八年）等を参照。

8　横塚晃一『母よ！　殺すな』、生活書院、二〇〇七年、一二九頁。

9　横田弘、立岩真也、臼井正樹『われらは愛と正義を否定する――脳性マヒ者横田弘と「青い芝」』（生活書院、二〇一六年）の「第2章　横田弘の生涯」の臼井正樹の証言を参照。なお、この項目が採択に至った詳しい経緯については、荒井裕樹『差別されてる自覚はあるか——横田弘と青い芝の会「行動綱領」』（現代書館、二〇一七年）の「第七章「行動綱領」改訂される」を参照。横田が起草した行動宣言は次のとおりである。「一、われらは自らがCP者であることを自覚する。／われらは、現代社会にあって「本来あってはならない存在」とされつつある自らの位置を認識し、そこに一才の運動の原点をおかなければならないと信じ、且つ行動する。／一、われらは強烈な自己主張を行なう。／われらがCP者である事を自覚した時、そこに起るのは自らを守ろうとする意志である。われらは強烈な自己主張こそそれを成しうる唯一の路であると信じ、且つ行動する。／一、われらは愛と正義を否定する。われらは愛と正義のもつエゴイズムを鋭く告発し、それを否定する事によって生じる人間凝視に伴う相互理解こそ真の福祉であると信じ、且つ行動する。／一、われらは問題解決の路を選ばない。／われらは安易に問題の解決を図ろうとすることがいかに危険な妥協への出発であるか、身をもって知ってきた。／われらは、次々と問題提起を行なうことのみがわれらの行いうる運動であると信じ、且つ行動する。」

10 江原由美子『女性解放という思想』、勁草書房、一九八五年、一三六－一三七頁。

11 荒井『障害と文学——「しののめ」から「青い芝の会」へ』、現代書館、二〇一一年、一六一頁。

12 「[リベラル・フェミニズムの]平等観は、現在世の中に蔓延する「多様性」に対する企業の熱意と完璧に符合する。「差別」を糾弾し、「選択の自由」を掲げているとはいえ、リベラル・フェミニズムは大多数の女性たちから自由とエンパワメントを奪う社会経済的なしがらみに取り組むことを頑として避けている。それがほんとうに求めているのは、平等ではなく能力主義《メリトクラシー》なのだ。社会における序列をなくすために働きかけるのではなく、序列を「多様化」し、「勇気を与えてくれるような《エンパワリング》」「才能ある」女性たちがトップへと駆け上がることを目指すのである」（シンジア・アルッザ、ティティ・バタチャーリヤ、ナンシー・フレイザー『99％のためのフェミニズム宣言』惠愛由訳、人文書院、二〇二〇年、二八頁）。

13 立岩真也『弱くある自由へ　増補新版』、青土社、二〇一九年、一五四頁。

14 横田弘『横田弘対談集　否定されるいのちからの問い——脳性マヒ者として生きて』、現代書館、二〇〇四年、一二〇頁。

15 同書、九一頁。

16 同書、八四頁。
17 同書、一二〇頁。
18 横田、立岩、臼井『われらは愛と正義を否定する』、前掲書、五三頁。
19 横田『増補新装版　障害者殺しの思想』、現代書館、二〇一五年、一一四頁。
20 スピノザ『神学・政治論（下）』吉田量彦訳、光文社古典新訳文庫、二〇一四年、一五〇頁。
21 横塚、前掲書、一三八頁。
22 立岩『私的所有論［第2版］』、生活書院、二〇一三年、四八六頁。
23 イマヌエル・カント「啓蒙とは何か」、『永遠平和のために／啓蒙とは何か　他3編』中山元訳、光文社古典新訳文庫、二〇〇六年、一〇頁。
24 カトリーヌ・マラブー『偶発事の存在論——破壊的可塑性についての試論』鈴木智之訳、法政大学出版局、二〇二〇年、五八頁。
25 江川隆男『スピノザ『エチカ』講義——批判と創造の思考のために』、法政大学出版局、二〇一九年、二〇四頁。
26 マラブー、前掲書、六二頁。
27 スピノザ『エチカ（下）』畠中尚志訳、岩波文庫、一九五一年、五三頁。以下、『エチカ』からの引用はすべて岩波文庫版による。
28 江川『残酷と無能力』、月曜社、二〇二一年、二五五頁。
29 同書、一三五頁。
30 映画からの引用は、横塚『母よ！　殺すな』（前掲書）に採録された「シナリオ　さようならＣＰ」を参照。
31 同書、三七五頁。
32 ルネ・デカルト『情念論』、岩波文庫、二〇〇八年、三二頁。
33 デレク・パーフィット『理由と人格——非人格性の倫理へ』森村進訳、勁草書房、一九九八年、三七九頁。
34 同書、三六一頁。
35 「構造がなくてエントロピーの高い宇宙空間をランダムに飛び交っている粒子たちが、たまたまエントロピーの低い配置をひととき取ったとすれば、そしてその配置が、たまたまあなたの脳を構成している粒子配置と一致したとすれば、その粒子の集合体は、あなたと同じ記憶、思考、感覚を持つだろう。きわめて稀だがありえないわけではない自然発生的な粒子の集合により形成された、仮想的で捉えどころのない、何にもつながれていないそんな心のことを、今日では「ボルツマン脳」と言っている」(ブライアン・グリーン『時間の終わりまで——物質、生命、心と進化する宇宙』青木薫訳、講談社、二〇二一年、四七八頁)。ニック・ランドはこれを「考えられうる唯一の物理主義的無神論」と呼んでいる(『絶滅への渇望——ジョルジュ・バタイユと伝染性ニヒリズム』五井健太郎訳、河出書房新社、二〇二二年、九四頁)。

36 永井均『転校生とブラック・ジャック——独在性をめぐるセミナー』、岩波書店、二〇一〇年、二三一頁。

37 入不二基義『現実性の問題』、筑摩書房、二〇二〇年、一七四頁。

38 デカルト『省察』山田弘明訳、ちくま学芸文庫、七七頁。

39 パーフィット、前掲書、二七九頁。

40 永井、前掲書、二二〇頁。

41 パーフィット、前掲書、三三三頁。

42 永井、前掲書、二一八—二一九頁。

43 パーフィット、前掲書、三一六頁。

44 永井、前掲書、二二〇頁。

45 アリストテレス『形而上学(下)』出隆訳、岩波文庫、一九六一年、二四—二五頁。

46 入不二、前掲書、七二頁。

47 パーフィット、前掲書、三三四—三三五頁。

48 江川『残酷と無能力』、前掲書、二五五—二五六頁。

49 江川『スピノザ『エチカ』講義』、前掲書、四一頁。

50 江川、前掲書、二〇三頁。

51 江川『残酷と無能力』、前掲書、六三頁。

52　ジョージ・エストライク『あなたが消された未来──テクノロジーと優生思想の売り込みについて』柴田裕之訳、みすず書房、二〇二一年、二七九頁。
53　同書、二八一頁。
54　同書、一八三頁。
55　ホルヘ・ルイス・ボルヘス「記憶の人・フネス」、『集英社版世界の文学9　ボルヘス』篠田一士訳、集英社、一九七八年、七九－八六頁。
56　パーフィット、前掲書、三九八頁。
57　永井、前掲書、一一九頁。
58　マシュー・スチュアート『宮廷人と異端者──ライプニッツとスピノザ、そして近代における神』桜井直文・朝倉友海訳、書肆心水、二〇一一年、四〇頁。
59　スピノザの破門については同書、および吉田量彦『スピノザ──人間の自由の哲学』（講談社、二〇二二年）、ピエール＝フランソワ・モロー『スピノザ入門［改訂新版］』（松田克進・樋口善郎訳、白水社、二〇二一年）を参照。
60　イルミヤフ・ヨベル『スピノザ　異端の系譜』小岸昭・E・ヨリッセン・細見和之訳、人文書院、一九九八年、五五頁。
61　スチュアート、前掲書、四二頁。
62　スピノザ『知性改善論』畠中尚志訳、岩波文庫、一九三一年、一一頁。
63　ホッブズ『リヴァイアサン2』角田安正訳、光文社古典新訳文庫、二〇一八年、九九頁。
64　スピノザ『神学・政治論（下）』、前掲書、一六〇－一六一頁。
65　江川『スピノザ『エチカ』講義』、前掲書、三二七－三三一頁。
66　G・W・F・ヘーゲル『精神現象学　上』熊野純彦訳、ちくま学芸文庫、二〇一八年、五三九頁。
67　吉田達「無限判断は無限性とどのようにかかわるか――あるいはヘーゲル『精神現象学』におけるディドロとヤコービ」（『中央大学論集』第四〇号、二〇一九年二月、中央大学出版部）を参照。
68　ヘーゲル『精神現象学　下』熊野純彦訳、ちくま学芸文庫、二〇一八年、、一四七頁。

69 同書、一四一―一四二頁。
70 石川求『カントと無限判断の世界』、法政大学出版局、二〇一八年、一二二頁。
71 同書、一二八頁。
72 同書、一三四頁。
73 同書、一二〇頁。
74 藤高和輝『〈トラブル〉としてのフェミニズム――「とり乱させない抑圧」に抗して』、青土社、二〇二二年、一二六頁。
75 スラヴォイ・ジジェク『否定的なもののもとへの滞留――カント、ヘーゲル、イデオロギー批判』酒井隆史・田崎英明訳、太田出版、一九九八年、一八〇―一八一頁。
76 石川、前掲書、一二三頁。
77 ジジェク『性と頓挫する絶対――弁証法的唯物論のトポロジー』中山徹・鈴木英明訳、青土社、二〇二一年、一九五頁。
78 同書、一九六頁。
79 小泉義之『ドゥルーズの哲学――生命・自然・未来のために』、講談社学術文庫、二〇一五年、四七頁。
80 ジジェク、前掲書、一九七頁。
81 ヘーゲル『法の哲学――自然法と国家学の要綱（上）』上妻精・佐藤邦康・山田忠彰訳、岩波文庫、二〇二一年、一六四頁。
82 同書、一八九頁。
83 ヘーゲル『論理学――哲学の集大成・要綱　第一部』長谷川宏訳、作品社、二〇〇二年、三六三頁。
84 ジル・ドゥルーズ「内在――ひとつの生……」小沢秋広訳、『狂人の二つの体制　1983-1995』、河出書房新社、二〇〇四年、二九七―二九八頁。
85 同書、二九六頁。
86 石川、前掲書、一〇九頁。

第五章　生殖するアンティゴネー　大江健三郎『水死』について

ウナイコの「キャンセル」

二〇〇九年に刊行された大江健三郎の『水死』には「中絶」という語が頻出する。それらの多くは、仕事や学業の中断という意味で用いられている。たとえば「中絶してた仕事」「『水死小説』こそ中絶したけれど」「中絶したままのレッスン」「中絶している楽理の勉強」等々である。だが、それを人工妊娠中絶という意味で――「堕胎」の同義語として――用いている箇所が二つある。ひとつは「あの時のわたしは、本当に子供でした。もし何もわからないまま中絶させられてなければ、いまわたしの脇に座ってたかも知れない子と似てたと思います」〔傍点引用者〕（大江健三郎『水死』講談社、二〇〇九年、三九七頁。以下『水死』の引用は同書の頁数を記す）というウナイコの告白においてである。演劇を始めた動機はそこにあるとウナイコは語る。「わたしにとって強姦に連続している根本的な主題が堕胎です。強姦され、堕胎を強制される女性ということから、わたしの演劇は出発しています。そして単純な話ですが、それはわたしが強姦され、堕胎を強制された女だからです」（三八六－三八七頁）。

その出来事は一八年前、高校生のウナイコが伯父夫婦の家で暮らしていたときに起きた。伯父がウナイコの個室でくつろぐようになって愛撫が始まり、やがて「二人で同時にする自慰行為」がエスカレートしていった。それは和姦ではないかと反論する伯母に対して、ウナイコは強姦だったと断言する。「まだ全室に冷房があるというのじゃない時期で、わたしが素裸で足を開いてベッドの上で涼んでいたら、股の間をすぐ近くから見てた伯父さんが、「二人で同時にする自慰行為」はおしまいだ、と大声でいって、わたしを強姦したんです。［……］伯父さんは、わたしが苦痛で泣き叫んだのに、一度貫通するともう痛くない、と朝まであと二回強姦して、御自分の寝室に帰られました」（三九八頁）。

ウナイコはかつて長江古義人がかかわった映画『メイスケ母出陣』を題材にした新しい舞台で、文部科学省の高級官僚であった伯父に彼女自身が「強姦された」と声をあげるつもりだという。しかし公演前夜、それを阻止しようとする伯父にウナイコはふたたび強姦される。翌朝、その伯父が「大黄《だいおう》さん」あるいは「ギシギシ」と呼ばれる老人に射殺されているのが発見される。

日本はもちろん世界的にも「キャンセルカルチャー」がほぼ存在しなかった時期――タラナ・バークがのちに #MeToo と呼ばれることになる草の根の活動をニューヨークで開始したのは二〇〇六年、著名な映画プロデューサーのハーヴェイ・ワインスタインが性的暴行で告発されたのは二〇一七年である――に七〇代の男性作家が性暴力の、しかも被害者による公開を前提にした告発という主題を取り上げた先駆性にまずは驚くべきだろう。大江の過去の作品で「強姦」はプロットの核心を占める重大な出来事としてたびたび描かれてきた。ただし『万延元年のフットボール』では加害者が己の加害性を認める告白によって、『懐かしい年への手紙』や『取り替え子《チェンジリング》』では第三者による報告や代弁というかたちであり、被害者自身の直接の告発ではない。また、女性による男性の暴力に対する告発は、最後の長篇となった『晩年様式集《イン・レイト・スタイル》』において作品そのものの構造的な批評性として展開されている。[1]

『水死』のあらすじを簡単にさらっておこう。古義人の父親は一九四五年の敗戦直前の夏、増水した川に「短艇」で漕ぎ出して水死した。そのとき幼い古義人は父親に途中までついていったが、ボートに乗り込むことはなかった。父親は政治的な「超国家主義の思想」に接近し、同じ志をもつ若い将校らとひそかに語らい「「現人神の天皇」を特攻機乗りとして訓練された兵士が自爆攻撃する」（三二〇頁）という作戦を立案していたらしい。それは父親の遺物である「赤革のトランク」に収められていたJ・G・フレイザーの『金枝篇』にもとづき「「人間神を殺す」、そして国に大きい恢復をもたらすという神話的な構想」（三一八頁）を天皇に適用する、という企図であった。しかし戦術の実行をめぐって将校らと決裂した父親は、ひとりで川に乗り出し、自殺同然の死を迎える。古義人はこの謎めいた成り行きの真相を「赤革のトランク」に残されているはずの父親の手記から小説にしたいと以前から願っていたが、それらの資料を母親がすでに破棄していたことを知り、「水死小説」は「中絶」してしまう。だが、父親の弟子を自称し、国粋主義の私塾を統率していた大黄さん――本来は「黄」という名前の、中国大陸からの「孤児《みなしご》の引揚者」（二三〇頁）と記されている――は次のような推測を古義人に語る。

わしの結論はこうです。「昭和の精神」の申し子の古義人さんには、長江先生のいわれたことがどうにも受け入れられんかった。ところが一方の長江先生は、この土地の人間でもないのに森に伝わって来たことには心底影響を受けておられて、それは将校さんら相手に口にされた超国家主義の思想よりずっと根深いものであった。そこでですな、こういうことになります。「鞘」の土地は、この地方の森の中心やったわけやないですか？　そこを他所者の若僧らが松根を掘って油を採るために使うてきたツルハシやらシャベルやらで掘り崩す、そして飛行機を不時着させるために整地するなどは、許せんかったはずやないですか？

そのような戦術には反対する。しかし、そもそもの当の戦略を立案した人間として、これは戦後流行してわしらも耳に覚えのある言葉ですが、象徴的な行為として、単独の蹶起を実行する。そうやってスジは通す、そういうことやったでしょう。自分らの戦略の大きい成り行きとして、敗戦に際して何らかの仕方で天皇が立ち去られることになるならば、前もっての殉死をしておく、そういうことでもあったでしょう。なぜ殉死を、と思われるとするならば、古義人さん、長江先生は帝都の中心に特攻機を発進させた段階で、まさにその前もっての殉死をされる覚悟やったんですよ！（三二一頁）

大黄さんの「結論」がどこまで父親の死の真相を言い当てているのか、それ自体は判然としない。大黄さん自身、「象徴的な行為」という言葉が「戦後流行し」た表現と断っている以上、この解釈に事実との誤差があることは織り込み済みであるはずだからだ。象徴としての「単独の蹶起」には、おそらく三島由紀夫の自決が含意されている。古義人の父親は『春の雪』の松枝清顕と本多繁邦という「おかしな二人組《スウード・カップル》」と同じ年、つまり日清戦争が開戦した一八九四年に誕生しており（一二五頁）[2]、大黄さんとの関係にはそのことが踏まえられているのだろう。つまり古義人の父親にとってのおかしな二人組《スウード・カップル》は誰か、という謎である。ここで大黄さんは古義人が父親の死をどう理解すべきなのか、作者になり代わって導いているのだといってもいい。大黄さんは古義人たちとウナイコの伯父との会合を媒介し、作品を終結させる決定的な役割を果たすが、それと同時に作者自身のある側面が投影された人格なのである。

「堕胎は、殺人でしょう」

強姦と比較して「堕胎」という主題は――初期の短篇「見るまえに跳べ」で取り上げられているとはいえ――大江の作品歴ではやや影が薄いように思える。ただし『個人的な体験』[3]で鳥《バード》が「堕胎医」に「赤んぼう」を殺してもらうように手配するのは、それが堕胎の類似行為と考えられているからかもしれない。日本で人工妊娠中絶の件数がもっとも多かった一九五〇年代から六〇年代にかけて、一般的には「中絶する際に胎児の命を意識することや中絶する胎児を「わが子」とみなす意識が希薄であった」[4]ことが報告されている。日本の習俗では長らく堕胎と間引き（嬰児殺し）が産児調節の手段として行われており、それを犯罪として処罰する思想も宗教的戒律もほとんど存在しなかったというのである。

その状況が変化するのは、刑法で堕胎罪が施行された一八八二年以降とされる。一九四八年に制定された優生保護法によって堕胎は人工妊娠中絶として合法化され、非合法な堕胎や嬰児殺しは激減した。一方、出生直後の幼児を殺害するのは殺人であり――なにをもって「出生」とみなすかは医学的、法律的あるいは社会的に判断の分かれるところだが――ここで堕胎と嬰児殺しには産児調節の方法として明確に合法と違法の線引きがされることになった。したがって一九六〇年代なかばに「堕胎医」に子どもの殺害を依頼するという設定は――短篇「死者の奢り」の献体をめぐる非現実的な叙述と同じく――時代錯誤との誹りを免れない。堕胎を犯罪とみなす意識そのものが、人口を増加させて富国強兵を目指した戦前の国家意思に規定されているともいえる。

一九五八年に発表された「見るまえに跳べ」には、人工妊娠中絶への無知と侮蔑をあからさまに示した次のような一節がある。「指のいっぽんいっぽんの背にこわい毛のはえた医師のがんじょうな掌《て》が田川裕子のふしぜんにひろげられ充血したセクスをくりくり洗ったあと、力強くかきまわして胎児をつき殺そうとしている。ぼくは呻いた。ぼくは血まみれの人殺しに愛人をゆだねて逃げてきた卑劣な男だった」[5]。

たしかにこの短篇には「中絶する胎児を「わが子」とみなす意識が希薄であった」と述べる研究者への反証とするのに充分な罪障感が詰め込まれている。このような罪の意識は『個人的な体験』や『水死』でも一貫している。そこでは堕胎はたとえ合法的であれ、道徳的な罪悪であることにかかわりはない。むしろ登場人物たちにとっては、堕胎が合法であることそれ自体が犯罪的である。おそらく強姦や近親相姦と比較してもさらに犯罪的であるのかもしれないのである。

――強姦と堕胎がつながってやって来たことは、わかった。強姦について、「国家は強姦する」という命題も……文部科学省は国家なんだから、ウナイコに自然に出て来ただろう。しかし、堕胎は、どうだろうか？

――堕胎は、殺人でしょう、とカッとした顔を振り向けてアサがいった。合法的に殺人ができる国家の習慣として、戦争と堕胎があるんです。まだ少女のウナイコは「国家」に強姦されて、「国家」に堕胎を強制されたのじゃないですか？（三八九頁）

ここでの古義人と妹のアサとの会話で、ウナイコ自身の意思による人工妊娠中絶の可能性を考慮しているのは古義人のほうであるかもしれない。堕胎を犯罪とみなす前時代的ともいえるアサの意識と、キャンセルカルチャーを先駆けたようなウナイコの人物形象とのあいだには際立った齟齬が感じられる。だが、ウナイコが国家の強制による堕胎には反対なのは確かでも、女性自身の意思にもとづく人工妊娠中絶に反対なのかは定かではないのだ。高校生だったウナイコの妊娠が判明した時点で、彼女が人工妊娠中絶を希望した――あるいはその選択肢を検討した――ことを示唆する記述は見当たらない。この記述の不在によって『水死』を「フェミニズム小説」とみなすことはできない。のみならず上演直前のウナイコと伯父との話し合いのあと、ウナイコが伯父に強姦されるという事態が繰り返されてから、アサは「ああいうことをされたんですから、妊娠しているかも知れない。万が一そうであれば中絶するようあの人を説得することはできません」［傍点引用者］（四三四頁）――人工妊娠中絶という意味で中絶という語が用いられたもうひとつの箇所――と古義人に語っている。ここではウナイコがむしろ強硬なプロ・ライフ的意思をもつ女性として記述されていることがわかる。

ところが、アサがウナイコの意思として語っているこの証言の信憑性はやや疑わしいように思われる。アサ自身にウナイコに対して「中絶」を「説得」する意思があったとは考えにくいというだけではない。そもそも強姦した伯父が大黄さんに射殺されるという凄惨な事件の直後、その殺人の現場でウナイコが――医師による診察を受ける暇もなく――妊娠の可能性についてアサと話し合う心理的な余裕があった、しかも妊娠したという仮定にたって強姦であっても人工妊娠中絶はしないという強い意思を示した、などという状況自体が想像しづらいのである。もしありうるとするなら、ウナイコ自身があらかじめ伯父と性交し、妊娠することを望んでいた――しかもそのことをアサとすでに話し合っていた――という可能性である。しかしそうであれば、強姦されたという主張そのものが根拠を失いかねない。他に推測できるのは、ウナイコをケアするアサが自分自身の望みをウナイコに投影している可能性である。その場合はアサがウナイコに対して――国家による強制とはまたべつの――ある隠微な心理的強制をはたらかせているのではないか、という疑惑が生じる。だが、にもかかわらずアサがそう主張しなくてはならない作品としての必然がここにはあるのだ。

ウナイコと伯父の関係はどういったものだったのだろうか。ウナイコの告白によれば、一八年前に靖国神社で嘔吐し妊娠が発覚したのち、「藤沢駅から伯母が伯父に電話を掛けて、まだ伯父が新しいお役所から帰らないうちにタクシーで鎌倉に帰り、すぐまた伯母とわたしは藤沢に引き返して病院に入りました。わたしはそこで堕胎させられた後、三日以上は置いておけないと追い出されて、ひどい状態のまま大阪の実家へ帰りました（わたしひとりで）」（三八八頁）という顚末であり、伯父の指示でウナイコは「堕胎させられた」――少なくともウナイコ自身はそう考えている――と推測できる。ただし当時のウナイコが出産したいという意思をもっていたかどうかも判明ではない。

若い女性とその父親の兄弟との対立、という形象からすぐに連想されるのはソポクレースの悲劇『アンティゴネー』である。周知のようにオイディプスの娘であるアンティゴネーは、ギリシアの都市国家《ポリス》テーバイの支配をめぐって争って敗れた兄のポリュネイケースの野晒しにされた死骸を、国法が禁じるのに逆らって埋葬する。そのため叔父であるテーバイの王クレオーンに生きたまま地下墳墓に閉じ込められ、みずから首を括って死ぬ。このギリシア悲劇の主題と変奏をめぐって、それだけで大部の研究書が上梓されるほど多彩な解釈が存在するが、とりわけここで参照したいのはヘーゲルの『精神現象学』である。

ヘーゲルは『アンティゴネー』を都市国家《ポリス》的ギリシア（自然的人倫）からローマ帝政（法状態）に移行する「精神」の発展段階を劃する形象として取り上げている。クレオーンは共同体《ポリス》を統治する「人間の掟」を代表し、アンティゴネーは家族《オイコス》にもとづく――死者の側に属する――「神々の掟」を代表する。この対立を『水死』に比定するなら、「人間の掟」をウナイコの伯父が代表し、「神々の掟」を「コギー」と呼ばれる空想上の童子が代表していることになる。コギーは幼い古義人が「子供の時一緒に暮していた自分と瓜二つの子供」［傍点引用者］で、「ある日、空中を歩いて高い所へ、つまり森に帰って行った」と訴えていた「実在の子供を越えた、超越的な存在」（四〇‐四一頁）である。古義人はコギーに「森の奥の大きいスダジイの木のウロ」に導かれていき、発熱してしまう。古義人が老年になっても夢にみる「水死」の場面でコギーは――古義人の身代わりのように――父親とともに短艇に乗り込んでいる。ある作中人物は古義人に「コギーの誘いは［……］あなたを死に橋渡ししかねなかった」と言い、コギーの夢は古義人自身の悔悟のあらわれだと指摘する。「あなたは二つの場合とも生き延びた。そしてあなたの脇にコギーはいなくなっていた。まだ危険な恢復期に、あなたはひとりぼっちで怯えていた。そのあなたがあはれなもので、お母さんは「メイスケ母」の伝承の言葉を口にされたのじゃないでしょうか？「もしあなたが死んでも、私がもう一度、産んであげるから、大丈夫。」」（三三八頁）。

「メイスケ母」とは『﨟たしアナベル・リイ　総毛立ちつ身まかりつ』でも語られた映画『メイスケ母出陣』の登場人物をさしている。映画は明治維新前後にこの村で起きたと伝わる二度の百姓一揆を素材にして、一揆の指導者「メイスケさん」とその母親を中心に描かれるはずだった。プロデューサーの企画意図では、一揆を成功に導きながら藩権力に追及されて獄死したメイスケさんをクライストの小説『ミヒャエル・コールハースの運命』で無慈悲で横暴な領主に復讐すべく武装蜂起したコールハースに、「メイスケさんの生まれ替り」を生む「メイスケ母」をその妻に擬している。[6]そのため『﨟たしアナベル・リイ……』では、石子詰めにされて殺された「メイスケさんの生まれ替り」と強姦されたメイスケ母の苦難と悲惨とが強調されている。『メイスケ母出陣と受難』と題されたウナイコの芝居では、彼女の強姦と堕胎という「受難」がその伝説に重ね合わされる。「この芝居で「メイスケ母」をやってるわたし自身、現実に強姦され、胎児は殺された、そのわたしを見てくれ、それがいまなおこの国で現に続いていることだ、と話したいんです」（三九九頁）。しかし『水死』では、むしろ「私がもう一度、産んであげる」というメイスケ母の言葉に小説としての構想全体の比重が傾いているように思われる。

ヘーゲルによれば、「人間の掟」と「神々の掟」は相克しつつも均衡のとれた静謐な自然、すなわち「人倫的実体」を形成していた。しかしこの相互に依存し安定した対立関係が破れ、「没落」する契機となるのが「戦争」である。「共同体とはその否定的な側面からすれば、内部にむかって個体が個別化することを抑圧するものであるいっぽう、外部にむかってはみずから活動するものである。共同体にぞくするこの否定的側面は、個体《インディヴィデュアリテート》であることにおいてみずからの武器を手にいれている。戦争こそが〔共同体にとって本質的な〕精神〔をかたちづくるもの〕であり、その〔不可欠な〕形式」[7]である、とヘーゲルは戦争を規定している。メイスケさんたちの一揆は、まさしくそうした戦争として共同体を新たな段階へ導いていったのである。

アサが「合法的に殺人ができる国家の習慣として、戦争と堕胎がある」というのは、国家が戦争と堕胎を通じて自然を「否定」するという意味である。しかしアサは共同体と家族との相克の意義を、その半分しか理解していないように思える。ヘーゲルは「個体が個別化する」家族もまた生殖――「女性的なもの《ヴァイブリッヒカイト》」のいだく欲望――を通じて戦争を推進すると述べているからだ。共同体に協力することで、かえってそれを破滅に追い込む女性性の威力が「永遠のイロニー」と呼ばれている。そのとき女性は「死者の側にぞくする威力とはべつの共同体〔たとえばテーバイに敵対するアルゴス〕」[8]をみずからの「武器」として見出す。ジャン・イポリットが述べているように「地下のおきては、依然として現実の精神の根源なのであり、したがって、共同体の至高の正義が、その至高の不正になることになる」。国家によってみずからの正義を侵害された死者は、復讐のために他の共同体とともに「自分自身の力の源（すなわち家族の敬虔）をそこない破壊した共同体を、戦争によって滅亡させる」。[9]

相似する天皇制

『水死』における「人間の掟」は古義人の父親と対立する軍人たち、そしてウナイコと対立する高級官僚として表象されている。では、それに対する「神々の掟」とはなにか。それは大黄さんの台詞にあった「昭和の精神」と呼ばれる。この言葉は、ウナイコが演劇化した夏目漱石『こころ』の「先生」の手記にある「明治の精神」に由来する。「先生」は明治天皇に殉死した乃木大将に倣って自殺するが、劇の登場人物を演じる女性はそれを次のように批判している。

――きみはそのきっかけと「明治の精神」のことを、どうツジツマ合わせるの？　とリッチャンの女子高生は追及しました。自分が裏切って傷つけた友達は、自殺してしまった。その罪の意識が「先生」には付きまとっているのでしょう？　しかし、それだけでは自殺しなかった。私は仕方がないから、死んだ気で生きて行かうと決心したといって、自分を執行猶予してたのでしょう？　それが、とうとう猶予期間は終ったと決める、死ぬ時が来たと覚悟する。そして「明治の精神」が滅びたからだ、「明治の精神」と殉死するんだというでしょう？　どうしてここに「明治の精神」が出て来るの？　この「明治の精神」の登場、自然ですか？　それまではずっと、友達を裏切る前だって後だって、「明治の精神」なんて気にしてなかったじゃないの？　なにをいまさら、「明治の精神」を持ち出すの？（一九三－一九四頁）

「リッチャン［が演じるところ］の女子高生」は「明治の精神」という国家的な共同体性を意味する概念が、個人主義的な生き方をしてきた先生の内面と齟齬を来たしていると指摘している。どのように解釈するにせよ――じじつ『こころ』はこの一語をめぐって膨大な文学的解釈の山が築かれてきた――「明治の精神」と先生とのあいだにはなんらかの媒介が必要ということである。このことは大黄さんが「長江古義人には「時代の精神」として「昭和の精神」が二つあるという考え」（三二〇頁）に呼応している。「昭和時代の前半、つまり一九四五年までの「昭和の精神」」と「それ以後の民主主義の「昭和の精神」」とをどのように媒介させるのか。本来ならば共同体と個人とを媒介するはずの「精神」がその任を果たしえないとき、「精神」そのものを「恢復」するために要請される補綴的概念――それが「象徴」なのである。

ここで語られている象徴とは、したがって天皇のたんなる憲法上の法的地位――旧憲法における統治権の総覧者から「国政に関する権能を有しない」象徴へと変貌を遂げた――を超えたなにものかである。超えた、というのは政治的な領域の外、あるいは非・政治的な領域をも包含するという意味であり、美的な概念としての象徴も含意している。ヘーゲルが『美学講義』で述べているように、それを「芸術以前のもの」としての表現とも捉えることもできる。「彼の力が衰え始める兆候を示したならば、直ちにその人間神を殺し、その霊魂が恐るべき衰弱によってはなはだしく損なわれないうちに強健な後継者に移されなければならない」[10]という『金枝篇』の一節が古義人の父親の「象徴的な行為」の典拠とされるのもそのためである。ただしそれは「古典的」さらに「ロマン的」な芸術様式の前段階に位置づけられる素朴な芸術観ではまったくない。むしろT・S・エリオット以来のモダニズム文学の正統な方法論である芸術と宗教が一体となった様式として選択されている。
ヘーゲルによれば「象徴表現」は「実体たる絶対神と有限な現象との関係のありかた」[11]を具現している。具体的な現象世界のうちには抽象的な理念に正確に対応する形態が認められず、理念はむしろ形態を否定し、乗り越えようとする衝動によってあらわされる。その表現が崇高である。『水死』では折口信夫の「山越しの阿弥陀像の画因」から「淼々《びょうびょう》たる海波を漕ぎゝつて到り著く」という引用がなされ、この小説タイトルの源泉のひとつとされる。それは普陀落渡海、つまり仏者が「観音の浄土に往生する」崇高さを描写する観念である。しかし古義人の父親は「淼々」という文字を「森々」と見誤ってこう説明する。「この土地では、死んだ魂は空に昇って森に戻るというね？　空の高みから森の深みへ降りる者らに、森の木の葉は海の波そのものだろう。まさに、森々たる海波だ」（二三四頁）。

　父親が空想する「空の高み」からの光景には「軍の飛行場から、爆弾を搭載した、自爆用の飛行機を東に向けて飛ばす」（三一六頁）という「戦略」の要諦がすでに視覚的に暗示されている。大黄さんはこれを「前もっての殉死」と呼ぶのだが、では古義人の父親はそれによって「一九四五年までの「昭和の精神」」に殉死したことになるのだろうか。そもそもなぜ「精神」が昭和や明治といった元号によって規定されなければならないのか？

　それは天皇の死とその後の改元によって、日本という国土と歴史の全体性を「恢復」するためである、というのがその答えになるだろう。これをカントの崇高概念によって説明するなら、たんなる時間の数学的な「継起」にすぎない年月の進行を「力学的総合」によってひとつの全体として「止揚」するシステムということになる。つまり改元は、時間の継起性を天皇の継承による事物の因果性へとふたたび転換する儀式である。これによって天皇は時間と空間の原因となる。原因という観念自体が、それ以上分解することのできない超越性を意味している。

継承とは、自然の生殖においてほとんど無に等しい確率でしか起こりえない生命の連続性を文化的に補綴する観念である。ホッブズは『リヴァイアサン』で継承を「人工の不老不死」と呼んでいる。継承の歴史的な構造を中世ヨーロッパの政治思想史に即して実証的に分析したのがE・H・カントーロヴィチの『王の二つの身体』である。カントーロヴィチは王権のうちに可死的な「自然的身体」と不可死の「政治的身体」という二重の性格を認める。「王の二つの身体は、それぞれ一方が他方の内に完全な仕方で包含されているという意味で、不可分の単一体を形成している。しかし、政治的身体が自然的身体に優越していることに関しては、疑いの余地がなかった。〔……〕政治的身体は自然的身体より「広く大きい」だけでなく、前者のなかには、脆い人間本性の不完全さを減少させ、さらには取り除くことさえできる、或る種の神秘的な諸力が宿っている」[12]。このように二重化された王の身体は、王が統治する国家の統合の象徴として機能するのだが、それはただたんに有機体的国家における「頭と四股」を意味するだけではない。むしろそこには国家の継続性が含意されている。

通常、集団を形成するために必要な「人格の多数性」は二つの仕方で構成される。つまり、同時に生存する人々によって「水平に」構成されると同時に、継続的に生きる人々により「垂直に」構成される。しかし、「多数性」ないし「全体性」(totum quoddam)は——単に有機体論的な観念とは異なり、あるいはこれと真っ向から対立して——空間だけに限定されず、時間において継続的に展開しうるものであるという原理がひとたび見出されると、人々は空間における多数性を観念的に無視し去ることが可能となった。構成員の多数性がもっぱら継続によってのみ形成されていることから、もっぱら時間に関してのみ集団的であるような一種の〈神秘的人格〉(persona mystica)としての団体が構成されたのであり、このようにして、一人の人間から成る団体や擬制的人格の観念へと人々は到達したのであった。[13]

共同体とは、たんに同一の時点・空間における多数の人びとからなる集団ではない。それは時間を媒介とした継続性による多数性として形成されている。一八九五年、ポーランドの裕福なユダヤ系の家庭に生まれ、保守派の歴史学者として名を成したカントーロヴィチが、ナチス・ドイツの迫害を逃れてアメリカ亡命後に刊行したこの書物に込めたのは、近代における国家権力のありようそのものに対する批判だった。それはアドルフ・ヒトラーの「独裁」——カール・シュミットのいわゆる民衆の「歓呼」と「喝采」による恒常的な独裁——への批判であるとともに、共産主義の「プロレタリアート独裁」への根本的な疑義でもあった。王権は王位継承によって国家の時間的継続性を制度的に担保してきたが、そのことは近世の議会制民主主義が選挙を通じて——たんに「空間における多数性」を統合するだけでなく——政治権力の継続性を形成してきたのと同じである。だが、近代に誕生した政治体制である共産主義もファシズムも、その体制の継続を保証する継承制度の構築をいっさい考慮してこなかった。死の前日まで独身だったヒトラーが独裁権力の継承を想定していなかったように、レーニンも毛沢東もそれにふさわしい継承制度の確立に失敗したのである。二一世紀まで続いているいくつかの共産主義体制の国家は、その思想的な内実といっさいかかわりなく、近代以前の政治システムから継承制度を流用して延命しているにすぎない。それに対して近代天皇制は、継承の無限性というロジックを想像的に回復することでそれを可能にしたのである。

そのように理解された天皇制の継承には、じつは循環論証ともいえる詐術がある。ここには時代とともに死滅する「精神」とは異なる魂のようなもの——折口信夫が「大嘗祭の大義」で強調した「天皇霊」がそれに相当する——の連続性、天皇制の継続を保障する第三の審級が想定されているからである。ヘーゲルは『精神現象学』でその審級を「精神の生」と呼ばれる実体（絶対者）に見出した。しかしいかなる「否定」も含むことのない天皇の超越性は、むしろ古代的な流出説をも連想させる。それは一種の汎神論的な幻想であり、時間的であると同時に空間的な連続性も担保している。実体としての天皇霊は現象世界のあれこれの個物となり変わり、かつ特定の個物にとらわれず、つぎつぎと移行していく。魂は現象を超越した審級にある崇高性として捉えられている。

崇高なる超越性という性格をもつ「神々の掟」は、ここでは相似という原理に担われている。それは幼い古義人と「瓜二つ」であるコギーの相似であり、ウナイコと彼女が演じるメイスケ母の相似である。さらに「水死」した父親と「大眩暈」に襲われた古義人の相似、mein Heiland（救世主）と「天皇陛下」との相似、淼々と森々という文字の形態的な相似にいたる、際限のない運動を作品の内部と外部へ波及させていく。

しかし「神々の掟」は「人間の掟」と真に対立しているといえるのだろうか。「人倫的な実体」を形成する両者の均衡は、むしろ二つが同一の本質を有することを暗示している。作中人物のひとりに手厳しく批判されるように「語り手＝副主人公が……時には主人公である人物すらが……みな作者自身に重ねてある」（三五二頁）［傍点引用者］ことは、それらの相似すべてに先行する相似といえるかもしれない。それは『水死』の作品世界が現実から分かたれる輪郭を溶解させてしまう。古義人が書いたという『みずから我が涙をぬぐいたまう日』と大江自身の『みずから我が涙をぬぐいたまう日』が同一の作品を指示するのか否かは決定不能だからである。だが、この決定不能性を操作しているのは長江古義人ではなく大江健三郎である、という弁別は最後まで残る。大江健三郎が長江古義人のモデルであることは、それが「国家の掟」の汎神論的な超越性に相似しているというだけではない。相似があくまでも超越の異なるあらわれであることを示唆している。

超越と相似は――コギーが「森へ帰って行った」分身であるように――『懐かしい年への手紙』でも言及されているネオプラトニズム的な「循環」として機能している。坂口ふみによれば、ネオプラトニズムは初期キリスト教の「キリスト論」の形成に大きな影響を与えた。プロチヌスの「非融合的結合」という考え方が「全く神、全く人」であるイエス・キリストという存在の様態を説明する基礎のひとつとなったのである。神に相当する「最高原理」はそれ自体で存在し、それから生じたものには混じり合わないが、同時に万物のすべてに存在する。最高原理が他のいっさいを包んでいる。しかし包みながらも、それらの内へ散逸することはない。それと同じようにキリストという個体《ペルソナ》は神の本性《ピュシス》をもち、同時に人間の本性《ピュシス》を有する。神の本性が人間の本性に「重ねてある」ことで、両者が混じり合うことはない。

> ネオプラトニズムの体系を一言で表現するとすれば、動的に見れば一者から万物が流出してまた一者へと還帰する円環運動だが、静的に見れば、あらゆるもののあらゆるものとの「混和なき混合」だと言うことができる。〔……〕精神的なものはその独自性・特性をいかに他と混じってもけっして失うことがない。それは単に潜勢的、可能的にでなく、現実的に働きつづける。[14]

『懐かしい年への手紙』以降の作品の基本的な構図となった、東京で暮らす話者の「森の家」との往還は「一者から万物が流出してまた一者へと還帰する円環運動」として描かれてきた。『水死』もその例に漏れないが、しかし大江自身とその家族をモデルにした登場人物たちもいわゆる私小説的な伝統ではなく、相似という原理を通じてネオプラトニズム的な構図のうちにある。『取り替え子《チェンジリング》』から続く「おかしな二人組《スウード・カップル》」三部作も同様である。カントーロヴィチの「王の二つの身体」もまたキリスト論的な「混和なき混合」にもとづいているのは明らかだろうが、『水死』では魂と呼ばれる超越的なものの継承は堕胎を通じて解体と悪循環という様相を呈することになる。

重層化する「中絶」

クレオーンの不正はアンティゴネーによる兄の埋葬を罰した行為であり、ウナイコの伯父の不正は彼女を二度にわたって強姦し、堕胎させたことにある。『水死』で伯父と姪との対立の発端の場面が靖国神社に置かれたのは、ひとつには当時の内閣総理大臣・小泉純一郎が二〇〇六年に靖国神社に公式参拝を行い、大きな物議を醸していた状況を踏まえているのだろう。戦後民主主義を代表する知識人としての大江健三郎は、もちろんそうした政治状況を強く批判している。しかし『アンティゴネー』が死者の追悼の是非を主題としていたことに照らすならば、アンティゴネーに擬せられていたのはむしろ政府の長である小泉のほうだったのである。『アンティゴネー』のコロス（テーバイの長老たちからなる合唱）がアンティゴネーに同情的であったように、これ以降の日本の保守政権は、靖国参拝を公然と繰り返すことで大衆の支持を強固にしていった。この大衆的な情動の扇動は、左派とリベラルの位置をクレオーンの側に追いやり、政治状況から完全に遊離させてしまったのである。

　この時期の小泉首相は「郵政民営化」をスローガンにして、国家による不当な抑圧から大衆を解放する改革者然として振る舞っていた。しばしば「ポピュリズム」と呼ばれたこうした事態は日本でのみ起きていたのではない。二〇一六年のアメリカ大統領選挙では、強力な右派メディアと結びついたドナルド・トランプが衰退しつつある白人中産階級の支持をとりつけて勝利した。これらはいずれも戦後長らく左派とリベラルが担ってきた市民的なヘゲモニーの退潮を意味している。ブレヒトの『アンティゴネー』では、アンティゴネーは占領状況下における市民の抵抗を象徴していた。不服従の精神を根底で支えていたのが死者への哀悼である。冷戦が終結した一九八九年以降、自由主義体制と社会主義体制と呼ばれたイデオロギーの軛から解き放たれた国ぐにの多くで政治を規定してきたものに、ジュディス・バトラーが『アンティゴネー』を踏まえて練り上げた概念である「哀悼可能性」があるように思われる。

誰かが哀悼されない理由は、あるいは、誰かが哀悼されるべきでないものとして既に認められている理由は、そうした生を維持する支援の構造が現在存在しないということであり、それが意味するのは、そうした生は、支配的な価値図式によって、生として支援し保護するに値しないとして価値を下げられている、ということだ。私の生の未来そのものは、そうした支援の条件に依存するのであり、従って、もし私が支援されていないとすれば、そのとき私の生は希薄で、不安定《プレカリアス》なものとして確立されるのであり、その意味で、侵害あるいは喪失から保護されるに値せず、従って哀悼可能なものではないのである。[15]

まず哀悼されなくてはならなかったのは、二度の世界戦争の膨大な数の戦死者だった。さらに政治的、経済的、社会的、宗教的、人種的、性的なマイノリティの犠牲者であり、その象徴がアウシュヴィッツ強制収容所の犠牲者だった。ウナイコの哀悼の対象である堕胎された胎児もそうした犠牲者のひとりに数えられている。その一方で、世界経済の長期的な停滞傾向は先進諸国のマジョリティとみなされる層を徐々に侵食し、やがてかれらの多数を貧困状態に投げ込んでいった。このことは「哀悼されるべき」対象を、没落しつつある自分たち中産階級に向けるきっかけとなった。

ナポレオン戦争を通じてヨーロッパに近代ナショナリズムが勃興したのと同じく、今日でも世界のさまざまな地域で勃発する戦争を通じて「哀悼されるべき」ものを核にした国民共同体が形成されている。そして共同体において——エルネスト・ルナンなら「犠牲の感情によって成り立っている」というだろう――哀悼可能なものの陰には「哀悼可能なものではない」ものがかならず発生するのだ。ポピュリズムは「哀悼されるべきでないもの」の排除を基盤とした哀悼共同体のことである。その実態はクレオーンがアンティゴネーの立場を簒奪し、アンティゴネー自身が「哀悼されるべきでないもの」として排除される体制である。ウナイコの嘔吐は、国家による死者の簒奪と排除という根源的な不正に対する抗議だった。だからこそウナイコの妊娠は肯定されなくてはならない、とアサは口にするのである。

バトラーは父オイディプスの妹でもあり、母イオカステーの孫でもあるアンティゴネーを――親族関係を攪乱するものとして――「反＝子孫」[16]と呼び、ヘーゲルがそうみなそうとしている母性的な形象を否定する。だが、大江が『水死』で試みているのは、たんに堕胎を非難し、出生を寿ぐことではない。生殖（「強姦」）は再生産をもたらすのではなく、むしろ反＝生殖、つまり生殖それ自体を嘔吐され、排除されるものの位置に脱臼する操作である。「水死」という言葉には「中絶」を招来する嘔吐も含意されている。この嘔吐は――『懐かしい年への手紙』のギー兄さんの水死体と同じく――「生命現象の過程で生じた老廃物の水への溶解によるエントロピーの増大」[17]であり、生命《いのち》の循環のうちに回収不可能な「汚染」の一種である。ウナイコの演劇の手法である「「死んだ犬を投げる」芝居」――上演されている演劇的状況に対して観客らが自由に「縫いぐるみの犬」を舞台に投じる――もまた嘔吐の一種である。ウナイコは妊娠し、嘔吐することで「死んだ犬を投げる」芝居をあらかじめ実践していたといってもよい。それはアンティゴネー自身による、アンティゴネーから哀悼可能性を横領した上演《スペクタクル》としての政治への根源的な批判である。

戦争は「行為（なすこと）」である。「普遍的な意志（統治）」であれ「家族の血」であれ、それが「非現実的な影（亡霊）」であるかぎりは、いかなる所業《タート》もまだ犯されていない。「なされたこと《タート》こそが、現実にある自己なのである」。行為がなされたとき、はじめて共同体は家族に対して、家族は共同体に対して罪を犯していることになる。「罪責を免れているのは、それゆえただ、なにもなさない《ニヒトトゥーン》ことだけである。たとえば石が存在するというのはそうであろうが、子どもが存在することすら罪責を免れることはない」[18]［傍点引用者］。妊娠することは共同体を最終的に没落させる「イロニー」ゆえに罪責を免れない。ヘーゲルの家父長制的な体系のミソジニーのあらわれでもあるこの罪責は、ウナイコの子どもが存在しないこと、つまり「哀悼可能なものではない」ものの哀悼と表裏をなす。妊娠することは家父長制的な国家を没落させる罪責であり、堕胎することは家父長制そのものの罪責である。ウナイコの嘔吐は相反するその二つの罪責に対する抵抗であり、国家によって犯された所業《タート》への唯物論的な抵抗である。しかし罪責は繰り返され、国家は新たな秩序を恢復する。

公演前夜の話し合いのあと、ウナイコを強姦した伯父を異邦のものである大黄さんが射殺したのは、かれがウナイコに加担して「女性的なもの」にとっての「武器」となることであった。しかしその所業《タート》によって公演が中止されたのだから、これもまた——アサがどれほどその結果を否認しようとも——決定的な「中絶」でもあるのだ。大黄さんの行為は家族の血統（神々の掟）を象徴的に擁護することになるのか、それとも官僚の犯罪を罰することで国家の正統性（人間の掟）を維持することに連なるのか。それは柄谷行人が大江のノーベル賞受賞講演「あいまいな日本の私」をめぐって述べた言葉を用いるなら「あいまい《アンビギュアス》（両義的）」かつ「両価的《アンビヴァレント》」[19]である。『水死』における中絶の意味作用は、ここでさらに重層化されている。すなわち、共同体に対する女性のイロニーとしての妊娠とその中絶、共同体と家族の対立という上演《スペクタクル》への批判とその再批判である。

しかし、ならば大黄さんの行為自体は、戦争がそこからの決定的な訣別を生んだ「人倫的実体」への回帰を意味するのだろうか。それとも事件に続く大黄さんの自死は、それら「始原的なもの《エレメント》」の最終的な没落をさし示しているのだろうか。

悪循環としての「戦後民主主義」

戦争によって「人倫的実体はこのように没落して、他の形態へと移行してゆく」[20]。古義人には「一九四五年までの「昭和の精神」」と「それ以後の民主主義の「昭和の精神」」の二つの「時代の精神」がある、と大黄さんが語るのもこのことにかかわっている。アンティゴネーは人倫的実体からの移行を体現する闘的な形象であり、「他の形態」とはローマ帝政、つまり精神の内容を欠いた普遍的な統一《アインハイト》である。「普遍的なものはアトムという絶対的に数多の個体へと分散し、この死せる精神が一箇の同等性〔平等さ《グライヒハイト》〕となって、そのうちではあらゆるひとびとがおのおのの者として、つまり人格として通用する《ゲルテン》」[21]。これらの数多の「人格」は家族の紐帯から分離した個別性であり、それぞれが無内容で純粋に空虚な「一」として相互に排除しあう。そのため人格と同様に精神の内容を欠いた「唯一の点」に集中することで己を維持しようとする。この唯一の点が「世界の主人」である。「その主人こそがこのようにしておのずと絶対的な人格、同時にすべての現存在をみずからのうちに掌握している人格であって、その人格の意識に対してはそれより高次のいかなる精神も現実に存在しない。世界の主人は人格である。しかし孤独な人格であり、この孤独な人格がすべての人格に対立してあらわれる」。つまり「世界の主人」である皇帝もまた、ひとりではなんの力も保持しえない。この人格が皇帝であるのは「すべて」の人格に対立することによってである。「この「すべて」ということが［……］その普遍性をかたちづくっている」[22]。

スーザン・バック＝モースは、『精神現象学』におけるギリシアからローマ世界への歴史的段階の移行の図式を「主人と奴隷の弁証法」と同じく「現実に存在する奴隷制についての異なった思考様式」[23]であると述べている。つまりフランス革命からナポレオン帝政への移行としても読解しうるものであり、たんなる世界史的な過去の出来事ではなく、近代においてある普遍性をもった論理とみなしうるということだ。超越的な一者である「世界の主人」の位置は、ヘーゲルの美学では「崇高」に相当する。ジャック・ラカンが「アンティゴネーの輝き」[24]と呼ぶ死への道行きの果て（「アーテーの彼岸」）で待っているのが、古義人の父親にとっての、そして古義人自身にとっての「mein Heiland」つまり天皇なのである。バッハの独唱カンタータの一節を「天皇陛下ガ、オンミズカラノ手デ、ワタシノ涙ヲヌグッテクダサル［……］天皇陛下ガミズカラソノ指デ、涙ヲヌグッテクダサルノヲ待チ望ンデイル、ト歌ッテイルノダ」（七一頁）と読みとる父親の言葉は、古義人の『みずから我が涙をぬぐいたまう日』から採られている。もちろんこの哀悼する主権者のイメージは、実在する天皇の人格となんのかかわりもない。むしろ大江自身によって構成された、白馬に跨った大元帥たる戦前の昭和天皇と、敗戦の翌年から全国を巡幸し国民を慰撫した昭和天皇／平成天皇のアマルガムというべきかもしれない。

救世主にして戦争機械というこの混淆的なイメージは「政治少年死す（「セヴンティーン」第二部）」にあらわれる「暗黒の空にうかぶ黄金の国連ビルのように巨大な天皇陛下の轟然たるジェット推進飛行」[25]という異形の形象において頂点に達している。だが、ここで強調しておきたいのは、それ自体が「世界の主人」の位置する論理的な階梯を反転させて「人倫的実体」へ到来することで形成されている、という背理である。古義人は、敗戦以前の天皇の統べる人倫的実体を「帝政」、すなわち敗戦以降の天皇と人民とが相互に規定し合う戦後民主主義に投影しており、そのことによって人倫的実体から普遍的統一への移行の過程が相互に乗り越え不可能な悪循環として認識されている。『精神現象学』ではフランス革命において頂点に達するこの移行がここでは悪循環と化すのは、革命に相当する弁証法的な過程が大江の属する社会にはありえなかったからであり、それを絶えずありえないことにするのが天皇制という特異な政治形態の謎であろう。

『取り替え子《チェンジリング》』――この長篇小説では古義人の父親は警官隊に射殺されたことになっている――に死者として登場していた大黄さんが「大和男子《やまとおのこ》」を自称する比較的単純なウルトラ・ナショナリストとして描かれていたのに対して、『水死』では「スーパー・マーケットの天皇」（『万延元年のフットボール』）や「師匠《パトロン》」（『宙返り』）に連なる、身元の定かならぬ異郷からの来訪者として「クラインの壺」にも似たこの悪循環を担っている。かれらはいずれもある人為的な共同体の創設者として人倫的実体から切り離され自立した私的人格、無内容で空虚な「自己」であり、ある意味では「世界の主人」の破片のひとつである。大黄さん自身が「世界の主人」の鏡像なのである。古義人もまたすでに自然的人倫との紐帯を失った私的人格のひとつである。古義人が「戦後民主主義」と呼んでいるのは、唯一の崇高な超越性のもとにあるこれら死せる精神の同等性のことである。

人倫的世界の側からは「人間の掟」と「神々の掟」の対立として映っていたものが、ここでは有限な個体と個体との恣意的かつ偶然的な反発と承認として存在している。私的人格は「人間の掟」とも「神々の掟」とも本来的な紐帯をもたないのだから、そのどちらにも機会主義的に加担することが可能である。天皇主義者である大黄さんが国家の高級官僚を撃ったのはウナイコを擁護するためだったとしても、大黄さんはそこに「よりまし」と呼ばれる民俗学的観念をテロリズムの倫理として援用している。

> 短艇が出て行くのを隠れて見ておるわしは、先生の跡継ぎの古義人さんが付いて行かれると考えておった。［……］先生御自身は、死なれる気やが、そのあと自分に憑いておった物の怪が古義人さんに移動して、古義人さんを本物の跡継ぎにすると考えておられたのやろう。あの大水に親子で短艇に乗り込んで出て行かれたのは、物の怪の「よりまし」を自分から古義人さんへと取り替えてもらうための儀式やったと、いまのわしは思うよ。
> しかし、古義人さんは短艇に乗り込む段にやりそこのうて（自分の意思で拒否して、であったかも知らん）大水のなかへ出て行かず、コギーの幻が父親と一緒に行くのを見送っておられたのやった……わしはさっきピストルを撃った時、片腕者やが狙いはあやまたず、長江先生に憑いておった物の怪が、いまはわしを新しい「よりまし」にしておるのを知りました。わしは、もうずっと遅れてしもうたけれども附いて行きますよ、長江先生の一番弟子は、やっぱりギシギシですが！（四三三頁）

「よりまし」とは依代と同じく、霊が憑依する霊媒のことである。大黄さんはウナイコが東京の舞台で演じた「小童」、つまり『平家物語』の建礼門院徳子のお産の際に「物の怪」に憑かれる童子の役名からこの語を借用している。だが大黄さんはたんに霊に憑依されたと言っているのではなく、それが継承の正統性を意味すると語っているのだ。大黄さんのテロリズムは悪循環を切断しない。かれが暗に主張しているのは、天皇の継承の儀式である大嘗祭で天皇霊が次の天皇の身体に憑依するように、長江先生（古義人の父親）の霊が自分に憑いている、しかも長江先生がなしえなかった所業《タート》の反復的実現によって「アーテーの彼岸」に渡ったのは己だった、ということなのである。

　しかしここまで読んできたわたしには、このときの大黄さんが長江先生の息子である古義人《コギー》の役割のみならず、ウナイコから「アンティゴネーの輝き」を簒奪している――現代のクレオーンたちがそうするように――といった印象を拭えない。あたかも舞台の途中で演目が唐突に『アンティゴネー』から『コロノスのオイディプス』に変更されてしまったかのような具合なのだ。そのように捉えるならば、強姦と堕胎というモチーフにおいてキャンセルカルチャーを予言的に先取りしていた『水死』の小説としての結構が、ポピュリズム的かつ男根的《ピストル》であるのは否定しがたい。ここにも相似と超越という小説の原理が貫徹されている。ただし大黄さんは長江先生のよりましであると同時に、ウナイコのよりましとして女性化しているともいえる。ウナイコが徳子の出産――誕生するのはのちの安徳天皇である――を助けた小童を演じたように、大黄さんはウナイコを模倣してその妊娠の可能性を肯定し、彼女に取り憑いていた悪霊を鎮めたのである。

大黄さんは「淼々たる」森の奥にたどり着いて「水死」する。オイディプスの最期のようにひとり森を奥へと歩む大黄さんは、そのときすでに死者であり、同時に生者である。よりましとしての大黄さんはウナイコの代補でありながら、同時に長江先生の霊を正統に継承する主体《サブジェクト》でもある。大嘗祭の前夜に天皇霊の鎮魂《たまふり》の儀式が行われたように、大黄さんはこれによって長江先生の魂を己の身体に付着させる。もちろんウナイコがやがて産むとされる子は「帝政」としての戦後民主主義を継承するだろう。だが、天皇霊という観念自体が折口信夫によって再・創設された人工的な伝統《フィクション》にすぎず、そのようなものを人倫的実体に替えて維持していくのが近代天皇制なのであり、その伝統《フィクション》を擁護するために自分は死ぬ、と大黄さんは語っているのである。アサがあれほど強硬にウナイコの堕胎を拒否したのも、大黄さんと同じく王権の継承にかかわっているはずである。

この非・生殖的な継承のロジックは、敗戦後の「法状態」における民主主義の空間的な平等さ《グライヒハイト》——「世界の主人」である天皇のもとでの平等——とも相補的である。それは国土という空間的な広がりだけでなく、時間軸上の過去と未来へ原理的には無際限に拡大しうる。つまり暗黙のうちに擁護されている「万世一系」である。だが、継承はすでに家族が個別化していく過程で自然から断絶している。哀悼する天皇制のもとでは、犠牲の感情によって構成された「国民」のみならず——ウナイコがどれほど拒否しようと——国家に「強制され」て堕胎した胎児もまた哀悼されてしまう。それが国家によって排除された死者たちを再・包摂し、「帝政」を維持する手段だからである。

自己という主体はつねに自分の外に存在する。分散した偶然的な諸要素が自己を否定し、それによって自己はとめどなく変容していく。それと同時に現実は労働——自己を外化し、喪失すること——

によってでしか獲得できない。自己は自然から分離され、個別の主体となる。自己の外化が自己の生成そのものである。この荒廃のただなかにある自己意識にとって、解体こそ自己そのものの運動である。この解体の過程をヘーゲルは「教養」と呼んでいる。古義人がエリオットの『荒地』から「こんな切れっぱしでわたしはわたしの崩壊を支えてきた」という一節を引用するのは、かれにとっては文学と呼ばれる断片化された教養によって思考する道しか残されていないからである。「こんな切れっぱし」とは、普遍的なものへの自己形成であるとともに自己疎外そのものである。個別化した自己は、そのようにしか自立した主体を再構成できないのだ。ストア主義にみられる「現実の断念」というヘーゲルの指摘は、大江の後期作品群における引用の手法全般にも妥当するように思われる。すなわち「現実からの逃避をつうじてこの意識が到達したものは、ひとえに自立性という思想であったにすぎない。この意識は絶対的にみずからに対して存在するけれども、それは当の意識がみずからの本質《ヴェーゼン》をなんらかの定在にむすびあわせるのではなく、むしろいっさいの定在を放棄しようとし、じぶんが実在《ヴェーゼン》とするものをただ純粋な思考の統一のうちへと置きいれることによってなのである」[26]。

水死と「水子」

「コギーを森に上《のぼ》らせる支度もせず／川流れのように帰って来ない。」かつて古義人の母親が記したこの詩句を受けて、古義人が「雨の降らない季節の東京で、／老年から　幼年時まで／逆さまに　思い出している。」と返歌したのは――ヘーゲルを思わせる母親からの根底的な批判に対して――教養によって再構成された自己のありようを正確に表現している。『懐かしい年への手紙』以降の大江の長篇の基本的な構図である故郷の村と東京の自宅との往還運動が示しているのは、無限に続く自己の喪失と再構成という悪循環である。この再構成が後期の大江の根本的な語彙である「恢復」であり「再生」の内実なのだ。しかしそれは——悪循環そのものへの批評を「引用」によって構成するという極めて高度な文学的技巧によって達成された成果であるとしても——自己疎外にもとづく人倫的実体への想像的な回帰であることにかわりはない。

「川流れのように帰って来ない」〔傍点引用者〕にはおそらく——『個人的な体験』に描かれている嬰児殺しをめぐるトラウマ的な心理も反響した——水に流すという隠喩にもとづく堕胎への忌諱が込められている。大江の作品における人工妊娠中絶は、これまでにも頻出してきた強姦や同性愛、近親相姦、アルコール中毒といった反道徳的なモチーフと同一の水準で論じることができない。人工妊娠中絶はそれらの行為とはまったく異なる、男性である主体には同一化できない、作家の倫理のうちに回収不可能な——放射能廃棄物と同じ水準での——絶対的な悪なのである。『水死』には女性自身の意思にもとづく人工妊娠中絶という視点が決定的に欠落している。しかし人工妊娠中絶を女性の権利として固持しないかぎり、近代的な主体の形成はなしえない。ドゥルシラ・コーネルはラカンの「鏡像段階」理論を援用して、女性の主体が「イマジナリーな領域」として維持されると主張している。

「自己アイデンティティの感覚は、大人の中に内化され、身体的統合性の投影と他者によるその承認を必要とし続ける。私たちの「身体」は、その場合、決して真に私たち自身のものではない。私たちが自らの身体を有するという観念は、前未来の中に常に留まり続けるものを完成されたものとして想像してしまうファンタジーである。それゆえ、私たちの自己としての身体的統合性に対する脅威から

「自分自身」を守るためには、私たちは自分の一体性を投影している先である未来を守り、自分の身体的統合性を他者に尊重してもらわねばならない。〔……〕鏡像段階とは、転換点なのであって、自己はこの転換点をめぐって、自己の解体や崩壊や壊滅へと導く社会的で象徴的な諸力に対して絶えず防衛しようとして、繰り返し変転するのである」。[27]

　ここでいわれている「自己の解体や崩壊や壊滅へと導く社会的で象徴的な諸力」のひとつが――一九七三年にアメリカ連邦最高裁判所の「ロー対ウェイド」判決で認められた――中絶権の否定である。だからこそ二〇二二年にこの判決が覆されたのは女性にとって致命的なのである。コーネルは法システムを「象徴的な大文字の他者」として理解することで女性の「身体的統合性」の保護を要求し、中絶権を平等権のひとつとして再定義しようと試みている。このように解釈されたラカンの鏡像段階が、ヘーゲルの「法状態」に対応するのは明らかだろう。

　だが、人格が鏡像段階から「象徴界」への絶えざる移行状態として捉えられるとき、そこから脱落するのは「現実界」である。一九七〇年代から新興宗教団体の関与もあって一般に広く知られるようになった人工妊娠中絶された胎児の「水子《みずこ》供養」は――『水死』と同じく元来「すいし」と読まれた水子は仏教の位号のひとつである[28]――女性の主体化を可能にする法状態から脱落した現実界の破片への民俗的なレベルでの応答であり、大江の本質的に水子《みずこ》的な想像力もまたこの自己疎外の運動から生じている。人倫的世界への回帰とみえたものは、むしろより一層の自己疎外だったのである。キャンセルするウナイコと堕胎を拒否するウナイコという矛盾する女性像もこの悪循環にかかわっている。『水死』がこの悪循環を解決することはなく、大江自身もこのリミットをついに踏み越えることはなかったが、三島由紀夫と違って文学によって現実を想像的に超克することを最後まで拒否しおおせたともいえる。決して同一化できない異物である水子＝水死はテキストの内部から溢れ出て、作品の額縁《パレルゴン》であるタイトルとして掲げられている。それがこの偉大な小説家の荒れ狂った「晩年様式」であり、『ドン・キホーテ』に連なる近代文学の最後の栄光である。

1　ところが『晩年様式集《イン・レイト・スタイル》』で「ギー兄さん」の強姦殺人に触れている箇所ではなぜか「殺人」とのみ言われ、「強姦」についてはいっさい触れられていない。かろうじて「父親が殺人者となってしまういきさつ」（講談社、二〇一三年、一九六頁）という傍点で仄めかされているだけである。わたしが『水死』を評価するのは、この市民道徳的な隠蔽の開示《キャンセル》にかかわっている。

2　『春の雪』の冒頭に「あの戦争［日露戦争のこと］がをわつた年、二人とも十一歳だつた」（『決定版三島由紀夫全集13』新潮社、二〇〇一年、一一頁）とあり、日露戦争が終結した一九〇五年から逆算すると一八九四年生まれと推測できる。また、『水死』には「日清戦争に始まるかれ［古義人の父親］の生」と記されている。

3　『個人的な体験』にも強姦という主題は登場している。鳥《バード》が火見子との最初の性交を「強姦事件という風」と述べるのに対し、火見子は「強姦事件そのものだった」と訂正する。さらに鳥《バード》は「きみは本当にほんの少しの快感も見つけなかった？　オルガスムへの道は遠かった？」と未練がましく言い募る（『大江健三郎全小説5』講談社、二〇一八年、八二頁）。だが、ウナイコの最初の強姦の状況とよく似たこの出来事について、当時の日本人男性の平均的な――セックスとレイプの違いを理解できない――性意識が垣間見られるこの叙述から「告発」の気配を読み取るのは困難である。

4　鈴木由利子『選択される命――子どもの誕生をめぐる民俗』、臨川書店、二〇二一年、二二一頁。

5　大江健三郎「見るまえに跳べ」、『大江健三郎全小説1』、講談社、二〇一八年、三四七‐三四八頁。

6　大江『臈たしアナベル・リイ　総毛立ちつ身まかりつ』、新潮社、二〇〇七年、六四頁。

7　G・W・F・ヘーゲル『精神現象学　下』熊野純彦訳、ちくま学芸文庫、二〇一八年、七二頁。

8　同書、六八頁。

9　ジャン・イポリット『ヘーゲル精神現象学の生成と構造　下巻』市倉宏祐訳、岩波書店、一九七三年、六二頁。

10　J・G・フレイザー『金枝篇――呪術と宗教の研究4　死にゆく神』神成利男訳、国書刊行会、二〇〇六年、二三頁。

11　ヘーゲル『美学講義　上巻』長谷川宏訳、作品社、一九九五年、三五〇頁。

12　E・H・カントーロヴィチ『王の二つの身体　上』小林公訳、ちくま学芸文庫、二〇〇三年、三一頁。

13　カントーロヴィチ『王の二つの身体　下』小林公訳、ちくま学芸文庫、二〇〇三年、五二‐五三頁。

14　坂口ふみ『〈個〉の誕生――キリスト教教理をつくった人びと』、岩波現代文庫、二〇二三年、三〇二―三〇三頁。

15　ジュディス・バトラー『アセンブリ――行為遂行性・複数性・政治』佐藤嘉幸・清水知子訳、青土社、二〇一八年、二五八頁。

16　バトラー『アンティゴネーの主張――問い直される親族関係』竹村和子訳、青土社、二〇〇二年、五二頁。

17　勝木渥『物理学に基づく環境の基礎理論――冷却・循環・エントロピー』、海鳴社、二〇〇六年、七六―七七頁。

18　ヘーゲル『精神現象学　下』、前掲書、五七頁。

19　柄谷行人「大江健三郎氏と私」、『大江健三郎　柄谷行人　全対話――世界と日本と日本人』、講談社、二〇一八年、七頁。

20　ヘーゲル、前掲書、七三頁。

21　同書、七五頁。

22　同書、八一頁。

23　スーザン・バック＝モース『ヘーゲルとハイチ――普遍史の可能性にむけて』岩崎稔・高橋明史訳、法政大学出版局、二〇一七年、一八四頁。

24　ジャック・ラカン「悲劇の本質――ソフォクレスの『アンティゴネ』への注釈」、『精神分析の倫理（下）』（ジャック＝アラン・ミレール編、小出浩之・鈴木國文・保科正章・菅原誠一訳、岩波書店、二〇〇二年）を参照。通常は狂気や破滅という意味で理解される「アーテー」を、ラカンはカントの『判断力批判』における「崇高」概念を参照しつつ「人間の生命では短い間しか乗り越えることのできないリミット」（一四五頁）と述べている。「このリミットから、アンティゴネのイマージュが現れます。これは、コロス自身が言うように、コロスを文字通り逆上させ、正義を不正にし、コロスにあらゆる限界を越えさせ、ポリスの勅令に対する敬意を捨てさせてしまうイマージュです。［……］この荒々しい閃き、美の輝き、これはアンティゴネが「アーテー」を越え、「アーテー」を実現する瞬間と時を同じくします」（一七四頁）。

25　大江「政治少年死す（「セヴンティーン」第二部）」、『大江健三郎全小説3』、講談社、二〇一八年、九七頁。

26　ヘーゲル、前掲書、七七頁。

27　ドゥルシラ・コーネル『イマジナリーな領域――中絶、ポルノグラフィ、セクシュアル・ハラスメント』仲正昌樹監訳、御茶の水書房、二〇〇六年、五三―五四頁。

28　鈴木、前掲書、二〇二―二一二頁を参照。なお、亡くなった胎児を水子と呼ぶようになったのは昭和期に入ってからである。「亡くなった子どもへの戒名の授与は、近世中期には少年・少女の死亡を対象として始まり、明治期以降は少年・少女に加えて乳幼児にも拡大され、大正期以降は子どもの供養が定着して行く。胎児に対する供養をみると、水子供養が行われる時期になると、胎児への個別供養も行われ、近年は胎児に付与された名前に水子の位号を付けた戒名として機能するようになっている。これは、胎児にも出生児と同等の命を意識するようになったこと、供養すべき存在とみなされるようになったことを明らかにするものである」（二一一―二一二頁）。

第六章　啓蒙のパラドクス　埴谷雄高『死霊』について

スターリン風人工妊娠中絶

埴谷雄高は『死霊』の「五章　夢魔の世界」を発表した一九七五年の吉本隆明との対談で妻に人工妊娠中絶を強要した過去を告白している。

それから子供を産まないことですが、これは女房に気の毒しましたね。子供を産みたいという普通の願いをもっている女房を徹底的に弾圧して、とうとうスターリン風プロレタリア独裁を実現してしまった。まあ、極度の暴君ですね。戦前は、今とちがって、妊娠中絶が困難な時代だったんです。そういう医者を探しだすことはたいへんだったんです。今から告白すると、女房にまことに気の毒だけれど、四度おろさせた。そのあげくやはり害があってとうとう子宮そのものを除去しなければならなくなったんです。それで自然に子供ができないという状態になってしまって、なぜあなたは私をもらったんだ、子供を産んでいけないなら妻をもらわなければいいじゃないか、と女房は時折まさに正当に反撃するのですけれど、その度に僕は容赦もなく弾圧してしまった。どうやら僕のスターリン批判は、自己批判の気味がありますね。[1]

埴谷はかつて妻に四度の人工妊娠中絶を強制した事実を「スターリン風プロレタリア独裁」と表現している。もちろん韜晦も含まれているのだろうが、この言葉は「夢魔の世界」で三輪高志がかつて恋人に対して「子供の存在を容認しなかった」[2]と弟の与志に語る場面と符合している。さらにその告白に続いて高志たちが同志である旋盤工をスパイとして殺害したという場面が語り出されるのだから、それと作家自身の告白との強い関連は明らかだろう。埴谷は自作との照応を見越してここで語っているのである。

旋盤工が査問の席で高志たちに対してなす弁明は、川西政明も指摘するように[3]、埴谷自身の花田清輝批判でありスターリン批判である「永久革命者の悲哀」に依拠している。もしそうだとしたら、高志らによる旋盤工の殺害とそれを肯定する論理は、みずからのスターリン批判に対する再批判ということになるはずである。この再批判を可能にしたのは一九世紀ドイツの生物学者エルンスト・ヘッケルによる進化論であり、それをふまえなければ五章以降の展開は理解できない。ヘッケルの進化論、とりわけ「個体発生は系統発生を繰り返す」とする「生物発生原則」と名づけられた反復説を論理の基軸として、埴谷のスターリン主義はそのまま一九八〇年代以降の無自覚な「市民社会」容認に変貌していく。『死霊』が津田安寿子の「十八歳の特別な誕生祝いの宴席」の場面で幕を下ろすのはけっして偶然ではない。この場面で安寿子は——査問の席での旋盤工と異なり——高志が書いたリーフレット『自分だけでおこなう革命』を正しく理解しうる、成熟した大人の女性として「啓蒙」されたことが宣言されるのである。

ディストピア小説の系譜

埴谷は吉本との対談でさらに次のように語っている。「将来、子供製造省とでもいうような省ができて、精子と卵子を組みあわせ、誰の子だかわからない社会の子供を生産する時代でもくるようになれば、男と女によっては子供をつくらないという、ある意味の先駆者にでもなるかもしれませんけれども（笑）」[4]。

「子供製造省」という設定は、一九三二年にオルダス・ハクスリーが発表した『すばらしい新世界』[5]を思い起こさせる。これまで何度か邦訳が刊行されているこの長篇小説を埴谷は読んでいたのだろうか。そこでは女性から摘出した卵巣を培養し、取り出した卵子を精子が泳ぎ回る培養液に浸して受精させる。受精卵は処置を受けて大量に増殖し、ひとつの受精卵から数十人の一卵性多胎児が誕生する。このように子どもを「製造」するなら人工妊娠中絶は原理的には不要になるはずだが、「ボカノフスキー法」と呼ばれるこの措置がとられるのは「エプシロン」（下層労働者階級）の生産のみである。指導者や知識人階級には多胎児となる措置はとられないが、かれらも同じく「中央ロンドン孵化・条件づけセンター」で生産され、母親の胎内から生まれることはない。性行為は快楽として推奨されるが、家族という共同体単位は存在しない。「マルサス処置」と呼ばれる避妊は義務にひとしく、「きれいなピンクのガラスの塔」にある「中絶センター」は火曜日と金曜日に神々しくライトアップされる。

「あのおぞましい胎生時代」はすでに歴史的過去となっている。これらはどれもこの小説が発表された当時の時代背景としてあるフォーディズムと共産主義の理念から設定されており、つまりアメリカ合衆国とソヴィエト連邦が悪魔合体した全体主義国家、というのがハクスリーの生み出した悪夢なのである。

しかしそのような未来なら不確実な避妊や人工妊娠中絶よりも生物学的な不妊措置を人体に施すほうがよほど容易いのでは？　と今日のわたしたちならばすぐに想像するところだ。二〇世紀前半の小説家の空想が人体そのものの改造まで到達しなかった、ということではおそらくまったくない（オルダスの兄である生物学者ジュリアン・ハクスリーは当時の優生学の有力な提唱者のひとりだった）。むしろ一定の階級以上に備わった人間的な尊厳、といった理念がハクスリーにはまだ保持されていたのだともいえる。この世界の統治者であるムスタファ・モンドの人格にはたしかに柔軟な知性や教養、そして「徳」と呼ばれる倫理が――わたしたちが今現実に生きる世界の権力者たちよりもはるかに！――感じとれるのである。だが、それを除けば、ミシェル・ウエルベックの『素粒子』で主人公の兄弟であるブリュノ・ジェルジンスキが「遺伝子操作、性的自由、老化との戦い、レジャー文化などなど、ありとあらゆる点で『素晴らしい新世界』はわれわれにとって楽園」[6]と評価しているのはあながち冗談ではない。ハクスリーの空想よりもわたしたちの現実のほうがもはや悪夢にちかいのかもしれないのである。

ただし『すばらしい新世界』と『死霊』における生殖概念には無視できない相違がある。前者では「社会の子供を生産する」ことは肯定され、むしろ推奨されているのに対して、後者では子どもの出生そのものが否定されている。その点で『死霊』は、むしろ『素粒子』のヴィジョンに接近しているといえる。『素粒子』で描かれる未来には子どもが――少なくとも生殖によって誕生する子どもが――存在しない。そこでは「生殖がいよいよ精密にコントロールされるようになり、ついには生殖がセックスから完全に切り離され、人類は安全性と遺伝上の信頼性を完全に保証された研究所内で生殖するようになる」未来の、さらにその先のヴィジョンが描かれているといえる。それは生殖にともなう偶然性が完璧に排除され、生命の発生を完全にコントロールできる世界である。すなわち、「その複雑さがどれほどのものであろうと、あらゆる遺伝子コードは乱調や変異の生じる恐れのない、構造的に安定したスタンダードにそって書き直し可能となったのである。ゆえにいかなる細胞にも無限の複製能力を与えることが可能となった。どんなに進化した種であれ、すべての動物種はクローン操作によって複製可能な、同一の、不死なる種として生まれ変わることができるようになったのだ」[7]。

一九九八年――埴谷が『死霊』を未完として死去した翌年――に刊行された『素粒子』の設定は、DNAの遺伝情報（ゲノム）の解読が急速に進展しつつあったこの時期の生物学の知見を背景にしている。当時、ヒトゲノムの配列の解読によって医療の大きな発展が期待されていたが、その後の研究で明らかになったのは、ヒトゲノムの遺伝子の数がチンパンジーはおろかイソギンチャクとさえ大差がないという事実だった。生物の発生を制御するシステムはいまだに全容解明からほど遠く、したがって『素粒子』で描かれている「乱調や変異の生じる恐れのない」クローン操作というヴィジョンは現時点ではただのおとぎばなしといっていい。だが、人類が「複製可能な、同一の、不死なる種」となるという究極の夢を手放したわけではけっしてない（その夢想を現在ではコンピュータ・サイエンスが担っていることは第四章で詳述した）。

一九四六年に連載が開始され、一九九五年に最終巻が刊行された『死霊』のヴィジョンは、時代的には『すばらしい新世界』と『素粒子』の中間の段階に位置づけられる。それぞれの作品の生殖と人工妊娠中絶をめぐる設定を比較すると、『すばらしい新世界』では人口減少にともなう生殖の工業化（人間の大量生産）が描かれ、『素粒子』では人類は絶滅を迎え、新たに誕生した種は生殖を必要としていない（したがって人工妊娠中絶も存在しない）[8]。一方、『死霊』では人工妊娠中絶が生殖そのものを否定する行為とみなされている。それがもっとも明瞭にあらわれているのは、共産党の地下活動家である三輪高志が書いたとされる『自分だけでおこなう革命』の次の一節である。

> 生に「無反省」「無自覚」なまま、子供を産んだものは、すべて、愚かな自己擁護者であって、巨大な生のなかの自己についての一片の想念だに彼の脳裡を掠めすぎたことはない。自己と自己の家族の愚かな肯定者、自足者である彼は、つねに、ただひたすらひたむきの保存者であって、自他ともに顚覆し、創造する革命者たり得ない。
>
> ただ「自覚的」に子供をもたぬもののみが、「有から有を産む」愚かな慣例を全顚覆し、はじめてまったく自己遺伝と自然淘汰によってではなく、「有の嘗て見知らぬ新しい未知の虚在を創造」する。
>
> 生の全歴史は、子供をもたなかったものの創造のみによって、あやうくも生と死の卑小な歴史を超えた新しい存在史の予覚をこそもたらし得たのである。

> 従って、この命題を厳密且至当に辿りゆけば、ひとりの子供だにまったく存しなくなった人類死滅に際しておこなわれる革命のみが、本来の純粋革命となる。子供をのこしてきたこれまでのすべての「非革命的」革命なるものを顚覆する純粋革命こそ、これまで絶対にあり得なかった不思議な知的存在者をついに創造し得た唯一の栄光をもった最後窮極の革命にほかならない。[9]［傍点引用者］

べつの箇所で高志は「子供は目的なき目的――いわば生そのもののごときものとして生みだされる」という「この投げやりな意見はだいたい当っている」[10]と与志に語っている。子どもは「生そのもののごときもの」として「窮極の楽園のヴィジョン」、つまり「革命」の理念を否定する存在なのである。「これまで絶対にあり得なかった不思議な知的存在者」というSF的なイメージは『素粒子』の「性別をもたない不死の種族」「個人性、分裂、生成変化を超克した存在」[11]と奇妙な共鳴を感じさせるが、それは埴谷とウエルベックの明確なイデオロギー的相違にもかかわらず両者が完全に一致している進化論への敵意によってである。埴谷とウエルベックがともに描く進化とは、ダーウィン的な変異と選択による進化を最終的に超克した進化であり、人類の絶滅とともに成し遂げられる――埴谷が「純粋革命」と呼ぶ――新たな種の誕生となる破局的な進化である。

ダーウィンとヘッケルの進化論

『死霊』における「純粋革命」のアウトラインは「七章《最後の審判》」で集中的に描かれている。「最後の審判」とは精力的な党活動家である首猛夫の夢にあらわれた「黙狂」と呼ばれる矢場徹吾の語る寓話であり、あらゆる生物と無生物とがひしめき合う「亡霊宇宙」の亡者たちによる「弱肉強食の食物連鎖」のヒエラルキーの上位者たちに対する「弾劾」という見かけをとっている。重要なのは、それが高志たち党の「上部」への旋盤工の側からの批判を含意していることである。旋盤工による党への批判は「上部があるかぎり、革命は必ず歪められ、その革命的要素をついにまるごと失ってしまうことになる」[12]と要約できる。つまり、上位の階級に属するものによって食べられた死者たちからの弾劾は、党の「指導部」によって殺害された旋盤工からの弾劾なのである。カニは自分を食べた水鳥を弾劾し、ゴカイは自分を食べたカニを弾劾する。金魚は自分を食べた猫を弾劾し、ミジンコは自分を食べた金魚を弾劾し、水中の藻は自分を食べたミジンコを弾劾する。この食物連鎖の最上位に位置するのが人間であり、人間の代表としてイエス・キリストがガリラヤ湖の魚の亡霊に弾劾される。この魚の語るところによれば「ガリラヤ湖のなかに棲んで小さな魚を追い廻して食べていた俺の底もない悲哀と苦悩の魂が俺を食ったお前の魂にこそなっている」にもかかわらず、イエスは『人間』以外の悲哀と苦悩にまるで思い及ばぬばかりか、そのほかならぬ当の人間についても、天国へ入れるものと入れぬもの、の「永遠の差別者」にはじめからしまいまでなりおおせてしま」[13]っている。しかしイエスが「俺達の仲間にそのお前の肉の一片一片を食わせ」るのならば「これまでひきつづきにつづいていた弱肉強食の食物連鎖を携えに携えつづけてきた生と死について思いもよらぬほどこれまでとまったく違ったところの新しい新しい新しい生物史の創造の第一頁こそがそこにはじまる」[14]〔傍点引用者〕とも語りかける。

イエスとガリラヤ湖の魚の関係は――水という物質的想像力を媒介として――党指導部と溺死させ

られた旋盤工の関係に正確に対応している。旋盤工の唱える「上部廃絶」とは、両者の関係をともに根底で規定している「弱肉強食の食物連鎖」の否定を意味する。ただし厳密にいうと「弱肉強食の食物連鎖」は、ダーウィニズムの自然選択と似て非なる概念である。自然選択はたんなる繁殖の成功の度合いを意味しており、個体同士の直接的な闘争のことではない。ダーウィン進化論に「存在の連鎖」にもとづくヒエラルキーは存在せず、生物のあるべき未来も目的もない。埴谷の念頭にあったのは、むしろハーバート・スペンサーに由来する「社会ダーウィニズム」であろう。それは宇宙のあらゆるものが「進化」し、事物はより複雑でよりよいものとなる、という「適者生存」のメカニズムである。吉川浩満『理不尽な進化』によれば「発展的進化論と市場経済の自由競争社会との結合がスペンサー思想の特徴だ。そこでは進化とは競争を通じた前進であり上昇であり、ラマルク説がそうであったのと同様に、進歩にほかならなかった」[15]。つまりガリラヤ湖の魚の弾劾には自由放任《レッセフェール》的な資本主義社会への批判が内包されており、それがかたちをかえて旋盤工による党組織の「上部」批判にも通底していることになる。

魚によるキリスト批判に続いて「小さなチーナカ豆の俺」による釈迦への弾劾が始まる。ガリラヤ湖の魚による弾劾の矛先が「生命」の連鎖であるのに対して、チーナカ豆の弾劾は釈迦の涅槃、つまり「死」の認識に向かっている。仏教もまた「緑の樹々と草々のもつ目に見えぬ生の根源性」[16]に依存した欺瞞にすぎず、出家と在家という差別の構造を形成しているのだ。要するにイエスと釈迦に象徴される生と死をめぐる人類の思索のいっさいは「真理の誤謬」の歴史にすぎず、そうした誤謬にかえて真に思考されるべきなのが「虚」である、というのが「最後の審判」の究極のモチーフである。

「「虚」は、俺が「虚から創造し出現せしめた」ところの嘗てのお前達の「正」といまのお前達の「負」とやがて霊妙にくる「非」の宇宙の「すべてのすべて」にわたって、それらと「とも」にもまたつねにいる」[17]。そして「「虚」は「未出現」ということができる」のであり、存在と非・存在の可能性のいっさいを包含する潜在性の地平である。

「未出現の宇宙」にいたるこの寓話の要をなすのが、餓死した母親の胎内で三日ほど生きていた「胎児」の独白である。胎児は次のように自称する、「先程ぼくのいった「生の前の生」よりも、むしろ「生きたけれど生まれてこない」というほうがぼくに適わしいかな。いやいや、おふくろが正真正銘まぎれもなくすでに死んでいるのだから、その胎内にまだ小さなみじんこかガリラヤの魚状の軀を縮めに縮めて蹲っているぼくが生きているのは[……]「死のなかの生」というべきだろうな」[18]［傍点引用者］。

死んだ胎児は潜在性が現実化することなく潜在性のままにとどまる「未出現」の最初の象徴である。この胎児は同じ箇所で「「子供づくり」こそ、生そのもののなかのまぎれもない「原罪」だと思う」とも語っており、高志が告白した人工妊娠中絶という主題と深いかかわりをもっているのは明らかだ。では、なぜ「子供づくり」は過誤であり原罪であると語られるのか。それはこの胎児もまた「弱肉強食」のヒエラルキーの上位にたつ、誤謬の歴史のひとつの帰結にすぎないからである。だからこそ「ひとつの淡い影」は次のように胎児を批判する。

　お前はその「死のなかの生」の意味をまったく取り違えて発言しているのだ。おお、いいかな、胎児よ、そのお前がようやくそのお前自身としてそこにあるのは、四、五億もにのぼるお前自身の兄弟殺しの凄まじい結果の上にのみなりたっているのだ。よく考えてもみろ。お前が目に見えぬマラソン競争のゴールである母親の胎内の弾力に満ちた壁の傍らの卵子に最初に辿りついたとき、お前のすぐ横には四、五億の兄弟達が尽きせぬ盲目の祝祭のごとく犇きあっていたのだ、いいかな、お前のお前自身としての自己確立こそ、お前のまぎれもない兄弟である四、五億の可能性の胎児達に対する一斉の大殺戮の開始にほかならなかったのだ。[19]

この語り手は卵子が受精する過程を一種の生存競争とみなしており、胎児もイエスや釈迦と同じく「食物連鎖」のように「おびただしいむごたらしさの極みの死の総犠牲の上にのみなりたっている」と考えている。しかし生存競争それ自体が「無数の兄弟殺しの大殺戮」を引き起こす悪と考えているのかというと、おそらくそうではない。むしろ真理にいたる正しい生存競争が存在するはずである。「蒼白く痩せたイエスもふっくらした厚みをもった釈迦も、彼等が無自覚に食った大きな魚や小さな豆によって弾劾されるのでなく、その遥か前の前に、嘗て母親の胎内の深い闇のなかでおこなった眼に見えぬ無数の兄弟殺しの大殺戮によってこそ弾劾されねばならぬのだ。そして、その暗い胎内からのまがうことなき深い「自覚者」が、イエスや釈迦といった愚かしく無慈悲無洞察無自覚なやつらにかわってそれらの秘密の大暗黒の胎内から出現すれば、おお、賢明な胎児よ、まったく違った人類史こそがすでに遠くからはじまっていた筈なのだ」[20]。

語り手は、精子と卵子の遭遇を通じて真理の歴史が生成する可能性を認めている。その場合の「自己遺伝と自然淘汰によって」ではない生存競争は、真理を生成し、過誤と欺瞞を排斥する出来事となるはずである。しかし生存競争は無目的かつ無方向的であり、そのため真理を排斥してしまう可能性を否定できない。高志が子どもを「目的なき目的――いわば生そのもののごときもの」とみなすのは、それがダーウィン的な意味での自然選択の産物だからである。つまり語り手は、過去の人類史そして生物史が誤った選択をしてきたから否定しているのであり、生存競争それ自体を否定しているのではない。

ならばこの寓話の語り手が考える正しい生存競争とはどのようなものか。おそらくここに非ダーウィン的な進化論者とみなされるエルンスト・ヘッケルが『死霊』に召喚される必然が認められるのである。ヘッケルは一九世紀後半から二〇世紀初頭にかけて活躍し、その当時国際的なベストセラーとなった『自然創造史』（一八六八年）や『生命の不可思議』（一九〇四年）などの著作を通じて進化論を一般に啓蒙した。ヘッケルの幅広くまた深い影響は共産主義から精神分析にいたる二〇世紀の知的潮流のそこかしこに認められる。日本では宮沢賢治や荒畑寒村が著作の中でヘッケルに触れており、埴谷雄高も初期の短篇「意識」に「ヘッケルの系統樹」をめぐる記述を残している。[21]『死霊』がヘッケルと直接かかわりをもつのは「生物発生原則」、すなわち「個体発生は系統発生を繰り返す」という、現在でもよく知られている仮説においてである。その明白な痕跡は「胎内にまだ小さなみじんこかがリラヤの魚状の軀を縮めに縮めて蹲っている」という表現にあらわれている。ヘッケルは進化と発生という本来まったく異なる二種類の「時間」を類比させているが、埴谷はその類比を利用して生物の「食物連鎖」を卵子の受精プロセスに直接結びつけているのである。

生物発生原則（反復説）は、一九四〇年代までには進化論と遺伝子学を総合したネオダーウィニズムの成立によって学説としては過去のものとなった。それはヘッケルの学説の根拠となったラマルクの進化理論である「獲得形質の遺伝説」が否定されたことが大きい。ピーター・J・ボウラーが次のように端的に要約している。「進化がランダムな変異の集積によって進行するのであれば、現生生物の個体が祖先の成熟形態に似た段階を経て成長する理由がない。［それに対して］ラマルキズムは変異を成長過程への付加とみなしているので、反復説を正当化できる」[22]。進化によって新しい形態が次々と付加されるなら、それ以前の成熟形態は発生の初期段階へと「圧縮」される。個体は成長にしたがって圧縮された古い成熟形態を順次通過することになり、結果として進化を反復することになる。だが、メンデル以降の遺伝子学が「遺伝子」と「表現型」という概念を確立することで――遺伝するのは遺伝子レベルでの変異であり、形質の変異それ自体が遺伝することはないとされる――獲得形質の遺伝的伝達という考えはいったん放棄されたのである。

ラマルクのさらにもうひとつの重要な影響は、それが「生物は決まった目的・目標に向かって順序正しく漸進的に変わっていく」[23]という、根本的に非ダーウィン的な「発展的進化論」と呼ばれるタイプの進化論であることにみられる。ヘッケルでも個体の成長という概念は成熟に向けた前進的で目標指向的な性格を内包している。「ヘッケルにとっては、過去の進化の過程が現生生物の胚の成長を決定する。理屈の上では、因果性の方向が逆になり、目的論が自然主義に置き換わっている。しかし実際にはヘッケルは、進化が必然的に最終目標に向かって前進するという仮説を広めるために成長との類比を利用し続けたのである」[24]。ヘッケルの進化論には、予定された目標に向かう力に支配されているという意味において「前成説」を示唆する側面がある。このことは同時に「種」の進化にも同様の性格を暗に読み込んでいることになる。じじつ、ヘッケルは「系統樹」の頂点にヒト（Menschen）を想定し、さらにヒトの亜種の系統樹の最先端に「インドゲルマン人グループ」を置いている。佐藤恵子によれば、ヘッケルは「最高に進化を遂げたインドゲルマン人（つまりヨーロッパ系白色人種）は、「より高度に進化した脳の力で、他の人種・亜種を生存競争で打ち負かし、地球全体への支配を広げている」」[25]と記している。つまりヘッケルの進化論は、キリスト教批判という啓蒙主義的な一面をもつ一方で、のちのナチス・ドイツの「フェルキッシュ」と呼ばれる民族至上主義に棹さす一面をもっていたことは否定しがたいのだ。ヘッケルの進化論は人類を頂点としたヒエラルキーと目的を導入することで、生物の歴史そのものを一種の目的論、さらには終末論として表現してしまうのである。[26]

つまり『死霊』は「弱肉強食」というラマルク＝スペンサー的な社会ダーウィニズムを批判するために、同じくラマルクに由来するヘッケルの生物発生原則を対置したことになる。この混乱の原因は埴谷がラマルキズム（発展的進化論）の「適者生存」とダーウィン進化論との決定的な差異を見誤っていたからだが、しかしそれ自体は――ダーウィン自身がラマルクの理論を否定していないという歴史的経緯からみても――かならずしも批判に値するということはできない。埴谷にかぎらず、レーニンは『唯物論と経験批判論』（一九〇九年）でヘッケルを賛美しており、フロイトは生涯にわたり生物発生原則をその理論の核心に固持し続けた。[27]共産主義と精神分析のある側面が、まさにそのために過去の遺物と化してしまったのは確かである。しかしかれらと同じく現在のわたしたちが「生命」の歴史を思考する際に成熟と呼ばれる大文字の目的をそこに導入せずに行うことがはたして可能なのか、というのがここでの問いなのである。

カントの啓蒙／レーニンの革命

旋盤工はスパイ疑惑によって党の「上部」から査問を受ける席で「俺はみなが俺を裁くことを認めない」[28]と反論する。なぜなら階級社会を否定するはずの党の「上部」それ自体が強固な階級社会を形成しており、党はそのあり方によって革命を裏切っているからである。したがって、階級の徹底的破壊のために「すべてのものが自己の上部なるものを何時とはいわずいますぐきっぱり取り除いてしまえば、真の革命への道へ踏み出せる」というのが旋盤工の主張である。

先に触れたように、旋盤工の認識の原型はすでに「永久革命者の悲哀」に見出すことができる。「党外大衆からはじまった大ピラミッド、中ピラミッド、小ピラミッドの心理的関係の無限の系列にひとたびはいってしまえば、怖るべきことに、そのような心理的関係がひとつの鉄則になってしまう。それは『鉄の規律』の心理的な部分になってしまう。そして、その心理の柵を乗り越えたもの、『階級の差異』の鉄則を犯したものは、叛乱者である。そのような心理的叛乱者は、やがて何時かは或る機会に或る理由を附されて実際上の反逆者とされてしまう。従って、そこには、或る高位の呪術者がひとつの言葉を発するまでタブーがまもられていなければならない原始社会、柵のこちらとあちらの蔭で強圧と術策の行われる階級社会、にあるものがすべてであった」[29]。

ここには旋盤工の認識だけでなく、かれの運命までもがあらかじめ書き込まれているといってもいいのだが、そのような自己言及的なテキスト連関を挿入することによって『死霊』のその後の展開は共産党批判という思想的課題とはまた別種の主題を抱え込むことになる。それはカントにおける成熟のパラドクスとでもいうべき主題である。

カントは「啓蒙とは何か」で「人間が、みずから招いた未成年の状態から抜けでること」[30]と「啓蒙」を定義している。「未成年の状態」とは自分の理性を使用できない状態のことである。しかもそれができないのは理性をもたないからではなく、「他人の指示」によらなければそれを使用する「勇気」をもてないからだ。佐藤淳二が指摘するように、そこには他人の指示とその基盤である権威が過剰に存在し、それを跳ね返す決断と意志が不足している。「逆に言えば、この関係が逆転する時に、未成年状態からの離脱が実現し、啓蒙が到来することになる」[31]。カントはここで啓蒙をたんなる近代的な知の開明としてではなく、意志と勇気という態度《エートス》によって定義することで「統治されない技術」(フーコー)としての「批判」に連なる道を拓いたといえる。だが、もし未成年の状態から離脱する意志と勇気そのものが権威によってコントロールされていたとすれば、「批判」はどのように可能なのか。

旋盤工は自分が党の階級支配への批判という立場を獲得したのは『自分だけでおこなう革命』というタイトルのリーフレットを読んだからだ、そこには「真実の言葉」だけがあった、と「上部」に対して語る。だが、そのリーフレットを書いた本人こそ「上部」のひとりである三輪高志であることが査問の席で明かされる。そう指摘された旋盤工の「明るい顔立ちは一瞬の裡にさっと刷毛でもはいたように真蒼になって、その顔の皮膚をぱっくりとひとめくり、ふためくり、みめくりでもするような恐ろしい変貌が起ると、疑惑と驚愕と絶望のいれまじった恐らく一生の裡に再び繰り返すことのできないような一種の《自己崩壊》の表情の推移が手にとるようにそこに見てとれた」[32]。

旋盤工に未成年の状態から離脱する勇気を与えたのは党という権威であり、それゆえ未成年の状態にある自己と権威の関係が逆転する契機はない――これが自律的であるはずの成熟が他律的に、つまりヒエラルキーの上部から与えられるというパラドクスである。じつはこれとよく似たパラドクスがこの長篇の結末ちかくでふたたび登場する。与志の婚約者である津田安寿子が『自分だけでおこなう革命』の内容を理解することで「私は、いまのいま、幾つ分か、年齢をとりました。明日の誕生日を前にして、与志さんの前ですでにもうおどおどしていることなどない「おとな」になったのです」[33]と述べる箇所である。一九九五年に発表されたこの長篇の大円団となる「九章《虚体》論――大宇宙の夢」の舞台は、「津田家唯一の「令嬢」から女性としていわばひとり立ちする津田安寿子十八歳の特別な誕生祝いの宴席」[34]という設定である。安寿子は高志の言葉を通じて「目的なき目的」にすぎない未成年状態を脱して、意志と勇気をもって自律的に存在しうる「おとな」になった、と作者は宣言しているのである。安寿子の啓蒙は殺害された旋盤工と同じパラドクスの形式を体現しているが、しかしその内実は共産党＝スターリン批判から市民社会における成熟に置き換わっていることを意味している。安寿子が女性であり、しかも大ブルジョワの家庭に生まれ育った従順な婚約者であることが、旋盤工とまったく異なる運命を彼女にもたらす。ここにはスパイ査問の場面での主題だった「階級絶滅」という党の大義（cause）は存在しない。それがなければ「弱肉強食の食物連鎖」そして「虚体」というモチーフそのものが意味を失うはずだが、そのことをおそらく作者は自覚していない。この時点で政治的な意味での「革命」はすでに放棄されている。

だが、これと似た矛盾はすでに「啓蒙された君主」たるフリードリヒ大王の統治するプロイセン王国の臣民だったカント自身の問いに内包されていた。カントの啓蒙論には、来るべきフランス革命の否認とでもいったモチーフが潜在している。無制限でラディカルな啓蒙の全面化はいずれ社会秩序の崩壊につながるだろう、とカントは予感していた。カントはそうした啓蒙の矛盾を解消する方途として、たとえば聖職者が学者として研究する場合は理性を「公的」に——無制限な自由を享受して——使用し、教会の牧師として信者に説教する場合は理性を「私的」に——権威に服従して——使用する、という例をあげている。カントは理性の使用を公的なものと私的なものとに分離し、制限することでこのパラドクスを解消しようとした。

査問の席で「上部」のひとりである「海豚」は「ここにいる俺達はいま問題になっている上部廃絶の課題などすべてすでに解いてしまっている」と述べる。「諸君がよく知っているように、途方もなくかけ離れた意見の持主とてもここでは誰ひとりとして排除されていない。そうだろう？　あの奇抜な被告に共感した感傷派の『一角犀』にしても、またあの被告の知られざる隠れた指導者となってしまった『単独派』にしても、あの被告の主張をまるで認めない俺にしても、まったく対等で、こうした俺達を規制する『上部』も、また、俺達が支配すべき『下部』も俺達には存しないのだ[35]」。党の内部では平等で民主主義的な熟議がなされている、というわけである。パラドクスは議論に取り上げていることですでに解決済みとみなされ、パラドクスの内実が実際に解消されることはない。つまり党では理性の私的な利用のみが認められるということだ。党はあらかじめ「対等」という特権をいただくものたちのサロンにすぎない。そこにパラドクスの存在する余地が存在しないのは、「海豚」が数えあげる「対等」な関係に「あの奇抜な被告」を含んでいないことが行為遂行的に証明しているのである。

旋盤工の批判は、党の内部と外部に厳然と聳える「階級の差異」に向けられている。それは理性の私的な使用と公的な使用という分離の構造とパラレルである。しかし理性の公的な利用を肯定するなら、理性の使用を公的・私的と限定すること自体が不可能なはずだ。理性の公的な利用が理性の私的な利用を容認する権威を肯定すること自体が自己矛盾だからである。だが、こうした認識の前提には、啓蒙の制限がもはや不可能となった知の配分そのものの変化がある。『死霊』が描いているのは、牧師に対して労働者が「対等」であることをすでに要求しうる社会である。そこではリーフレットに象徴される出版・活字メディアをとおして議論がなされ、世論が形成される社会、つまり顔の見えない「公衆」の存在が前提にされている。

「公私の境界がある限り、「未成年状態」は残存し、完全な啓蒙は決して訪れない」[36]が、しかし同時に公私の境界が消滅することで「未成年状態」は社会のあらゆる場面に残存することになる。それが啓蒙のパラドクスの帰結である。未成年状態を脱したと信じた旋盤工の陥穽はそのことにかかわりがある。そしてそれとともに権威であるはずの党もまた未成年状態を脱していない、という事態をもあらわしている。「海豚」がいうように「俺達を規制する『上部』も、また、俺達が支配すべき『下部』も俺達には存しない」のが真実ならば、党はなにを根拠として旋盤工を「処理」できるのか。「俺達がお前を査問しているのは、ただひたすら、われわれの仲間三人を警察に手渡したお前の行為という一事だけによっている」[37]というのは、旋盤工の殺害がひとえに党の組織防衛という共同体の論理としての理性の私的な利用にのみ負っており、理性の公的な利用とはいっさい関係がない、と明言しているに等しい。

査問の席で「単独派」と呼ばれる三輪高志は「自分だけでおこなう革命」というロジックをさらに突き詰めると、革命家は、革命が成就するその「瞬間だけ」真の革命家である、という結論にたどり着くはずだ、と旋盤工に言い含める。革命の瞬間が過ぎれば革命家はただの「似而非《えせ》革命家」にすぎず、「生活のなかの素朴な無名者」として生きなくてはならない、「従って、《瞬間だけの革命家》にすぎない真の革命家は審問の席で昂然と胸を張って、俺こそ革命家だなどといってはならないのだ。［……］お前は、自分をただちょっとした気のきかぬ犯罪者だくらいに名のらねばならなかったのだ」[38]と高志は旋盤工を最終的に断罪するにいたる。

高志の論理は、ジジェクがスターリンに粛清されたブハーリンを批判する理由とよく似ている。ジジェクによれば「ブハーリンの致命的な誤りは、ある意味で一挙両得ができると思ったことにあった。つまり、彼は〈党〉およびスターリン個人への献身を言明しながら、最小限度まで縮小した主体の自律性を最後まで捨てる覚悟がなかった」[39]という点にある。ここでの「〈党〉およびスターリン個人への献身」とは革命の大義、すなわち理性の公的な利用の行使を意味する。にもかかわらずブハーリンは「主体の自律性」という理性の私的な利用を最後まで放棄しなかった、とジジェクは指摘しているのである。高志もまた旋盤工に対して「《瞬間だけの革命》」を査問の席で「やりとげた」と認めている。そしてブハーリンと同じく旋盤工も、それにもかかわらず理性の私的な利用を放棄しなかった、という理由で断罪される。ここにも啓蒙のパラドクスのグロテスクな一面が露呈している。「瞬間だけの革命」とは、そこに理性の公的な利用が――その極小の瞬間においてだけしか――存在しないということである。ブハーリンあるいは旋盤工を断罪する権威であるはずの党も実際には革命の大義といっさい無縁であり、たんに組織防衛という理性の私的な利用を行使しているにすぎない。高志を含む党の「上部」も旋盤工も、誰ひとり大義など持ち合わせていないのだ。

「瞬間だけの革命家」の最高の実例はもちろんレーニンである。「レーニンは、メンシェヴィキやボルシェヴィキ内部の懐疑論者と対照的に、一九一七年の複雑な状況――〈臨時政府〉の優柔不断な政治姿勢に対して一般大衆が不満をつのらせていたこと――が一段階（民主主義ブルジョア革命）を「飛び越す」ための、つまり二つの連続する必要不可欠な段階（民主主義ブルジョア革命とプロレタリア革命）をひとつに「圧縮する」ための特別な機会を与える、と考えたわけではない。［……］レーニンのいっていることは、これよりもさらに強力である。結局「必然的な発展段階」という客観的論理など存在しない、なぜなら、複雑に織りなされた具体的状況から生まれる、そして／あるいは「主観的な」介入の予期せぬ結果から生れる「事態の紛糾」は、物事の円滑な進行を妨げるのだから」。ジジェクはこのような事態を「「大文字の〈他者〉」の（非-）存在」と表現している。それは革命に大義＝原因（cause）の不在を、理性の公的な利用の不可能を認めるのに等しい。

メンシェヴィキは、あらゆるものに基盤となる、歴史的発展にかんする実証的な論理に依拠していた。一方、ボルシェヴィキは（すくなくともレーニンは）「大文字の〈他者〉は存在しない」ということを分かっていた。政治的介入そのものは、包括的で潜在的ななんらかのマトリックスによる座標軸の内部で起こるのではない、なぜなら、政治的介入が成し遂げるのは、まさにこのマトリックス自体の「改造」だからである。[40]

レーニンが成し遂げた革命は、なんらかの規範や理論に沿って実現されたものではまったくない。そこにはいかなる根拠もなく、ただ「時機をとらえる」ことだけが問題だったのである。つまるところ革命は自然と同様に、自己保存という目的を駆動力としながら、カントのいわゆる「究極目的」を欠いている。

ジジェクのいう「包括的で潜在的ななんらかのマトリックス」とは、進化論において定向進化の根拠となる「適応」概念に相当する。生物は生存と繁殖という目的にかなった適応によって進化する、と主張するダーウィン進化論は、観測と理論が結びついた典型的な経験科学に属している。それは統計を基礎に置いた確率性を本性とするが、革命における「大文字の〈他者〉」の不在はそこでの蓋然性とまったく異なる事態である。ジジェクはルカーチの『歴史と階級意識』における「瞬間」という概念を「ある行為がある状況に介入するための機会が存在する瞬間」と規定し、それは「バディウが〈出来事〉として定式化しようとしているもの、すなわち既存の「客観的な条件」によっては説明できない介入に近い」[41]と述べる。一九一七年四月、ロシアの二月革命直後にレーニンが封印列車からペテルブルクに降り立ったのがそうした「瞬間」の介入である。「「大文字の〈他者〉」の（非－）存在」は「時機をとらえる」ことの無根拠さにおいて、むしろ吉川浩満のいう「理不尽な絶滅」にちかい。それは「ある種の生物が生き残りやすいという意味ではランダムではなく選択的だが、通常の生息環境によりよく適応しているから生き残りやすいというわけではないような絶滅」[42]である。吉川はそうした絶滅の典型的な事例として白亜紀の恐竜絶滅のシナリオをあげている。地球への天体衝突は、それによって発生した大量の塵で大地を焼き尽くすとともに、数年にわたり太陽光を遮断した。地上に太陽光が届かなくなったことで植物のような光合成生物が死滅し、それらを食べる草食恐竜が絶滅し、さらに草食動物を捕食する肉食動物が絶滅した、とされるプロセスである。恐竜にとって「天体衝突という不運としかいいようのない事件」という表現が当てはまるのは、それが一億数千万年かけて地球環境に適応してきた恐竜の進化といっさい関係のない出来事でありながら、それによって進化のプロセスが切断されてしまったからである。天体衝突は地球における適応のルール（マトリックス）を一変させてしまったのだ。しかしもし地球に恐竜が誕生する以前にこの天体が衝突していたら、もとより恐竜絶滅は起きようがなかった。

九鬼周造は、そのように「各々独立に自己の系列において展開する原因および事実の諸体系間の結合」[43]と定義しうる偶然性は、たとえその出来事を自然科学にもとづく「既存の「客観的な条件」によっては説明できない」としても、やはり「客観性」をもつとしている。偶然の宿る「交叉点を規定する因果系列は実に無数にある」。アリストテレスが個体の偶有性が無際限である、あるいは偶然的原因が無限定であるというのは、因果系列が無数であるとともに、交叉点もまた無数であることにもとづいている。「一つの交叉点の完全なる釈明はおそらく無限数の交叉点の完全なる釈明を予想するであろう。そうして無限数の交叉点の完全なる釈明とは何ら一つの交叉点をも残さない全き空虚でなければならない。交叉点の偶然性がすべて主観に依存するというならば、それは一切を主観化することにほかならないので、もはや何ものも客観性を有ったものはないという結論に到達しなければならぬ」[44]。九鬼がここで述べている背理をさらに敷衍するなら、いっさいの偶然を「空虚」となす自然科学の「完全なる釈明」それ自体が科学者たちの「主観」によるフィクションにすぎないともいえる。ただし「理不尽な絶滅」がなおも自然選択の近傍に位置する自然主義的な概念であるのに対し、ジジェクの「政治的介入」はむしろ多くの変異の中から意思的に未来の方位を決定する人為選択とするべきだろう。それは自然選択のように因果的必然と目的的必然を備えながら、にもかかわらず「大文字の〈他者〉」の存在しない偶然《テュケー》として作用するのである。

スターリン主義の亡霊的な回帰

埴谷雄高が人工妊娠中絶を革命にアナロジーするのは、両者に共通する人為的な介入という性格を介してである。『死霊』は「発生」の歴史を一種の神話として、つまり目的＝終末論の完全な支配下において――小説冒頭の「大時計」の文字盤に刻まれた「十二支の獣」がその象徴である――語りたいと願う。だが話者はその欲望を「既存の「客観的な条件」によっては説明できない」。なぜなら「人間は、自然と自分自身との間に或る種の目的関係――換言すれば、自然にかかわりなくそれ自身だけで事足り、従ってまた究極目的たり得るような関係を設定するすべを知り、またそうする意志をもちはするものの、しかしかかる究極目的は自然において求められてはならないものなのである」[45]。にもかかわらず埴谷は――あたかも「究極目的」がアプリオリに与えられているかのごとくに――語り続ける。

この原理的な矛盾――「不合理ゆえに吾信ず」という箴言によって端的に要約しうる――をいささか不細工な語りの形式として構想することで『死霊』は小説として成立したといえる。こうした主題と言説の矛盾を集約する形象が人工妊娠中絶である。高志が「子供の存在を容認しな」いのは、それが「革命」というプロジェクトにとっての偶有性にすぎないからである。かれは革命による存在の未来の「完全なる釈明」を欲するだろうが、それが成就することはもとよりありえない。ありえない、という合理の否認がここでの人工妊娠中絶の意味である。未来は論理的あるいは客観的に、つまり「構成的」に決定することはできず、せいぜい「統制的」に――存在の関係（結合）の仕方にのみかかわるかたちで――語りうるにすぎない。高志は旋盤工の殺害を決定するに際して同志たちにこう語る、「俺達はこのいまのいまと同時に百年後のためにもここに集っているのだ。だから、ここで俺達はあの男をひとまず預けておかねばならない」。どこへ預けるのだ？　と問う同志に対して、高志は「彼が望んでいる『あちら』だ」と即答する、そして「上部廃絶の成就した百年後に彼は革命の証人としてまた意味深くこちらへ登場してもらうことになる」[46]。

高志が曖昧な修辞を用いて旋盤工がみずからの死を望んでいるという臆測を述べるのも、一〇〇年後に上部廃絶が成就するという仮定も、かれらがこれから実行しようとしている殺人への躊躇と疑惑を心理的に糊塗するための――当人がそう認めているように――「詭弁」にすぎない。「革命は歴史だ」と断言しつつ、高志にはそれを可能とするいかなる論理も根拠も示すことができない。旋盤工の「処理」が「「必然的な発展段階」という客観的論理」から必然的に導き出される結論ではないのとおなじく、高志が恋人に――埴谷自身が妻に――人工妊娠中絶を強制した客観的に正当化しうる理由はなにもない。それは高志の「政治的介入」に「大文字の〈他者〉」が欠落しているためだが、同時に「革命」そのものが理性の私的な利用にもとづいているからでもある。革命は理念において人間のすべて（世界市民）にかかわるかぎりで「公的」たりえるにもかかわらず、そのことを論証できないという思弁が延々と論証されていく。

プロレタリア階級は無であるがゆえに世界《すべて》である、という弁証法が共産主義の教義の核心にある。しかしそれは無ではなかったし、世界《すべて》でもなかった、というのがこの謎めいた長篇小説のもっとも簡明な要約である。「階級」から排除されたものたち、世界《すべて》に含まれないものたち、無に満たないものたち――『死霊』では「虚体」あるいは「未出現の宇宙」と呼ばれるものたち――がかならずや存在するであろう、存在しなければならない、存在するはずだ……。

共産党の活動家だった埴谷の予感していた現実が白日のもとに晒されるのは、歴史の年表においてはスターリンの死後（一九五六年）である。しかしスターリンの虐殺機械がレーニンの革命を反復しているのではない。レーニンの革命がスターリンの虐殺機械をあらかじめ反復していたのだ。スターリンによってはじめて革命が理性の公的な利用ではないことが明白になったのである。それは『死霊』において人工妊娠中絶という「私的」な行為を通じて革命が継続されるのと軌を一にしている。レーニンの革命は「大文字の〈他者〉」を欠落させた「理不尽な」――人為的に生起された――災厄である。ただしフランス革命そしてナポレオンの戴冠以降の――専制君主のもとでの自由という矛盾として現出する――理性の公的な利用と私的な利用との無差異から発する論理的な帰結としてそうなのである。

どこでも自由は制約されている。しかし啓蒙を妨げているのは、どのような制約だろうか。そしてどのような制約であれば、啓蒙を妨げることなく、むしろ促進することができるのだろうか。この問いにはこう答えよう。人間の理性の公的な利用はつねに自由でなければならない。理性の公的な利用だけが、人間に啓蒙をもたらすことができるのである。これにたいして理性の私的な利用はきわめて厳しく制約されることもあるが、これを制約しても啓蒙の進展がとくに妨げられるわけではない。[47]

カントの時代から現在にいたる啓蒙の「主体」には長らく女性や子ども、狂人といった周縁的な領域に生きる人びとは含まれてこなかった。それらの「未成年の状態」にとどまる（とみなされた）存在は「階級」という主題から零れ落ちていた——もしくは「百年後」の未来に棚上げされてきた——のである。『死霊』の後半部で啓蒙の主体が旋盤工から津田安寿子に移行することは、一九七〇年代以降の「革命」的な主体がプロレタリア階級からそのような周縁的な諸アイデンティティに移行しつつあった歴史的状況に呼応している。この時期、「階級」という主題はすべてという地位から脱落し、それとともにジェンダーやエスニックといった概念が浮上してきた。ただしこのことは、それらが理性の利用の「公的」な地位を占めることを意味していない。ジェンダーの論理の典型は「女性はすべてではない」という命題である。[48]それは部分が全体を僭称する「プロレタリア独裁」の否定をなしている（トランスジェンダーはさらにその対偶となる）。ジェンダーやエスニックの諸アイデンティティをめぐる政治は理性の私的な利用という「制約」をみずからに課し、政治を「私的な」領域に限定することで「啓蒙を妨げることなく、むしろ促進」しようとする。それは「革命」の放棄＝転向であると同時に、革命と異なる啓蒙の進展の開始となった。

旋盤工は湖水に沈められる直前、高志にむかって「お前はいま幾つになる……？」と静かな声で訊ねている。高志が二三歳と答えると、旋盤工は「ほんとうにそうなら、俺はお前を許しておく」と重ねて言う。そして「革命をおこない得るのは、二十五歳以下のものに限られているからだ」[49]とその理由を述べるのだが、それは「未成年の状態」にあるものだけが「瞬間だけの革命家」たりうるという意味である。『死霊』はおそらくこの時点で「革命」を放棄していると同時に啓蒙のパラドクスを解決する企図も放棄している、つまり永遠の未成年状態としての「虚体」にとどまることを選択したのだ。もちろん埴谷自身はパラドクスの放棄をもってその解決とみなしている。もはや潜在性から現実が発生することはない。そのための方法がヘッケルの生命発生原則を転倒させた『自分だけでおこなう革命』の絶滅＝中絶という図式である。「ただ「自覚的」に子供をもたぬもののみが「……」「有の嘗て見知らぬ新しい未知の虚在を創造」する」。潜在性は中絶によって現実性から切断される。純粋な潜在性の場が「未出現の宇宙」であり、「死んだ胎児」にとっての死んだ母親の胎内である。『死霊』における人工妊娠中絶は、可能性が人為的に「未出現」にとどまるための方法的選択である。

ただし小説家としての埴谷雄高自身は——高志が恋人に命じたのと同じく——妻に人工妊娠中絶を命じることを通じて「大文字の他者」の位置をひそかに回復する。作中でわずかな断片として引用されるにすぎない『自分だけでおこなう革命』が旋盤工や津田安寿子によってあたかも聖典のごとく奉られるのはその徴候である。この家父長主義的な「大文字の他者」の回帰によって『死霊』はスターリン亡き後の亡霊的なスターリンなきスターリン主義という「権威」を保持することになる。[50]

現在、スターリンなきスターリン主義体制への批判をほとんど唯一担っているのはフェミニズムである。もしフェミニズムが『死霊』の放棄した革命性を今もなお保持しえているとすれば、それはフェミニズムが女性たちの自由な決定にもとづく人工妊娠中絶の権利を断固として肯定し続けることによってである。ただしその決定の正しさを保証する「大文字の〈他者〉」は存在しない。ジジェクによる共産主義革命は自然選択への無根拠な「介入」といった以上の意義を超えていない。だが、フェミニズムが強調する女性の意思にもとづく人工妊娠中絶もまた、ジジェクのいう「出来事」への介入にほかならない。彼女たちは社会の新たな「主人」の位置を占めるのではなく、潜在性にとどまる権利をみずからに留保することで「「大文字の〈他者〉」の（非-）存在」という根源的な無根拠さを体現しているのである。

1 埴谷雄高・吉本隆明「意識　革命　宇宙」、『埴谷雄高全集　一四』、講談社、二〇〇〇年、四三七－四三八頁。
2 埴谷雄高『死霊　II』、講談社文芸文庫、二〇〇三年、一四〇頁。
3 川西政明『謎解き死霊論』、河出書房新社、一九九六年、一二九頁。
4 埴谷雄高・吉本隆明、前掲書、四三八頁。
5 以下の記述はオルダス・ハクスリー『すばらしい新世界』（黒原敏行訳、光文社古典新訳文庫、二〇一三年）を参照。
6 ミシェル・ウエルベック『素粒子』野崎歓訳、ちくま文庫、二〇〇六年、二一五頁。
7 同書、四二〇頁。
8 新たな種を生み出すための理論的な基礎を確立した生物学者ミシェル・ジェルジンスキの恋人は妊娠とともに子宮がんが判明し、人工妊娠中絶を施す。ミシェルがその仕事に専心するのは彼女の死をきっかけとしており、したがって中絶という出来事は『素粒子』全体のプロットにおいて見逃すことのできない重要な転機となっている。
9 埴谷『死霊　III』、講談社文芸文庫、二〇〇三年、三〇三－三〇四頁。
10 埴谷『死霊　II』、前掲書、一四四頁
11 ウエルベック、前掲書、四二一頁。
12 埴谷、前掲書、一五五頁。
13 埴谷『死霊　III』、前掲書、八七頁。
14 同書、八八－八九頁。
15 吉川浩満『理不尽な進化　増補新版――遺伝子と運のあいだ』、ちくま文庫、二〇二一年、一五一頁。
16 埴谷、前掲書、九七頁。
17 同書、二一三頁。
18 同書、一一〇頁。
19 同書、一一三－一一四頁。
20 同書、一一六頁。
21 埴谷「意識」、『埴谷雄高全集1』、講談社、一九九八年、二〇五頁。

22 ピーター・J・ボウラー『ダーウィン革命の神話』松永俊男訳、朝日新聞社、一九九二年、一一九頁。
23 吉川、前掲書、一四七頁。
24 ボウラー、前掲書、一二〇頁。
25 佐藤恵子『ヘッケルと進化の夢――一元論、エコロジー、系統樹』、工作舎、二〇一五年、二六九頁。なお、ヘッケルは『生命の不可思議』で人口学にもとづく安楽死肯定論を主張している。
26 今日の進化生物学では胚の発生や分化の過程で体節の形成がホメオティック遺伝子によって制御されていることが知られている。ホメオティック遺伝子は海綿動物を除くすべての動物で確認されており、その起源はカンブリア紀以前まで遡ると考えられる(小原嘉明『入門! 進化生物学――ダーウィンからDNAが拓く新世界へ』、中公新書、二〇一六年を参照)。この事実はヘッケルが想定した祖先動物(ガストレア)とは異なるものの、多くの動物が共通する祖先から枝分かれした可能性を示唆している。ただし「進化」を集団における遺伝子の割合の変化と定義する現在の生物学では、それが目的論的に解釈されることはない。
27 スティーヴン・J・グールド『個体発生と系統発生』仁木帝都・渡辺政隆訳、工作社、一九八七年、二三二頁。
28 埴谷『死霊 II』、前掲書、一五四頁。
29 埴谷「永久革命者の悲哀」、『埴谷雄高評論選書1 埴谷雄高政治論集』、講談社文芸文庫、二〇〇四年、二二五頁。
30 イマヌエル・カント「啓蒙とは何か」、『永遠平和のために/啓蒙とは何か 他3編』中山元訳、光文社古典新訳文庫、一〇頁。
31 佐藤淳二「フーコーと啓蒙――自己へのオデュッセイアの途上で」、小泉義之・立木康介(編)『フーコー研究』、岩波書店、二〇二一年、八一頁。
32 埴谷、前掲書、一六四頁。
33 埴谷『死霊 III』、前掲書、三一〇頁。
34 同書、三二七頁。
35 埴谷『死霊 II』、前掲書、一六八頁。
36 佐藤淳二、前掲書、八七頁。

37 埴谷、前掲書、一五九頁。
38 同書、一七八―一七九頁。
39 スラヴォイ・ジジェク『全体主義――観念の（誤）使用について』中山徹・清水知子訳、青土社、二〇〇二年、一三三頁。
40 同書、一四一頁。
41 同書、一四二―一四三頁。
42 吉川、前掲書、五二頁。
43 九鬼周造『偶然性の問題』、岩波文庫、二〇一二年、一五八頁。
44 同書、一六〇頁。
45 カント『判断力批判（下）』篠田英雄訳、岩波文庫、一九六四年、一三四頁。
46 埴谷、前掲書、一七〇頁。
47 カント、「啓蒙とは何か」、前掲書、一五頁。
48 石川義正『政治的動物』、河出書房新社、二〇二〇年、四九頁。
49 埴谷、前掲書、一八一頁。
50 一九八四年に起きたいわゆる「コム・デ・ギャルソン論争」は、「高度資本主義」の擁護者に転向した吉本隆明に対して、とっくに革命を放棄している埴谷自身が良心的な左翼として批判する――にもかかわらずどちらも自分こそ革命を継続しているつもりでいる――という捩れた構図をあらわしていた。しかし自身の転向を自覚していない埴谷の知的退廃に対して、ある意味で「加速主義」を先取りしていたともいえる吉本の知的優位がそれとべつの退廃を招いたことは、吉本の遺産相続人を自認する現在の糸井重里を見ればあきらかである。このふたりの滑稽かつ悲惨な対立は、現在でも日本の知識人たちがしばしば反復している。

第七章　存在論的中絶　性選択について

1　妊娠と変様《アフェクチオ》

スピノザの木の実

わたしたちの身体は本性を異にするきわめて多くの個体──たとえば脳や心臓、その他の内臓のそれぞれ、筋肉、骨、血液、細胞、多種多様な無数の細菌等々──からなりたっている。それらはどれも身体の外部のさまざまな物体、その身体が置かれている環境に全面的に依存しており、それらがなくては身体を維持することができない。あるいはむしろ身体そのものが自己と呼ばれるものの環境であり、身体に依存し続けることで自己は維持されている。スピノザはそのことを外部の物体から「触発《アフェクチオ》を受ける」と表現している。精神は身体の変様《アフェクチオ》の観念を知覚するかぎりにおいて自己を認識する。自己とは「身体の変様の観念を知覚すること〔……〕でしか成立しえない自己認識」のことである。「自己は、身体の変様とその観念、そしてその変様の〈観念の観念〉をもつ限りでしか存在しないのである。それらのア・プリオリに先立って予め考えられるような、同一性としての自己意識、自由意志としての主体性、〈私〉の自己認識などけっして成立しえない」[1]。

自己という観念（の観念）に先立って身体の触発＝変様《アフェクチオ》が生起している。自己という認識は身体の触発によってはじめて成立するのだ。自己に先立つ存在との遭遇が先にあるので、その逆ではない。スピノザはまさにそうした「出会い」として「創世記」のアダムと知恵の木の実の寓話を描いている、とジル・ドゥルーズは述べている。「これは、二つの体が出会い、そのそれぞれに特有の構成関係がひとつに組み合わさらないケースである」[2]。ある身体が他の身体と出会うとき、この両者がひとつに組み合わさって新たな全体を形成することもあれば、一方が他の結合を破壊してしまうこともある。「あなたがたは、それを食べてはならない」と神はアダムとイブに警告した。その木の実はかれらに致死性の毒として作用すると語ったのである。スピノザによれば、神はこのカップルに木の実固有の――毒であるという――真理を語ったのであり、食べることを道徳的に禁止したのではない。

もし神がアダムに善悪の知恵の木の実を食べないよう命じたのに、アダムがその木の実を食べることができたら矛盾が生じてしまう。そのような場合、アダムがそれを食べることは不可能なはずだ。神のそうした取り決めは永遠の必然性や真理を含んでいいなければならないからである。ところが聖書の語るところでは、神がアダムに食べないように命じたにもかかわらず、アダムは木の実を食べている。ということは、神はアダムに、その木の実を食べたら必ずふりかかるはずの災いは啓示したけれども、災いがふりかかること自体の必然性は啓示しなかったのだ。その結果、アダムの方はその啓示を必然的な永遠の真理ではなく法として、つまり賞罰を伴う決まりとして受け取ることになった。[3]

善悪という認識に先行する出会いにおいて、木の実とアダムの身体は新たな構成関係をかたちづくる。ただしそれはアダムの身体を分解してしまうような関係である。「私の本性と合う対象は、それ自身と私の両者をともに含む高次の全体をかたちづくるよう、私を決定する。私に合わない対象は、この私自身の結合を危うくさせ、私という集合体を部分へと解体してしまうおそれがあり、極端な場合には、それらの部分がもはや私の構成関係とは相容れない構成関係のもとにはいってしまうこと（死）もありうる」。[4] わたしたちは前者のように「私」に合うもの、「私」の身体と結合し、その力能が「私」の力能を増大させる糧となるようなものを「いい」と呼び、「私」に合わないもの、「私」の身体の構成を分解し、それを破壊する毒のようなものを「わるい」と呼ぶ。わたしたちが置かれた個々の状況に応じた具体的な価値としての「よい／わるい」は、「法」であり「賞罰を伴う決まり」である宗教的または道徳的価値としての「善／悪」とまったく異なる。ドゥルーズがスピノザの「倫理《エチカ》」と呼ぶのは前者の「認識」、つまり「どこまでも内在的に生それ自体のありように則し、それをタイプとしてとらえる類型理解《タイポロジー》の方法」のことである。「道徳とは神の裁き〔判断〕であり、〈審判〉の体制にほかならないが、〈エチカ〉はこの審判の体制そのものをひっくりかえしてしまう。価値の対立（道徳的善悪）に、生のありようそれ自体の質的な差異（〈いい〉〈わるい〉）がとって代わるのである」。[5]

ここには身体の受動的な変様をモデルとしたスピノザの心身並行論の一端がある。だがスピノザには原因となる外部の対象が身体に引き起こす受動的変様とともに、「触発をとおして変様するその当の個体〈個人〉自身の本性から説明されるような、その個体の本質に由来する」[6]自己触発的な能動的変様も見出される。個体としての存在を維持するためには外部の諸存在に依拠しなくてはならないが、自己の存在を維持しようとする力能は自己のうちにしか存在しないからだ。個体としての自己の本質はその存在を維持しようと欲望する、スピノザはそれを「努力《コナトゥス》」と呼んだ。「おのおのの物が自己の有に固執しようと努める努力は、限定された時間ではなく無限定な時間を含んでいる」（『エチカ』第三部定理八。以下『エチカ』の引用はすべて畠中尚志訳岩波文庫版による）。個体の本質は自己を無際限に維持し、肯定し続けるはたらきを有する。それは無際限に続こうとする個体の「死」の原因がつねに外部から与えられるということである。外部の存在が自己との構成関係に適合しないことも起こりうるし、また関係そのものが誕生から死にいたるまでに変化する。ウイルスや腫瘍が原因で死ぬことも、そこから治癒し回復することもあるだろう。いずれにせよ個体の変様はみずから作用する能動的な変様と作用を受ける受動的な変様を通じてあらわれ、自己の許容する一定の幅をもって受動的変様と能動的変様の度合いが逆比例的に変動する。

妊娠もまた自己と外部の存在の受動的変様と能動的変様を通じて、妊娠した女性と胎児との構成関係を形成する。母体は子宮の中の胎児を、本来ならば免疫学的に拒絶されるはずの異物として認識することなく許容する。女性の身体は妊娠をきっかけにして胎児が毒ではないことを、それ自身のシステムによって認識するのである。逆に母体の「免疫学的寛容」といわれる機構の破綻が着床不全や流産を引き起こすこともある。[7] つまり女性の身体と胎児の構成関係がなんらかの理由によって破綻することで、一方の個体が分解してしまうのだ。人工妊娠中絶はそのような身体の免疫学的な反応とはまったく異なるが、しかしやはり両者の関係に存するなんらかの心理的あるいは物理的な原因によって母体と胎児のもつ特有の関係を分解してしまう。

ここには、より大きな完全性の欠如にも、完全性の異なる二つの状態の比較にも帰してしまうことのできないなにかがある。悲しみにうちには、否定でもなければ外在的なものでもない、なにかある還元されえないものがある。身をもって体験される、実在的移行である。持続である。［……］スピノザはこの持続をもって現実の存在のとるさまざまな変動、連続的変移を定義しているのであり、そこにこそ悪しきことの最終的な逃げ場もあると見定めていたにちがいない。[8]

ドゥルーズが「より大きな完全性」と呼ぶのは真に能動的というに値する感情（喜び）のことであり、自己の本性と一致しない外部の存在によってみずからの力能が減少することがより小さな完全性としての受動（悲しみ）である。より大きな完全性からより小さな完全性への「連続的変移」は、それ自体としては自己の本質から隔たっている。この変移は現実における存在に、様態に属し、様態における個体の形成と分解にかかわっている。ただその意味においてのみ人工妊娠中絶は——道徳的な「善／悪」ではなく——「わるい」ことでありうるだろう。つまり「変様能力の減少としての悲しみ」

である。しかし人工妊娠中絶が「悲しみ」なのは、流産が「悲しみ」であることとなんの違いもない。「もし中絶されることがなかったら」という可能性を根拠にして人工妊娠中絶を胎児の殺害とみなし、その行為を「悪」と断罪することは無意味である。人工妊娠中絶によって存在しなかった生命もありうるし、わたしが――中絶されることなく――現に生存していることが原因で存在しえなかった生命ももちろんありうる。だが、スピノザの可能性とはそういうことではなく、むしろ妊娠や流産や人工妊娠中絶において「身をもって体験される、実在的移行」のことである。

可能性と無限判断

スピノザにとって事物はただそうとしてあるような存在でしかありえない。自然の存在には「一として偶然なものがなく、すべては一定の仕方で存在し・作用する」、つまり「必然性」（第一部定理二九）であるしかないのだ。事物の必然性以外の様相、つまり「……は可能である」あるいは「……は偶然である」といった存在の仕方は、わたしたちの「認識の欠乏」によってそう考えられているにすぎない。ある事物がわたしたちには「必然であるとも不可能であるとも思われない」ので、わたしたちはそれを「偶然とか可能とか呼ぶ」（第一部定理三三備考）。

スピノザはここで可能性と偶然性を判然と区別していないが、『エチカ』第四部では両者をより詳細に弁別している。スピノザは可能性と偶然性をどちらも「必然的でないもの」として次のように規定する。「我々はある物を必然的であると表象する限り、その物の存在を肯定し、これに反してある物を必然的でないと表象する限り、その物の存在を否定する」（定理一一証明）。必然的でないもの、すなわち可能性と偶然性は事物に対して「否定」の関係にある。しかし両者の「否定」の関係は、必然的なものに対する「不可能」の関係と異なるだけでなく、可能性と偶然性においてもそれぞれ異なっている。

まず不可能における否定について。ある事物が必然的と呼ばれるのはなぜか。「ある物の存在は、その物の本質ないし定義からか、それとも起成原因から必然的に生起するから」にほかならない。それに対してある事物が不可能と呼ばれるのは「その物の本質ないし定義が矛盾を含むか、それともそうした物を産出するように決定された何の外的原因も存在しないからである」（第一部定理三三備考）。つまり必然は不可能であることと本質的に両立しえない。不可能なことは必然的に不可能である。

だがスピノザによれば、必然性と不可能性に対して偶然性と可能性は、わたしたちが抱く認識の欠乏に由来する錯覚にすぎない。『エチカ』第四部でこの二つはそれぞれ次のように定義されている。

三　我々が単に個物の本質のみに注意する場合に、その存在を必然的に定立しあるいはその存在を必然的に排除する何ものをも発見しない限り、私はその個物を偶然的と呼ぶ。

四　その個物が産出されなければならぬ原因に我々が注意する場合に、その原因がそれを産出するように決定されているか否かを我々が知らぬ限り、私はその同じ個物を可能的と呼ぶ。〔傍点引用者〕

定義三によれば、偶然とは「その物の存在を定立する他の物の表象像に刺激されることがない」（定理一二）〔傍点引用者〕ことをいう。「刺激されることがない」とは、ある事物が定立あるいは排除される原因をわたしたちが意識しえないことも意味し、ここではそれを規定しえないと解することにしよう。つまりある事物とその原因との関係は、わたしたちの意識のうえではまったく無関係なのである。このような事物（の表象）同士の関係は「バラは象ではない」というヘーゲルの無限判断の言明のように、主語と述語が無関係なまま無限の否定を内包している、という意味での「否定」の関係にあたる。バラはバラでしかなく、そのかぎりにおいて象ではない。バラはバラを除くあらゆるものではない、という全面的な否定である。石川求はこれを次のように説明している。「二つの否定（ない）がある。「規定された否定」すなわち限定否定（反《アンチ》P）か、それとも「無規定の」否定すなわち全面否定（非《ノン》P）の〈ない〉か。前者が、規定された肯定判断と対（矛盾対当関係）をなす（同じく規定された）否定判断であるのに対し、後者が無限判断である。否定判断は「根拠」あるいは類を共有するが、無限判断はそうではない」[9]。つまり不可能性が「規定された肯定判断と対（矛盾対当関係）をなす否定判断」であるのに対して、偶然性とは一種の「無限判断」にあたる（バラと象はどちらも生物であるという意味で「類を共有する」が、ここではその点は措く）。それはヘーゲルが「精神は骨である」という言明あるいは『ラモーの甥』の音楽家に見出した「錯乱」である。

　では、可能性はいかなる「否定」なのか。ある事物がべつの事物を原因として産出されるか否かが把握されていない場合、その事態は可能的であるといわれる。スピノザは「現在に存在しないことが知られているがなお可能的として表象される物」（定理一二）［傍点引用者］とも記している。それは「未来において可能的」（定理一二証明）であるが、現在においてはそうではないという意味である。もしその事物が「不可能」である場合、「現在に存在しない」ものは未来においても存在しえない。

一方、もし「現在に存在しない」が未来において存在すると確言できるなら、それは必然的でもある。つまり可能性と不可能性は両立しえないが、可能性と必然性は両立する場合がある。可能的なことがすべて必然的であるとはいえないが、必然的なことはかならず可能的である。可能的なことは必然的なことを――不可能であることとは違って――その本質や定義・原因によって排除しない。したがって可能性の領域は不可能性の領域と重なることはないが、必然性の領域をその内部に含んでいる。要するに可能性とは不可能ではないことという意味になるが、それは「バラはバラである」という言明と同じく、可能的であることをなにも限定していない。

このような可能性と必然性との関係は――偶然性におけるヘーゲルの無限判断に対して――カントの無限判断に認められる。カントの無限判断の言明は「魂は死すべきものではないものである」となる。この文の場合、「死すべきものは可能な存在者の全範囲の一部を含み、不死なるもの［死すべきものではないもの］は他の部分を含む」ことになるので「魂は、私が死すべきものをことごとく除去する場合に残留する、無限に多くの物のうちの一つ」[10]にすぎない。石川はこれを次のように説明している。「『魂は可死的でないものである』という無限判断は、ただ論理形式的にみるかぎりで魂を｛可死的でないもの｝に算入しているものの、その認識の内容を考慮するなら、主語である魂を、｛可死的であるもの｝の一つ一つから区別しているにすぎない。区別されるかぎりで｛可死的であるもの｝の領域はそれだけ「除去」あるいは「除外」されてゆき、こうして魂を一員とする｛可死的ではないもの｝の空間は狭められ、すなわちカントの重要な表現では「制限」されていくとはいえるだろう。しかしながら、いくら制限されようとも｛非P｝すなわち｛可死的ではないもの｝の擬似領域は、これを内的に規定する手がかりが一つもえられない以上は、「いぜんとして無限のまま」なのである」。[11]
スピノザにおける可能性の領域を｛可死的でないもの｝に比定するならば、「必然的に生起する」ことおよび「現在に存在しないことが知られている」ことの領域が｛可死的であるもの｝にあたる。このように「制限」することでスピノザは可能性の領域から必然性の領域と不可能性の領域を「除外」している。しかし「論理形式的には」そのように制限されようとも「内容を考慮するなら」可能性は無限のままである。

ヘーゲルの無限判断は主語Ｓ（バラ）と述語Ｐ（象）の区別にもとづいているが、カントの無限判断は述語Ｐ（可死的である）と非Ｐ（可死的でない）の区別にもとづいている。石川は「ヘーゲルは、無限判断が提示する主語と述語の異様な関係いや無関係を、ＳとＰのとっぴな対比によってあえて言語的に表現したが、それをカントは、Ｐにたいして非Ｐという莫大な領域がもっている無比の大差として空間表象に託しつつ表わす」と述べている。「述語をＰと非Ｐの二つに分けるといってもその「全外延」の〝全体〟はけっしてあたえられない以上、その二つが（排中律にしたがう場合のように）同等に対峙し合うことはできない〔……〕Ｐなる肯定の外には非《ノン》Ｐあるいは超《トランス》Ｐという膨大な、果てしのない、文字どおりの空間が茫漠と広がっている」[12]。

スピノザの可能性にみられる「否定」は、この「非Ｐあるいは超Ｐという膨大な、果てしのない、文字どおりの空間」の謂にほかならない。ただしスピノザとカントの相違は「前者はおそらく｛非Ｐ｝なる領域の存在それ自体を否定するのに対し、後者は、無内容であるその領域だけがもちうる特別の「価値」と「利益」に注目する点である」[13]。たしかにスピノザは可能性が「希望あるいは恐怖をあおるあるものを表象する」（定理一二証明）とみなしている。もし誕生以前の胎児や胚、あるいは受精以前の卵子や精子にいたるまで生命を有するもの、将来のひとにいたる一過程とみなすのであれば、それは「未来において可能的であると表象する」ことになり、胎児の表象は「希望あるいは恐怖をあおる」ことにつながるだろう。じじつ医療テクノロジーの発展は、障害をもつ胎児の映像を大量にマス・メディアに供給することで人びとの「恐怖」をあおってきたのである。しかしそのような感情は、事物が発生する原因とその秩序についての無知に由来している。この認識の空位にしばしば「自由意志」なるものが当てこまれるのであり、したがって可能性こそが自由意志を準備する様相であることになる。そしてまさしく人工妊娠中絶こそ悪しき自由意志の最たるものとみなされるのである。

自由意志という「フィクション」

だが、スピノザは自由意志、つまり事物の第一原因となる意志のはたらきは存在しないと明言している。

> 精神の中には絶対的な意志、すなわち自由な意志は存しない。むしろ精神はこのことまたはかのことを意志するように原因によって決定され、この原因も同様に他の原因によって決定され、さらにこの後者もまた他の原因によって決定され、このようにして無限に進む。（第二部定理四八）

スピノザはここで自由意志が実際にはそれ以前のべつの観念を原因とした結果にほかならない、といっている。自由意志という概念そのものが途方もない錯覚なのだ。自由意志の実在を信じるのは「目をあけながら夢を見ている」(第三部定理二備考)ようなものである。にもかかわらず人工妊娠中絶が妊娠した女性自身の自由意志にかかっているというならば、それは道徳的善悪という観点からだけでなく、スピノザ的な見地からも「わるい」とみなされるべきなのではないのか。江川隆男は次のように述べている。「人間にとってあるいはわれわれの生活法にとって、より本質的な悪であるような区別、すなわち知性と意志との区別につねにともなう様相が可能性である」。[14]可能性が認識の欠乏に由来する様相である以上、それが自由意志の揺籃であるというのは正しい。だが、自由意志が可能性を必然あるいは不可能へ移行させようとするはたらきであるなら、実際にはそれは可能性の領域を消去するようにしか、つまり可能性と矛盾するようなあり方でしか存在しえないはずである。わたしたちが自由意志と(誤って)みなしているものは、おそらくそれとは異なるかたちで可能性と関係しているはずなのだ。

可能性は未来だけではなく、つねに不定の時間をあらわしている。それは現在と未来を通底した時空として想定されている。スピノザ自身も『エチカ』において、そのような可能性の領域を前提とした推論をしばしば駆使している。それが「反事実条件文」と呼ばれる言明である。たとえば「自分の愛するものが破壊されることを表象する人は悲しみを感ずるであろう。これに反して自分の愛するものが維持されることを表象する人は喜びを感ずるであろう」(第三部定理一九)がそれにあたる。ここでは表象の水準において「愛するものが破壊される」のか「維持される」のかが確定していない。前件と後件は明白に矛盾した意味内容を有する――前件が必然的に真ならば後件は不可能であり、逆も同様である――にもかかわらず、この二つの文は可能性の領域において両立している。

スピノザはここで仮に事物がなんらかの原因によって決定された場合にどのような結果が得られるか、という仮想条件的な問いについて明晰な結論を得られると想定している。この想定は可能性の領域を認めるかぎり、「一として偶然なものがなく、すべては一定の仕方で存在し・作用する」存在の必然性と矛盾しない。この可能的なものの表象の領域は、今日ではわたしたちが「フィクション」と呼ぶジャンルに接近しており、スピノザが『知性改善論』で「虚構」(fictio)として詳細に論じているのがそれに相当する。スピノザはそこで「もし外的原因に依存するその必然性または不可能性が知られた」場合、わたしたちはなにも虚構することができなくなる、たとえば「私は、針の穴をくぐる象を虚構することが出来ない。[……]その本性が存在することと矛盾するキマイラについても同様のことが言い得る」[15]と述べている。

しかし虚構の存在は、一見してありえない矛盾をかかえた存在ばかりではない。スペインの田舎で風車に突撃する老いた騎士、あるいは一九〇四年六月一六日にダブリン市内をさまよう中年のサラリーマン、あるいは「一九一三年八月のある晴れた日」と特定された――事実であるか否かは判然としない――ヨーロッパの気象情報もまた、スピノザの挙げる「針の穴をくぐる象」や「キマイラ」の一種であり、しかもそれによって事物の法則的必然性を捉えようとする虚構なのである。そもそも『エチカ』第三部の「感情の起源および本性」をめぐる網羅的な定義そのものが、まさしくバルザックやプルーストがその膨大な小説群で試みたような人間の性質と感情の総覧に酷似しているのだ。スピノザがべつの箇所で「おのおのの物は偶然によって喜び・悲しみあるいは欲望の原因となりうる」(定理一五）〔傍点引用者〕と述べているように、そうした無数の偶然の「出会い」によって生起する変様=触発《アフェクチオ》がそれぞれ固有のフィクションを形成する。それらの可能的な出会い――スピノザはアダムと知恵の木の実の物語が歴史ではなく、たんなる「寓話」にすぎないと断言している――は「三角形の内角の和は二直角である」や「丸い四角は不可能である」のような「人間の有限な知性によってその内的、概念的な必然性または矛盾が、一瞥で明らかになるような知識」とは異なるタイプの出来事である。木島泰三が指摘するように、スピノザはそうした可能性をかならずしも否定していない。「現実には生じなかった因果的な決定が「不可能」であるのはあくまで、唯一の現実の因果系列と両立し得ないという意味において「不可能」なのであり、ある無時間的、抽象的、一般的な観点から、内的矛盾を含まない有限個の事物の本質間でいかなる因果的帰結が生じ得るのかを有意味に問うことを直ちに排除するわけではない」[16]からである。

わたしたちは認識の欠陥から、つまりある事物の本質に矛盾があることを知りえないために、あるいは事物を生起させる原因を知りえないために「偶然性あるいは可能性という様相を虚構して、その物の存在の仕方を理解しようとする」[17]〔傍点引用者〕。可能性と呼ばれる「フィクション」は、たしかに表象の水準にみられる受動的な観念にとどまるということはできる。しかしそれらがたんなる錯覚であれ、事物の変様=触発《アフェクチオ》としてわたしたちの本質にはたらきかけることに変わりはない。「自分の愛するものが破壊される」のが表象にすぎないとしても、それによって「悲しみを感ずる」のはわたしたちの本質に属する。

ただし表象と本質との差異に対立を見出すべきではない。「我々は完全性ということを物の本質そのものと解するから、したがって精神が自己の身体あるいはその一部分について、以前より大なるあるいは小なる実在性を含むようなあるものを肯定するごとに、精神はより大なるあるいはより小なる完全性に移行することになる」(第三部「感情の総括的定義」)。表象と本質のあいだには、対立ではなくむしろ「より小なる完全性」から「より大なる完全性」への「連続的変移」のみがある。「より小なる完全性」から「より大なる完全性」への「連続的変移」が喜びと呼ばれ、「より大なる完全性」と「より小なる完全性」への「連続的変移」が悲しみと呼ばれる。この二つのあいだには度合いの差異があるだけで、そこに断絶も対立も否定も矛盾も存在しない。このことを図示したのが『エチカ』第二部定理八備考にある円と矩形(長方形)の幾何学図形の比喩である。[18]

存在しない個物ないし様態の観念は、個物ないし様態の形相的本質《エッセンテリア・フォルマリス》が神の属性の中に含まれていると同じように神の無限の観念の中に包容されていなければならぬ。(第二部定理八)

スピノザのいう「神」は「自然」のことである。ならば、時間的な持続という意味では「存在しない」個物の観念が——個物の「形相的本質」と同様に——「神の属性の中に包容されている限りにおいて」(定理八系)存在する、とはいかなる事態なのか。スピノザはひとつの円と、その円の中で交わる直線からなる、すべての等しい本性をもつ矩形の観念によってそれが表現されるという。「円の中には、相互に等しい無限に多くの矩形が含まれていることになる。しかしこういう矩形は、どれも、円の存在する限りにおいてでなくては存在すると言われえない」。円と矩形との関係に、ここでは個物と神（自然）との関係が類比されている。「今、かの無限に多くの矩形の中でただ二つだけ、すなわちEおよびDの線分から成る矩形だけが（現実に）存在すると仮定しよう。そうすればたしかに、それらの矩形の観念もまた、単に円の観念の中に包容されている限りにおいて存在するだけでなく、さらにまたそれらの矩形の存在を含む限りにおいても存在する。そしてこれによってそれらの矩形の観念は、他の矩形の観念と区別されるのである」。

　この比喩が表現しているのは、存在するものと存在しないものとの差異（度合い）についてである。存在と不在は対立も矛盾もしていない。不在は存在の否定ではなく、存在は不在の否定ではない。そこに広がるのは存在と不在とのあいだの確率的な濃淡《グラデーション》である。存在と不在はたんなる傾向としてこの空間に分布しているにすぎない。存在と不在をめぐって「茫漠と広がっている」存在論的な濃淡《グラデーション》が可能的なものの領域なのである。木島が詳細に記述しているように、可能的なものの領域としての白紙とそこに描かれた円とのあいだには、その円と直交する二本の直線によって描くことの可能な無数の長方形が「現実存在未満の現実存在」として位置している。だが円を描いていない白紙にも描かれていない長方形が含まれており、そこにもある一定の「現実存在未満の現実存在」の度合いを認めることができる。たんなる白紙に包容されるかぎりでの描くことの可能な長方形と、描かれた円に包容されたかぎりでの描くことの可能な長方形とでは、描かれた／描かれていない円を通じて両者の現実存在の度合いが異なるにすぎない。さらに描かれた円と線分EとDを用いて実際に描かれた長方形は、それらの長方形からの「連続的変移」として現実存在している。[19]

　もしこの可能的なものの広大な領域を「自然」のうちに見出すとしたら、それは生命と生命ならざる物質を包含する領域ということになるだろう。胚と胎児、そして出産された幼児と、現にこの文を書いているこのわたしは、なにも描かれていない白紙から現実存在する長方形のような「連続的変移」のうちに存在している。しかしこの変移は物質から生命が発生する必然をなにひとつ保証してはいない。自然のうちに生命の種子が隠されていて、それが生命として成長するのではない。物質が生命に対する可能的なものであるといっているのではないのだ。

むしろ生命こそ物質に対する可能的なものの領域なのである。生命とはたんに物質ではないものである。生命は物質にすぎないが、同時に物質ではないものであり、それは「魂」が「可死的であるもの」ではないのと同様である。生命は物質の無限判断である。生命は物質がそれ自身に対して抱く最初の観念であり、物質の自己触発である。それを物質自体の「内発的、免疫的な変様」[20]と呼んでもよい。まだひとであるとはみなされていない胚や胎児にとっての生命もまた、そのような物質の自己免疫的な変様としてあらわれる。それはすでに生命として実在するわたしたちにとって「現実存在未満の現実存在」、つまり生命を擬態《ミミック》する物質にすぎない。しかし実際にはわたしたちの生命が物質の擬態《ミミック》にすぎないのだ。

可能的なものの領域は、アリストテレスの可能態《デュミナス》のように現実態《エネルゲイア》へ成長する目的論的な含意をいっさいもたない。物質から精神へと上昇していく存在の神学的な位階序列《ヒエラルキー》と無縁ということである。可能態は「希望と恐怖の体制のもとで、未来の結果について安堵し歓喜するための物をより強く定立しようとする感情にともなう様相」[21]である。わたしたちはもしも庭先にある鳥の巣で卵を見つけたら、それが孵化し雛鳥が巣立ちして、やがて一人前の成鳥に育つことに「安堵し歓喜する」。むろん充分な抱卵がなされず孵化しなかったり、親鳥が不在のすきに外敵に襲われたり、雛鳥同士で餌をめぐって殺し合ったりするかもしれない。それでもわたしたちは「希望と恐怖」を抱きながら鳥たちを遠くから見守ることだろう。だが、生物が成長し、成熟までいたることは稀である。ヘンリー・ステーンがニーチェの「生けるものは死せるものの非常に稀な一種類にすぎない」という断片を引用して強調するように「生は物質性の可能性であるが、物質性がもたらすことが正常である〈潜在的なもの〉としてではなく、ほとんどありそうもない可能性としてそうなのであり、これは規則というよりもむしろはるかに例外なのである」。[22] ここにはニーチェ以降の哲学の――ハイデガーやドゥルーズ、そしてデリダにも共通する――自然主義的プログラムとでもいった視座が見出されるのだ。

この宇宙にあって生命がほとんど奇跡的といっていい確率でしか存在していないのは確かであるように思われる。太陽系以外の星系では、現時点ではただのひとつとして生命の存在が確認されていない。わたしたちのような生命が発生する確率はほとんど無に等しい。それだけではない。わたしたちが当たり前のように成長する過程さえ、それが持続的に存続するのはごく稀な事態なのである。近代以前の乳幼児の驚くほど高い死亡率はもちろん、そもそもひとりの女性が抱く卵子や胚が成人にいたる確率はほとんどゼロであり、現在の日本ではひとりの女性の生涯をつうじて二つ以上になるのは稀である。それは意図的かどうかを問わず、女性の身体の仕組みやその環境や社会におけるさまざまな要因をつうじてそのように作用しているのであり、その中で不妊や流産、さらには人工妊娠中絶のみを特別に「犯罪的」と呼ぶ理由をわたしはどこにも見出すことができない。わたしたちの死は必然的に偶然的だが、わたしたちが恐怖するのは死であって、それが偶然であることではない。むしろ死の偶然性こそ、わたしたちが皆平等であることとの唯一の根拠である。にもかかわらず自然のうちの生命の稀少性の原因が流産や人工妊娠中絶とみなされる場合がある。旧約聖書はそこで寿がれる繁殖というイデオロギーをつうじて、不妊や人工妊娠中絶にとどまらず、男性のマスターベーションにいたるまで罪悪と規定するが、それらを行為しようとする自由意志を神の秩序に反するものとみなすのでなければ、それらを罰する理由はなにもない。

だがその一方で、人工妊娠中絶を肯定する根拠もまた自由意志にあると考えられてきた。人工妊娠中絶の権利が今にいたるまでフェミニズムの大きな目標のひとつに掲げられてきたのは、それが女性の自律という主題と深くかかわっているからである。そこでの自律とは、なにより道徳的実践――家父長制あるいはパターナリズムからの離脱――を意味している。なぜなら女性にとっての「意志の自由とは自律であること、すなわちみずからに法則を与えるという意志の特性」[23]だからである。配偶者や父親、さらに男性中心主義的な社会や国家の意思や規制によるのではなく、みずからの自由意志によって生殖のあり様を決断すること――それはフェミニズムにとっての定言命法であるとさえいえる。だからこそ人工妊娠中絶の実践それ自体が普遍的な「善」とみなされるのである。

スピノザは、通常わたしたちが自由意志とみなすものを徹底的に批判している。「精神の中には観念が観念である限りにおいて含む以外のいかなる意志作用も、すなわちいかなる肯定ないし否定も存しない」(第二部定理四九)。これは、江川によれば「第一に観念それ自体のうちにはこうした肯定あるいは否定の作用が存するということであり、第二に意志一般の作用など存在せず、あるのはただ個々の意志作用だけだ」という意味である。スピノザはわたしたちが自由意志をもたないといっているのではなく、知性や認識といった諸観念から自律した意志は存在しないといっている。意志とは「物を〈肯定する〉あるいは〈否定する〉力能のことである。要するに、スピノザは、知性や認識がそれ自体ですでに肯定あるいは否定の作用を含んでいるということを述べているだけである」[24]。このようなスピノザの倫理《エチカ》から人工妊娠中絶の自由を積極的に肯定する――もしくは否定する――根拠を取り出すのは難しいように思える[25]。カントの倫理学においてもそれは「それ自体で善なるものを決して含まず、何かの目的のための善を含むだけ」の「行動原理」にとどまるというべきであろう。人工妊娠中絶は定言命法として決断され、行為されるべきなにごとかではない。女性が人工妊娠中絶を決意する場合、それは――強姦等による強制的な妊娠でなければ――彼女自身の現在の生活状況や将来の希望について検討したすえにそう判断するはずだ。彼女が自己の生に抱く目的をかなえるのにふさわしい行為としてそう決断するのである。この場合の「目的」とは「快適さ」であり――カントは「快」を「対象あるいは行為が、生の主観的な条件と一致するという観念[26]」と定義している――「快適さを獲得するための手段を善と名づけ」ているにすぎない。したがって「善はつねにある有用性にすぎず、善がそのために有用であるもの［すなわち何かの目的］は、つねに意志の外部に、そして感覚のうちに存在する」[27]ことになる。

カントにおける普遍的な「善」とは異なる、快不快にもとづく利益や関心がはたらいている選択は選好（preference）とも呼ばれる。それはわたしたちの有限な認識にまで縮減された可能性を効用（利益）によって順序づけるはたらきである。出産と育児はその女性にとっての選好であり、場合によっては「適応的選好」（ヤン・エルスター）をもたらす。「酸っぱい葡萄」という寓話で、狐が自分の手には届かない葡萄を「あれはそもそも酸っぱくて不味い葡萄だった」と考え、食べられなかったことに満足するような選好が適応的選好である。エルスターはこうした「獲得しえない選択肢の格下げ」という心理的な機制のはたらく適応的選好として「完璧とは言えない結婚生活の中で私は、かつて私の求婚を断った才色兼備な女性についてその欠点を強調することによって、あるいは最終的に私の求婚を受け入れてくれた女性の良い点に気を向けることによって、適応するかもしれない」[28]と考える男性を例にあげている。これが女性であれば、本来なら会社の管理職になる道がひらかれていたはずのタイミングで妊娠してしまい、仕事を諦めて育児に専念し、それに満足するといった事例が想像できる。

これに対して人工妊娠中絶は出産を選好しないことではなく、むしろ選好そのものである場合もある。たとえばすでに二人の子どもを養育している家庭の妻が、現在の家族の生活水準を下げることを望まず、また子どもたちの将来の生活費や進学費用等を考慮して三人目の出産を諦めるといった場合、そのような選好は日本では母体保護法における「経済的理由」による人工妊娠中絶として容認されている。だが、二〇二二年にアメリカ合衆国の連邦最高裁判所で「ロー対ウェイド」判決が覆されたのは、女性の自由意志のみならず、そうした選好すら理不尽に抑圧する勢力が急速に増大していることを意味している。これによってもっとも大きな被害を受けるのは、自由意志とも選好とも無縁に妊娠し、抑圧され続けている貧困に苦しむ女性たちである。人工妊娠中絶をたんなる「必要悪」として矮小化し、それを正当に実施する理念を事実上放棄することで苦しむのは彼女たちである。しかし、ならば人工妊娠中絶を擁護する理念は今、いったいどこに見出したらいいのか。

2　バートルビーの進化論

メルヴィルとダーウィン

自由と民主主義を前提とする——そういうことになっている——現在のわたしたちの暮らす社会では個々人の選好が性別を問わず最大限に尊重されるし、またそうであるべきだろう。もちろん生殖における選好はその最たるものといえる。たとえそれが優生学的な理由によって判断されたとしても、その判断はひとまずそれ自体として尊重されるはずだ。しかし——その判断が優生学的か否かを問う以前に——選好それ自体が自由意志と可能性のあいだで形成される妥協的な概念にすぎず、そこに功利主義的な価値判断以上の積極的な意義を見出すのは困難なのである。もし人工妊娠中絶への問いがその水準にとどまるならば、選好は障害者たちから女性たちに発せられた選別と排除をめぐる批判を免れえないのだ。では、人工妊娠中絶を道徳的な善悪や有用性にまったく依拠しない、ある根源的な選択として想定してみることは可能だろうか。たとえばただ選好しないことだけを選好する「書記バートルビー」の「……しない方がいい」(prefer not to) は、そうした人工妊娠中絶に類比できるひとつの思考の形態を示しているように思われる。

ハーマン・メルヴィルがこの短篇小説を発表したのは一八五三年、ダーウィンが『種の起源』（第一版）を出版する六年前である。『白鯨』の作者は当時の生物学の動向を知悉しており、『ビーグル号航海記』も読んでいた。[29] メルヴィルは批判的だったが、ある種の進化論はダーウィン以前にすでに学説として広く受け入れられていた。スティーヴン・ジェイ・グールドは、『種の起源』より以前にも「自然淘汰は生物学の論考でよく俎上に上げられていた」が、それらは「ダーウィンの言う自然淘汰の概念とは決定的な違いがあった」と述べている。ダーウィニズムにおいて自然選択は進化的変化をもたらす「創造的な力」とされるが、「不適合個体を排除しタイプを保存するという自然淘汰のマイナスの役割ならば、ダーウィン以前から認められていた」[30]というのである。メルヴィルの批判はそうした「不適合個体を排除しタイプ［原種］を保存する」種類の進化論に向けられている。金融証券市場の中心地をあらわす副題「ウォール街の物語」を付されたこの短篇はハーバート・スペンサーの適者生存説、のちに「社会ダーウィニズム」と呼び慣わされる傾向をはるかに先取りし、かつ批判しているともいえる。

「わたくしはしない方がいいと思います」（I would prefer not to）というバートルビーの「受動的な抵抗」は、そう口にすることで選好しないことを選好している。マンハッタンの法律事務所に勤務するバートルビーが唯一選好するのは、かれの仕事でもある書類を書き写すという行為だけである。それ以外は、徒歩三分の距離にある郵便局に行くことも、隣室の同僚を呼んでくれという雇い主のちょっとした依頼にも「しない方がいい」という決まり文句で拒絶する。バートルビーはやがて筆写をすることを含むいっさいの活動を拒否するようになる。「えり好みしているわけではありません」（I am not particular）というバートルビーの返答は、好き嫌いそのものにそもそも関心がないと語っているのである。業務を拒絶してただ事務所に居座るだけになったバートルビーに対して、雇い主は事務所から出ていくように命じる。しかしバートルビーは「出て行かない方がいいと思います」と答えるばかりなのだ。

バートルビーはもうなにひとつ選好することはない。かれはただそこに存在しているだけである。じつはバートルビーに誰よりもよく似ているのは雇い主である。法律事務所を経営しているこの弁護士こそ、お使いも筆写もなにひとつ選好しないで許される唯一の存在だからである。「バートルビーは彼の席のそばで立ち尽くしたまま、視界を遮るレンガの壁を見つめ、深遠なる物思いに耽っているのです」。ほかの事務員たちには、この弁護士こそバートルビーを「見つめ、深遠なる物思いに耽っている」ように見えたかもしれない。ふたりの唯一の違いは、雇用するものとされるもの、つまり資本家と労働者という階級の差異である。しかしバートルビーがなにごとも選好しないことは、この時代のもっとも先鋭的な主題である階級闘争——一八四八年に『共産党宣言』が発表されている——からもかけ離れている。ヘーゲルの主人と奴隷の弁証法はここではあらかじめ脱臼させられている。バートルビーのサボタージュは、サボタージュとすら呼べないなにかなのだ。バートルビーはなにも欲せず、なにも要求しない。かれはなにも活動しないし、なにも生み出さない。かれが主張するのはただ存在することのみである。手の施しようのない雇い主は、やがてある途方もない思念にとらわれるようになる。

数日が過ぎましたが、その間の暇な時に、私は『エドワーズの自由意志論』と『プリーストリーの必然論』に目を通す機会がありました。これまでの状況下で、これらの本は有益な感情を引き起こしてくれました。あの書記に関わるこれらの面倒ごとは、すべて永遠の昔から自分に運命付けられているということ、そして全知の神の不可測な目的、私のようなただの人間が推し量ることのできない目的のために、バートルビーは私に与えられたのだ、と次第に確信するようになっていったのです。[31]

「私」(雇い主)がここで挙げている二冊は、いずれも人間に自由意志がありえないことを論証する神学者と聖職者の書物である。バートルビーが「仕切りのそちら側」にいるとわかっているときほど安らぎを感じることはない、と独りごちる「私」の心の動きは典型的な適応的選好と呼べるものだろう。むろん「全知の神の不可測な目的」など存在するはずがなく、弁護士は事務所の建物に住み着いてしまったバートルビーをそのままにして、自分たちだけがその建物からひそかに退去してべつの場所に移転する、という喜劇的な決断を迫られる。弁護士が去ったビルの家主は警察に通報し、バートルビーを「墓場」と呼ばれる刑務所に追いやる。バートルビーはおとなしく連行され、そこで食事すら拒否し、自殺に等しい穏やかな死を迎える。

バートルビーの死は、スピノザのいう「残酷」と呼ばれてしかるべきものだろう。バートルビーの残酷は他者の「触発」を完全に失うだけでなく、自己に対する「愛」も失うにいたるからである。それは雇用者にも「感染」し、かれをバートルビーに似たものとし、やがて逃亡させるまでにいたる。バートルビーの残酷は、マルクスやエンゲルスが想定していたのはまったく異なる水準での「革命」

である。だが、バートルビーは選好しないことを選択することでみずからを他者の選択に委ねたのであり、それは——逆説的ではあるが——「自然選択」を肯定することにもつながる。自然選択の結果としての自己の消滅を、バートルビーが肯定しているのかどうかはわからない。しかしバートルビーの死は選好なき自己の肯定の結果である。そうした存在の肯定もまた、スピノザに倣って努力《コナトゥス》と呼ぶことができるはずだ。「おのおのの物は自己の及ぶかぎり自己の有に固執するように努める」（第三部定理六）。ここでは選好しないことそれ自体が「自己の有」である。ただしバートルビーの努力《コナトゥス》は、もはや選好（しない）と呼ぶことさえ難しいものかもしれない。「しない方がいい」という言表そのものがバートルビーの自己なのだ。それはバートルビーにとって存在のありようそのものであり、可能性の「えり好み」ではまったくない。このとき選好の主体はバートルビーではなく、すでに自然の側に棚上げされている。「ウォール街の物語」は、たとえば次のように進化論者によって定義される自然選択の比喩である。

> 自然選択は、永続的な生存のためには何が必要で何が不要か、あるいは何が適切で何が不適切かとはいっさい関係がない。代替となる、つまり競合する存在のシステムのなかでの、即時的な〝より良い〟と〝より悪い〟を扱うだけである。それは、長期的な個体群の生存の影響とは関係なく、平均繁殖パフォーマンスを最大化するように作用する。絶滅の可能性を予測し、それを回避するための措置を講じることのできるメカニズムではないのだ。[32]

スピノザの「よい／わるい」は、その時点での自然の質的な差異と合致している。自然選択はそうした選好のメカニズムの最終審級、つまり「適応」としてわたしたちに立ちはだかる。だが適応もまた「絶滅」を回避しうるメカニズムではない、とジョージ・クリストファー・ウィリアムズはここで断っているのである。絶滅は「外部の原因」による終わりである。それは正確な意味で中絶と呼びうる。中絶は自由意志ではなく「外部の原因」による絶滅であり、絶滅は自然の中絶である。

選好を拒否する選好（prefer not to）は可能的な生の領域を開くが、同時に可能的な生を「消尽」する。そのとき努力《コナトゥス》は存在を自然そのものの判断に委ねる。ここには個体の命運を定める二重の因果性がはたらいている。つまり個体の（非）選好とその（非）選好を選好する自然の判断である。後者の判断が適応と呼ばれるが、ただし適応は「絶滅を回避するための」メカニズムではない。ある個体群が絶滅を避けえない環境に適応するとき、それはフロイトのいう「死の欲動」とほとんど区別がつかない。しかし両者はまったく異なるメカニズムで作動している。

フロイトによれば、生は死に到達するまでの「込み入った回り道」にすぎない。欲動は「より以前の状態を再興しようとする、生命ある有機体に内属する衝迫」であり、「有機的生命における慣性の表れ」である。したがって死の欲動は「無生命へと回帰しようとする」[33] 根源的な欲動として定義される。一方、わたしたちは死の欲動を否認する「快原理」を通じて社会を形成し、繁殖という基準によって、すなわち現時点で絶滅を回避し生き残ったもののバイアスにおいて考量された選好（効用）を道徳的善とみなす。快原理としての選択の結果が、わたしたちの有限な判断力によって「適応」と認識される。

「適応的ではない」性選択

適応という語は、現在では日常語としても広く普及しているが、厳密に検討すると曖昧さを残した問題含みの概念である。グールドによれば、英語圏の生物学では適応（adaptation）は――利用（aptus）のため（ad）に創られるというラテン語の語源から――「特別な有用性をもつ特徴を造作する過程」[34]という意味で使用されてきた。しかし適応は「結果的に生み出され、そのように利用される構造」についてもそう呼ばれることがある。ウィリアムズが「自然選択だけが個体の遺伝的生存のための適応を生む」[35]という場合の適応は「自然選択を受けて発達した形質」［傍点引用者］という意味である。しかし問題となるのは「ある適応（これは結果のほう）の現行の有用性が最初に登場したその結果を構築した過程（これも適応と呼ばれる）で生じたものではない」［傍点引用者］場合である。ウィリアムズはこのタイプの「偶発的な有用性」を適応概念から除外しており、ダーウィンも「現行の有用性に対する選択によって構築された構造」という意味に限定すべきと考えていた。では、たとえば「二足走性の小型恐竜の前腕に生えている羽毛がまだ体温調節の機能しか果たしていなかったとき、将来的に飛翔に役立つことになる羽毛の潜在的可能性は、何と呼べばいいのだろう。進化生物学は、そのような潜在的な可能性を「前適応」と呼びならわしてきた」[36]。

しかしグールドは「前適応」という概念が適切ではないとして強く批判している。とりわけ羽毛のように「機能の突飛な移行」において「現行の有用性がそもそもの起源の理由を明かさないとしたら、そもそもの理由は適応的でも機能的でもある必要はない」からだ。こうした歴史的な形成を経た適応を、グールドは「外適応」と呼ぶことを提唱した。「現行の適合が適応というよりは外適応として位置付けられるなら、それの転用元は、（異なる機能に関して）適応的な起源をもっているか、（いかなる機能もないため）適応的ではない起源をもつ祖先の構造とみなされることになる」[37]［傍点引用者］。

グールドはここで「適応的ではない」（unadaptive）という意味を「非適応的」（inadaptive）から区別している。「非適応的」な特徴が自然選択によっていずれ除去されるのに対して、「適応的ではない」特徴は「実質的に中立かほぼ中立」であり、いくつかの理由で存続が可能だからである。グールドは進化の過程から生まれたこの中立的な形質について、ヴェネチアのサン・マルコ聖堂の建築構造的な副産物である「取り残されたスペース」を比喩とする「スパンドレル」という名称を与えた[38]。「適応的ではない」中立的な特徴は、今日では進化のさまざまな水準に認められている。遺伝子レベルの変異については、一九六八年に木村資生が「分子進化の中立説」——自然選択に有利でも不利でもない中立的な分子の変異が個体群に偶然に広まった結果、進化が起こるとする——を提唱した。木村の学説は、自然選択に有利な変異が勝ち残るとする当時の主流だった考えと対立していたために大きな論争を生んだが、現在では定説となっている。

形質レベルでの進化の原因をもっぱら自然選択に求めるダーウィンの学説は合理的であり、現在でも一定の説得力をもっている。しかし自然選択説によって進化のすべてが説明できないのもまた明らかであり、エピジェネティクスや共進化説などとならぶ有力な説のひとつと評価するほうが今日では適切だろう。ダーウィン自身、『人間の由来』では自然選択説と異なる進化の仮説である「性選択」説を主張している。性選択は「繁殖との関連のみにおいて、ある個体が、同種に属する同性の他の個体よりも有利に立つことから生じる」。[39] クジャクの尾羽にある華麗な目玉模様は、自然選択説でいわれるように生存に有利な遺伝的変異の積み重ねのみによってはたして説明が可能なのか。むしろ動物たちは配偶者を選択することで「美」——ここでは美的なもの、快適なもの、崇高なものを包摂する概念としてそう呼んでおく——を生み出しているのではないか。鳥類学者のリチャード・O・プラムが主張するように、「ダーウィンは「美」「嗜好」「魅力」「認識する」「称賛する」「愛する」といった用語を用いて、選択者にとって美的な価値はあっても実用的価値はまったくないような誇示形質が、配偶者の選り好みによって進化する可能性があることを示唆した。つまり、美は見るものの目に「心地よい」から進化するという仮説を提唱したのだ」。[40]

自然選択の結果が遺伝的変異による生存率の差で決まるのに対して、性選択の結果は配偶者獲得の成功率を高める遺伝的特徴によって決まる。『種の起源』では性選択が自然選択の中の一形式と考えられていた——美は活力や健康といった優れた遺伝的能力の指標にすぎない——が、『人間の由来』で両者ははっきりと異なるメカニズムとして区別された。『人間の由来』では、性選択において二つの異なる進化のメカニズムが働いていると想定されている。ひとつは同性の個体間——オス同士であることが多い——で起こる「闘争の法則」で、この性的支配をめぐる闘争は角や蹴爪のような武器、身体の大きさや制御をつかさどるメカニズムの進化を促すという仮説を立てた。もうひとつは一方の性の個体——メスであることが多い——が選り好みによって配偶者を選ぶ「美に対する嗜好」である。「美に対する嗜好」は「闘争の法則」と性的な対立関係にあり、前者は後者に匹敵することも、相殺もしくは圧倒されることもありうる。その当時、性選択説が革新的だったのは、生物について配偶者選択に影響を及ぼす知覚と評価の能力を認めただけでなく、それがしばしば審美的な傾向をもつと主張した点にある。ダーウィンは性選択において生物自身を、とりわけ生物のメスを進化の主体とみなした。「競争、捕食、気候、地理のような自然界の外力が生物に作用する自然選択とは異なり、性選択は生物自身（主にメス）によって推し進められる潜在的に独自の自律的な過程である」[41]。

ダーウィンの性選択説は、発表当時から現在にいたるまで激しい批判や完全な無視に曝されてきた。当時の通念ではヒト以外の生物に判断力を認めることなど論外だったからである。また性選択説が優生思想の一種として受けとめられたこと、それとともにダーウィンの語る「美」がカントの美学以降の「美の無関心性」と対極にある古色蒼然とした概念と考えられてきたことも一因であろう。プラムは性選択説が長らく受け入れられなかった原因として、ダーウィンとそれ以後の時代における「適合度」という概念の捉え方の違いを指摘している。つまりダーウィンの適応度がたんなる個体の生存と生殖に寄与する身体的な能力を指していたのに対して、二〇世紀初めには集団遺伝学の発展によってそれが「ある個体の次世代集団における遺伝子の頻度の差」という数理概念として再定義され、生存率、繁殖率、配偶・受精成功率がひとつの変数にまとめられた。これによって「生存と繁殖を確実にする形質に働く自然選択」と「配偶と受精の成功に差をもたらす性選択」との差異が失われてしまった、というのである。「それ以来、数学的には便利だが知的には混乱した適応度という新しい概念が、進化のメカニズムに関する見方を変え、適応とは無関係で独立した性選択の機構の可能性について明言することとさえ難しくしてしまった」[42]。

一九七〇年代に性選択説は学説として復権を遂げたが、それも自然選択説の一変種として理解されることが多かった。アモツ・ザハヴィが提唱した「ハンディキャップ理論」はその典型で、性的ディスプレイの発達は一種の適応度のテストと解された。そこでは一見無駄に見える装飾をまとうこと——色彩豊かな羽の模様や求愛ダンスや歌の囀りといったさまざまな「浪費」——ができる個体は、卓越した繁殖力を表示しているということになる。グールドが邦訳で一八〇〇ページを超える大著『進化理論の構造』で性選択に触れているのはたったの三ページにすぎない。[43]だが、生物の美についても適応をみるのは美の「金本位制」を信じるようなものだ、とプラムは痛烈に批判している。適応主義者はすべての美について、なんらかの適応的な原因が存在しなければ我慢ならないのだ。だが、現在では貨幣に金の裏付けが存在しないように、美に裏付けは存在しない。実際、セイランの誇示形質に認められる数百にものぼる美的要素のいちいちが、それぞれに対応する自然選択の適応として進化したとでもいうのだろうか。

性選択を自然選択から独立したメカニズムとして記述する試みは、二〇世紀初頭に——遺伝学者・統計学者であるとともに優生学の強力な推進者でもあった——ロナルド・A・フィッシャーが提案している。「フィッシャーは、性的装飾とそれに対するメスの選り好みは、両者間に遺伝的共変動（相関のある遺伝的変異）があるときに、正のフィードバックループが生じて進化すると考えた。［……］特定の誇示形質を選択することで配偶者の選り好みに進化的変化が生じ、配偶者の選り好みの進化的変化によって誇示形質に進化的変化が生じる。両者の進化は互いに進化を促し合っていく。すなわち、美の形態とそれに対する欲求は、共進化過程を経て互いに形成されていく」。[44]つまり誇示形質の進化は、性的ディスプレイとそれへの選り好みが相互に自己強化的に促進されて起こるのであり、それ自体が進化の自律的なメカニズムなのである。「ランナウェイ過程」と呼ばれるこの進化モデルは、一九八〇年代になって数理モデルが立証された。そのモデルによると「知覚できるどんな誇示形質にも、その形質に作用する自然選択と性選択が釣り合って安定する組み合わせが存在する」[45]。性的選り好みと自然選択とが均衡する進化がかならず存在するのだ。羽や鳴き声にかぎらず、その生物のもつあらゆる特徴が性的ディスプレイとして機能しうる。しかも誇示形質は自然選択の最適な状態からかけ離れるほど配偶者を惹きつける性的な利点が大きくなるはずだから、ランナウェイ過程で美は次第に誇張され、極端で革新的な方向へとつねに進化する傾向をもつ。それは自己の存在を無限定に肯定し続け、力能を増大し続ける努力《コナトゥス》に比定できるかもしれない。

ところが誇示形質の進化が必ずしも生存率を高めるとはかぎらない。むしろ恣意的な性選択が適応的な自然選択を損なう――生存率や繁殖率を低下させ、場合によっては種の絶滅にいたる――可能性も示唆されている。性選択それ自体は中立的であり「適応的ではない」が、場合によって「非適応的」に作用することもありうる。プラムはキガタヒメマイコドリのオスが風切羽の摩擦発音で翼歌を奏でる進化に向かった結果、翼の構造的な変化によって飛行能力に弊害を及ぼし、個体群全体の生存能力と繁殖能力が低下する「退廃」に陥っていることを突き止めた。

この「非適応的」な進化は、適応的配偶者選択説――配偶者選択による進化が必然的に適応的な過程であるとみなす――への強力な反証となった。配偶者選択によって美が極端な進化を遂げる一方で、その非適応のコストは次の世代へと先送りされ、世代を重ねるごとに自然選択との均衡から離れ、種全体がやがて「退廃」と機能障害に陥る可能性がある。「つまり、雌雄を問わず、すべての個体の生存と繁殖力が損なわれていく」[46]ことになる。

キガタヒメマイコドリの翼歌は、メスの選好にもとづくランナウェイ過程で美を無限に発散し、消尽していく。その過程はなんらかの選り好みにもとづいて進展するが、目的論的に推移することはない。性選択は偶然《テュケー》に左右される。死にいたる選好すら悲しみや憎しみではなく、喜びによって選好されたものである。生と死は性選択と自然選択のあいだの均衡において確率的に推移するだろう。絶滅が自然による中絶であるとすれば、それはあらかじめ「適応的ではない」美的選好の可能性として約束されている。プラムは「適応的ではない」分子進化の中立説と同様に、性選択説をひとつの帰無仮説、つまり因果関係――進化論においては自然選択――が存在しない（無である）仮説であるとも述べている。グールドやプラムによって見出された進化における中立性は、無限判断によって想定しうる可能的なものの領域なのである。

「適応的ではない」性選択説は、たとえばリチャード・ドーキンスの「ミーム」理論よりも、美の起源をめぐる文化理論として明らかに優れている。ドーキンスによれば、ヒトの文化において遺伝子としての自己複製子――自己の複製をつくる機能をもつ分子――に相当するのがミームである。ミームはどんな文化的な形態でも――たとえば歌の旋律でも科学的なアイディアでも衣服のデザインでもなんでもいい――自己の複製を産出し、その一部は自然選択と相似な過程を経て繁殖に成功する、とドーキンスは主張する。だが、ミーム仮説では文化の伝達を論じることは可能でも、その発生から消滅までの理路を辿ることはできない。そもそも文化がかならず選択と適応による検閲を被るならば、多様性とは真逆の貧困化――文化的な産物として聖書とディズニーランドとニンテンドーしか生き残らないような貧困化——に収斂するはずである。一方、「適応的ではない」性選択説は、多様な美の発生の原因のみならず、その放散と稀少性の理由まで説明可能である。

崇高としての性選択

ところで、ここまであえて触れてこなかった問題がある。鳥類の性選択によって生じた美を、人類の美学的な範疇における美と同一視することにどのような論拠があるのだろうか？　この二つの美はまったく異なる理路によって説明されるべき、まったくべつの概念ではないのだろうか。たとえば人類と鳥類の身体的な相違、とりわけペニスの有無という差は決定的だろう。鳥類のメスが性選択の原動力となる性的自律性——とはいえ、それは配偶者選択の自由を保証するメカニズムにすぎない——を獲得したのは、オスが進化の過程でペニスを喪失したためである、とプラムは推測している。鳥類の、じつに九五パーセント以上を占めるペニスのない種では、メスは欲しくない精子をはねつけたり、排出したりすることができる。いいかえれば、妊娠するためにはメス自身の積極的な関与がかならず必要ということである。「鳥類は、複雑な感覚系の組み合わせと認知能力を進化させ、さらにペニスを喪失したおかげで、配偶者選択の機会を拡大した数少ない動物に数えられる。［……］ペニスを喪失したおかげで、鳥類のメスに性的自律性という後戻りできない進歩がもたらされた。それは鳥類に並外れた美が進化した最大の要因といえるかもしれない」[47]。

カモのオスは鳥類では例外的にペニスをもっているが、かれらにはメスを集団で「強制交尾」する——これによってメスは怪我をするか、死にいたる場合もある——事例があることが知られている。

これはメスの「美に対する嗜好」とオスの「闘争の法則」が対立する典型であり、カモのペニスはメスを「強制受精」させるために、身体に比して巨大で独特な形状へと進化してきたと考えられる。ただしメスの膣もオスのペニスと「共進化」して、さらに複雑な形態をとることで、みずからの性的自律性を保持しているのだ。

ダーウィンは、人類にもかつて性選択が作用する条件があったと考えていた。ヴィンフリート・メニングハウスは「オルフェウス神話」にオスの歌唱とメスの選り好みという性選択の「痕跡」を認めている。[48] しかし他方で「人間の文化は［……］傾向としては性淘汰を遮断するものと定義することができる」[49]とも述べている。鳥類には性選択に有利な一夫多妻制が多いが、「文明化された」現生人類の一夫一婦制では優遇された形質の方向へ進化の変異を作り出すのが困難である。ダーウィンは男性の髭をかつて人類にも性選択がはたらいていた証拠とみているが、それは太古において両性が配偶者を相互に選択していたという推測と矛盾している。配偶者の相互選択は、一夫一婦制が美的な進化に寄与する唯一の可能性――配偶ができるだけ早期になされ、生殖の回数を増やすこと――を高めるよりも、むしろ減少させるはずである。

美的選好は、性的二形性の進化の本来の推進力であり――ただし人間にとっては現在形の「である」ではなく過去形の「であった」になるが――、決して後世の飽和文明の頽落現象ではない。文明はむしろ、進化という領域において身体そのものを変化させる美学を無力化させ続けるものである。古代ギリシャのアドニスの肖像やアフロディーテの彫像を今日の美的な偶像と比較する人は、両者が――文化的な装飾は別として――大半において一致していることに気づいても、驚く必要はない。というのも、人間という種における性淘汰と美的進化は、ダーウィンの見立てによれば、凍結しているのである。美しさ崇拝と配偶相手の美的選好は、未だに強迫的にはっきりとした形で現れ、今日の人間をいまだに規定し続けているかもしれない。しかしそれは、化粧と矯正下着と美容形成によって、ずっと昔に発達した既存の性的二形性を増幅加工するだけで、それをさらに進化させることはない文化的な実践「でしかない」。あるいは言葉を換えれば、性淘汰によるわれわれの「装飾」の進化は、われわれの原始時代のデータであるが、われわれの現代の「作用」ではない。[50]［傍点引用者］

人間の性選択による美の進化は――その原因は不明だが、進化の過程のどこかで――「凍結」してしまっている。優遇された誇示形質を正のフィードバックループで自己強化する性選択はすでに機能していない。これによって美的選好の保守化と停滞が生じる。あるいは将来、「サイボーグ化」のようなわたしたちの身体を変容させるテクノロジーが発展すれば、形式化した美的選好のメカニズムを一新させてしまう、という可能性は考えられるかもしれない。とはいえ、これまで美と呼ばれてきた選好は、原則的に遺伝的な変異をともなわない既存の要素の組み合わせの反復とずらしによって産出されるので、そこに革新的な変化が生じる蓋然性は低いのである。

にもかかわらず、美に関してある一定の新奇性と多様性の傾向が損なわれていないのは、美をめぐる疑似的なフィードバックループが作用しているからである。たとえば性選択におけるオスとメスの対立をそのままヒトの性別に対応させることはできないが、ジェンダーという社会的な差異としてそれは機能している。このことは人類の美に性選択による選好と類似した変化を与えている。メニングハウスは、美の恣意性に関するダーウィンの主張がドイツ・ロマン派の文学やロココ・アラベスクにみられる「気まぐれ《カプリス》」を思わせるという。美的選好が適応から独立したメカニズムであることは――ダーウィンの美が「関心なき」美的判断の対極にあるという――通説とは逆に、近代の「美的自律」という観念と一致する。メニングハウスは性選択の根底にある美的産出のメカニズムをカントによる美の「自己触発」にみている。カントによれば美的判断は「快」として感じ取られるが、この「快の感情は本質的に自己触発である」。触発の快は「自己自身を強め再生産する」ため、行為を動機づける因果性をもつようになる。それは「この快を与える対象が、連続して、あるいは繰り返して、自己自身を強化する加工の快楽を体験できるように、より長く見られ、繰り返し訪れられるということを意味する」[51]。ただし鳥類の性選択が存在のありようを変容させるという「構成的」な意義をもつのに対して、わたしたちの美的判断は純粋に「反省的」な機能にとどまる。

人類の文化で凍結されているのは性選択ばかりではない。自然選択もまた凍結されたまま擬似的なメカニズムとして維持されてきたのであり、おそらくそれが社会ダーウィニズムと呼ばれてきた事態の核心である。ニーチェはダーウィンの自然選択説に大きな影響を受けていたが、一八七二年――ダーウィンが『人間の由来』を刊行した翌年――に決定的に反旗を翻す。ジャック・デリダはその理由を次のように述べている。

反ダーウィン（それは『力への意志』に分類された複数の断片の題名となります）の名目でニーチェがダーウィンを非難することになるのは、この選択ないしこの最も強いものの法則を、単純な仕方で受け入れたからです。言い換えれば、それを構成する逆転の謎めいた可能性、すなわち最も強いものではなく最も弱いものの規則的支配、幸運の抹殺、力のまったき過剰の平均化による中立化などを考慮に入れることなく、受け入れたからです。きわめて謎めいた可能性、というのもそれは自己矛盾し、すぐさま反転する最も強いものの法則の言表形式に行き着くからです。いかにして力はそれ自身よりも強いものでありうるのでしょうか。いかにしてそのような言表は可知的でもあるのでしょうか。それを認めたら、その前提全体、たとえば快の再‐生産過程と原理に関わるすべてのものを考え直さねばならないのではないでしょうか。生の諸力の過程におけるこの反転は、生そのもののなかのどこかに、生そのもののように、死の力が、快原理の彼方のようなものが働いていることを含意しないでしょうか。[52]

ダーウィンが「最も強いものの法則を、単純な仕方で受け入れた」ことなどけっしてなかった。それどころか、自然選択説に対する最初の徹底的な批判を成し遂げたのはダーウィン自身だった。いかにして力はそれ自身よりも強いものでありうるのか、いかにしてそのような言表は可知的であるのか――ニーチェ＝デリダの問いに対する明晰極まりない回答が性選択説であったのはいうまでもない。「最も弱いものの規則的支配、幸運の抹殺、力のまったき過剰の平均化による中立化」――横田弘やバートルビーのような存在を死へと追いやるもの――ドゥルーズはそれを「マジョリティ」という語でいいあてている。ダヴィッド・ラプジャードによれば、マジョリティとは数の大小ではなく、選別と隔離の産物である。「マジョリティを定義するのは、数ではなく、公理系が力能と権利を選別的に、階層的に割りふるために、任意の集団の只中で行う選別行為である。［……］マジョリティとはひとつの公理や定数であって、その機能は、だれがその体系に帰属し、だれがそこから排除されるのかを、決定する点にあるのだ」[53]。要するにマジョリティとは社会的適応の過程であり、かつその結果である。「マイノリティ」はそのとき知覚されず、存在しないものとされ、あらゆる権利、あらゆる社会的力能を剝奪される。マイノリティとして生きるとは、それによって可能性を消尽しつくすことである。「マイノリティに未来はない」。だから「適応的ではない」美もまた、そのようにして「非適応的」な美——ドーキンスならばミームになれなかった美というのだろう——とされ、未来を抹消される。

セイランが見せる両翼の複雑極まる模様をあらわすディスプレイや、ニワシドリが造る小石や巻貝で華麗に装飾されたあずまやは、たしかにカントにおける「自然の美」のひとつであるといえる。だが、誇示形質に「退廃」という可能性を認めうるのならば、メニングハウスが肯定する美とは異なる視点でもそれを考えられるのではないか。つまり自然選択と性選択の均衡から導出される「美」ではなく、その不均衡に由来する「崇高」をそこに見出す可能性である。

カントは『判断力批判』で美と崇高についての判断をどちらも個々の主観に対して普遍的かつ必然的に妥当するが、美が対象を制限する「形式」にかかわるのに対して、崇高は「形式をもたない対象」に認められるとした。適応は美を「合目的的」なものに「制限」する。つまり適応を「自然の合目的性」であるとすれば、自然選択と性選択の均衡からは、生を促進する積極的（肯定的）な「快」

としての美が生じる。しかしランナウェイ過程の暴走からは、両者の不均衡によって生命を阻止する消極的（否定的）な快が生じることになる。美が判断力にとって合目的的であるのに対し、崇高なものは想像力（構想力）に対して「反目的的」で「強圧的」という「不快」をともなうからである。

自然の対象そのものを崇高と呼ぶことはできない。崇高は美と異なり、自然のうちに存在するのではなく、自然の表象のうちに崇高を持ち込んでいるにすぎないからである。崇高は自然の側に存在するのではなく、わたしたちの「理性理念」にのみかかわる。カントは崇高を認識能力に関係する「数学的崇高」と欲求能力に関係する「力学的崇高」とに大別しているが、キガタヒメマイコドリの「退廃」と呼ばれる進化の過程は――それ自体は自然の表象から推論された仮説にすぎない――数学的崇高により適合するように思われる。配偶者選択の結果としてつねにエスカレートし、多様化し続ける美の基準は、好みと形質の遺伝的相関が充分に強ければ、自然選択と性選択との平衡から離れて進化を促進することがある。カントの議論を敷衍するなら、時間継起として「把捉」された誇示形質が適応的自然選択の「総括」を離れて進化するとき、総括の挫折それ自体は不快であるが、同時に無際限な継起の理念（ランナウェイ過程）の「感性化」として見るならば快にほかならない。

とはいえ、大きな数概念が絶対的な、あるいは現実の、無限という理念に変わるとき、それに表出を与える能力は――合成による――数学的総合にはないということが判明する。この理念を前にすると、表出をおこなう思考の眩暈は、死にいたる不安へと変わる。構想力は、絶対的な無限の相関物であるところの、表出の零度へと落ち込んでいくだろう。そして、構想力とともに自然も。なぜなら、自然のうちのいかなるものも、このような理念の対象としては表出不可能だからである。[54]

ジャン＝フランソワ・リオタールがこのように明言するとおり、無制限なものとしての無限は悟性と結びついた構想力の前進として表出されるが、そのような数学的崇高は――リオタールは「数学的総合としての崇高」と呼んでいる――無限をひとつの全体として思考する能力をもっていない。それどころか「悟性が［……］無限へと進んでいけるのは、それが全体としての無限という理念によって支えられているからである」[55]。

数学的崇高がその成立の条件となっているが、しかしそれ自体には思考不可能な「全体としての無限」を思考するという可能性をもつのが力学的崇高（力学的総合としての崇高）である。数学的崇高が「大である」ことをめぐる量的（数学的）判定の限界に直面するのに対して、力学的崇高は自然に優越する例外としての「人間性」を要請する。それは「自由」、つまりカントが『純粋理性批判』の第三アンチノミーで呈示した「自然の法則」に対するもうひとつの「因果性」の源泉である自由を所有する主体である。自然の威力に対峙し、屈することのないもうひとつの威力として振る舞いうる――自然の威力を感じずにすむ位置に立つ――道徳的に「陶冶《リベラル》」され成熟した「人格」、たとえばバートルビーを畏れながらも雇用し続けている弁護士のように自由な人格である。

数学的崇高は力学的崇高としての自由をかならず必要とする。ところが自由は数学的崇高がよってたつ可能的なものの領域を前提として、かつその「例外」としてみずからを形成する、という入れ子構造になっている。両者はたがいに依存しあっている。にもかかわらず二つの無限の「抗争」は、両者がひとしく「絶対的」であるがゆえに——絶対的なものがそれ自身と異なるものと関係づけられるのは矛盾しているから——「無・関係」であり、無・関係であるがゆえに解消不可能な抗争を形成することになる。

3　プログラムと約束

ヘンリー・ジェイムズの消尽

スピノザは死がつねに「外部」からやってくると考えていた。「いかなる物も、外部の原因によってでなくては滅ぼされることができない」(第三部定理四)。努力《コナトゥス》が自己を無際限に維持し肯定し続ける(同定理八)としたら、それが「滅ぼされる」ときはつねにその中絶としてあらわれるしかない。だが、もし性選択が生物の個体あるいは種全体に死を招くというのなら、それは自己の内部に原因があるからだろうか。むろんこの表現は不正確である。誇示形質のランナウェイ過程は、つねに性選択と自然選択のあいだで均衡する可能性を示唆しているからだ。死が内在的に「プログラム」されているということはできない。わたしたちは皆意識のうえでは不死である。では、死がわたしたちに内在すると思いこませてしまうのはなぜか。それはむしろ——守られるか、守られないかという——予測の不可能な「約束」として書き込まれているからである。「約束は、驚愕あるいは侵入――とくに、いかなる現前性にもいかなる出来事にも還元不可能な驚愕や侵入――という計算不能な可能性をプログラムのまさに中心に開くという仕方で、プログラムの構成的他性を形成する」[56]。

カトリーヌ・マラブーは、デリダが指摘するプログラムと約束の「交換可能」かつ「分割不可能」な差異という問いに触れながら、「脱構築」そしてマルティン・ハイデガーの存在者（プログラム）と存在（約束）の「存在論的差異」にも見出されるそれが「後成遺伝学」にあらかじめ書き込まれていると指摘している。つまり約束が「可塑的に、すなわち、いかなる外部の呼び声の助けも借りることなしに」[57]自然主義的なプログラムに上書きされる可能性のことである。しかしそれを「死の欲動」と呼ぶことはできない。約束とはむしろ偽薬《プラシボ》のようなものである。それを飲むことが身体の化学的機序に影響を与えることはないが、にもかかわらずある一定の割合で効果を発揮する場合がある。それは薬の有効性とはまったくべつの理由で実際に起こるのである。

約束は自然のランダムな影響のもとで自然のプラグラムに異なる変容をもたらす。性選択と自然選択との二重の因果性とその均衡はプログラムされることなく、その「構成的他性を形成する」。しかしそれは生死における「外部の原因」の不在を意味していない。「外部の原因」をもたないという原因をもつのである。ならばわたしたちはどのように「滅ぼされる」のか。ヘンリー・ジェイムズが短篇小説「密林の獣」で描いているのは、「約束」としての死がわたしたちの「経験の外なるもの」として到来するまでの驚異的といっていい精密な過程である。

ふたりの若い男女がある「秘密」を共有している――女が男と再会して問いかけた言葉、「あのことはもう起こったのでしょうか」。秘密とは、男がごく若い頃に取り憑かれ、かつて彼女にだけ打ち明けた「あのこと」、いずれ己の身になにか恐ろしいことがふりかかるという確信である。それがなんであるのか、ふたりにはわからない。かれらは愛を育むことも結婚することもなく、傍目にはなにも特別なところのない、ただの平凡な友人同士として社交を続ける。かれらはその秘密を共有しながら、しかしなにごともなく年老いていく。女は重い病に臥せっている。男は女のかたわらにいて、「それ」が訪れるのを待っている。そしてそれが、「起こるはずだったこと」が過ぎ去る。「それはあなたに確かに触れたのです」と女は最後に男にいう。「その務めを果たしたのです。あなたをすっかり、わがものにしたのですわ」。女は死ぬ。一年後、男は力尽きたように「メイ・バートラム」という女の名前を記した墓石に腰をおろす。近くの墓の前で悲嘆にくれている人影がある。かれはそれを失いながらもなお、生き続けなければならないだ、と男は考える。かれはなにを持っていたのか。「それは——と彼は痛恨の思いとともに悟った——このジョン・マーチャーの乾いた不毛の結末こそ、その証拠だ。ジョン・マーチャーの乾いた不毛の結末こそ、その証拠だ。いかなる情熱も彼には触れたことがないのだ。なぜなら、あれこそが情熱というものなのだから」。男はそれを「自分の経験として持つのではなく、経験の外なるものとして」［傍点引用者］目の当たりにしている。

「獣」はほんとうにひそんでいたのだ。それは定めの時刻に跳びかかってきたのだ。それが襲いかかってきたのは、あの冷え冷えとした四月のたそがれ時、病にやつれ、蒼ざめてはいても、なお美しさを残していて、あるいはまだ回復の可能性もあったかもしれない彼女が、椅子から立ちあがってきて彼の前にたたずみ、彼にその想像力を用いて推察してもらおうとした、あの時なのだ。彼が察しそこねた時に、あれは襲いかかったのだ。成すすべもなく彼女が背を向けたあの時のことなのだ。そのあとで彼女のもとを辞去した時には、運命の刻印は押されるべき所に押されていたのだ。彼は自分の恐れが正当なものだったことを自ら立証し、宿命を完成させたのだ。[58]

この――けっして性的な伴侶たりえない――疑似的なカップルはたがいに誘惑することも、選好することもなかった。かれらはどちらも「バートルビーの仲間たち」である。ふたりの恋愛は「凍結」されている。男は待ち続ける。「それ」はやって来ない。しかしそれでも「獣」はたしかに男に襲いかかったのだ。なにも起こらなかった、という出来事として「約束」は成就される。男の「外部」からやって来たのは、永遠に待ち続ける無限と異なる、もうひとつの無限である。死はそのすぐ後に訪れる。「彼の運命と定められ、すでに果たし終えられたものを、彼は、まぎれもなく、あの残酷な幻のなかに見たような気がした」[59]〔傍点引用者〕。目の前が暗くなり、獣が迫ってくる。幻覚を避けようとして男は墓の上に身を伏せる。

あるとき、終わらないことが不意に終わる。無際限に続くと思われた永遠と、あるいはその果てに訪れるのかもしれない終焉。それがやって来ないことと、それがやって来なかったこととのあいだの際限のない広がり。しかしその距離は不意に縮まり、消失する。「それはあなたに確かに触れたのです」。やって来ないは、過去に移行することでやって来なかったというひとつの出来事となる。だが、バートルビーもジョン・マーチャーも「無限をひとつの全体として思考する能力をもっていない」。

それは、家主の警察への通報によって、メイ・バートラムの最終的な告知によって出来事となった。出来事とは可能性の総体であり、あらゆる可能性の消尽である。消尽とはすべてを行為しつくす――いつの日かそれはかならず到来する――ということではない。到来しない可能性を数えつくすことである。到来しない可能性を消尽し続けること、それがわたしたちの生でなしうるいっさいであり、そしてわたしたちはそれを数えつくすことができない。メルヴィルとジェイムズは、この端的な事実をそれぞれの時代が許した生の形式の枠内で垣間見せることができた。

ベケットの「死者たち」

かれらに後続する世代であるサミュエル・ベケットもまた、解体しつつあるブルジョワ喜劇の様式を借りてそれを提示してみせる。『ゴドーを待ちながら』で登場人物たちが交換する帽子はその残滓である。死後に刊行された最初の戯曲『エレウテリア（自由）』の主人公ヴィクトールはブルジョワ家族のひとり息子で、下宿部屋に引きこもって「なにもしないための自由」を主張する。この青年もまたバートルビーの精神的系譜に属するひとりである。すでに階級的規範を、そしてそれにもとづく美と道徳の規範を喪失しているベケットの世界には、それ以外の一切合切がある。つまり頭蓋のように崇高であり、糞便のように醜悪であり、限りなく微細であり、かつ巨大なものである。『名づけえぬもの』では、話者の語る舞台が人間の頭蓋――「結局のところ、なぜほかのものじゃなくてボールなんだ、なぜ巨大なんだ？」[60]――だとしたら、『ことの次第』は大腸――「ときどき思い出したようにぴくりと進む大腸のなかを移動する糞のように」[61]――である。「おまえはしばらく壁を見ていう。

「目を閉じよう。少し眠れるかもしれない。そしたら気分がよくなるさ。」そして目を閉じる。次に目を開けたときにはもう壁はない。（間）まわりには、虚空が果てしなく広がっているだけだ。あらゆる時代の死人がみんな生き返ったとしても埋められないような虚空だよ。おまえは大平原の一粒の砂になるんだ」[62]。

ベケットの日常は無限であり、無限は数え終えることがけっしてできない。それは数学的崇高に擬せられる無限である。映画『フィルム』で逃げ続けるO＝対象（バスター・キートン）と追い続けるE＝目（カメラ）との関係は、数学的崇高の「把捉」と「総括」との関係に類比できる。映画の冒頭と結末にあらわれるキートンの巨大な眼のクローズアップは「不快を介してのみ可能な」崇高の現前である。『エンドゲーム』では、キャスター付きの肘掛け椅子から動かない盲目の暴君ハムに仕える召使クロヴがゼノンのパラドクスを反転させるかのように独語する、「おしまい。終わりました。終わりそうです。もうすぐ終わるはずなんです。粟粒だって、一粒一粒積み上げていったら、ある日突然山になります。小さな山です。ありえない山です」[63]。

テオドール・アドルノは『エンドゲーム』が二重フーガのように二つのテーマを基礎に構成されていると述べている。第一のテーマはハムの「終わらなければならない」という生への意志の否定である。ごみバケツの中のネルを嬲り殺し同然に死に追いやり、ネズミや蚤の出現に怯えるこの傲慢で無力な老人は、一方で「悪無限的な存在をつづける苦悩の終わりを望んでいる」[64]。

クロヴ　来世って信じる？

ハム　わたしの居場所はいつだって死後の世界だった。（クロヴ、退場）してやったりだ！
ナッグ　聴いてるぞー。
ハム　悪党めが！　どうしてわたしをこの世に送り出したんだ？
ナッグ　知らなかったんだよ。
ハム　なにを？　なにを知らなかった？
ナッグ　生まれて来るのがおまえだってことをさ。[65]

ここでのハムとナッグ（父親）との会話だけでなく、ベケットのテキストはショーペンハウアーの反出生主義的な側面[66]を明らかに受け継いでいる。どこかリア王を連想させるハムには、かつてベケット自身がプルースト論に記した言葉がなによりも適切だろう。「悲劇的な人物は、原罪のあがないを表現している。彼とその「悪い仲間たち《ソキ・マロルム》」の、原初からの永劫の罪、生まれて来たことの罪のあがないを」。[67]

第二のテーマは「ものすごく無［不］能力な家父長の息子といった感じ」[68]のクロヴのハムに対する奇妙な服従である。奇妙な、というのはハムもまたクロヴに依存し、クロヴがやがて「息の根を止めてくれる」と考えているからである。クロヴは「こいつを殺すことができたら、ぼくも幸せに死ねるのにな」と独白するが、しかしそうすることができない。「いいんです、これは決して終わることはないだろうし、ぼくは出ていかないでしょう。（間）ところがある日、突然、終わりがやって来ます。変わるんです。でもぼくにはわからない。死が訪れる。ぼくかもしれない。それすらもわからないでしょう」。[69] クロヴは永遠とその終わりについて語り続ける。勝負の終わり、つまり「この牢獄のドアを開けて出て行」くことが生きることだからだ。そしてハムもハムで、やはりクロヴのそれとほとんど区別のつかないモノローグで終わらない無限について語りはじめる。

しゃべる、しゃべるんだ、言葉を、独りぼっちのこどもがほかのこどもの役も演じるみたいに、二人とか三人とか、闇の中で一緒にいたいから、一緒にささやき合いたいから。（間）一瞬一瞬がぽつぽつと降り積もる。あの粟粒みたいに……ギリシアのなんとかってじじいのな。ひとは一生のあいだずーっと待つんだ、それが積もってやがて人生になるのを。（間。ハム、続けようと口を開けるが、やめる）ああ、もう終わらせよう！[70]

「すっきりと自立したモナドに個体化をとげること」のできないハムとクロヴという形象は――フレドリック・ジェイムソンが『攻撃性の寓話』で指摘しているように――ベケットが『名づけえぬもの』で「疑似カップル（pseudocouple）」と命名した「メルシエとカミエ」というふたり連れの系列に属している。「後期資本主義」の解体過程に出現したこれらの疑似カップルは、人格として真の自律性を欠き、たがいに依存しあっているため、かれらの「闘争《アゴーン》」は「ヘーゲルの弁証法の第三項への運動性を欠いた静的な構造にしかならない」。[71] アドルノの分析はジェイムソンをはるかに先駆しているが、そこでアドルノが「これら二つの筋は対位法的に作られており、ハムの死への意志は彼の生の原理とひとつとなり、他方、クロヴの生の意志は両人の死を呼び寄せる」と述べているのは、エロスとタナトスが混じり合った、たがいに補完しあうような対立関係を示唆している。すなわち「生の欲動は絶えず緊張をもたらす邪魔者として登場し、その緊張が解消されると快として感じ取られる一方、死の欲動の方は目だたずにその仕事を遂行しているように思われる。［……］快原理はまさしく死の欲動に仕えているように思われる」。[72]

『エンドゲーム』では死の欲動を担うのがハムであり、生の欲動を担うのがクロヴである。ただし死の欲動という表現は、ここでは正確ではない。欲動、あるいはむしろ努力《コナトゥス》は「外部」からのなにごとのかの到来によって死の方向へと押しやられる。到来するのはひとりの「男の子」である。ハムはクロヴに宣言する、「おしまいだ、クロヴ、わたしたちは終わりに辿り着いたんだ。もうおまえに用はない」。[73]

少年の姿でやってくる使者たちは、ベケットの「終わり」をめぐる決定的な形象である。『ゴドーを待ちながら』にはすでにウラジミールとエストラゴンのもとに「今夜は来られないけれど、明日は必ず」というゴドーからの伝言を携えた少年が登場していた。そこでは少年はまだ終わりを告知する使者ではなかった。『エンドゲーム』では、男の子が近づきつつあるのをクロヴが窓から望遠鏡で確認するだけである。しかし晩年の短いフィルム作品である『ゴースト・トリオ』では、ついに部屋の前へやってきて、ドアをノックする「フードのついた黒のオイルスキンコートを着ている」[74]——死神を連想させる——少年は男に向かってかすかに首を振る。ドゥルーズはいう、「何も喋らない幼い使者があらわれるのは、まるで不幸な知らせのように、女がこないと告げるためではなく、すべてが首尾よく終わったのですべてを止めるようにという、あんなにも待望されていた命令を伝えるためなのだ」。[75]『エンドゲーム』ではまだなお錯覚とも思われた少年の到来は、ここではもはや疑いようのない実在として男に現前している。

　長らく病床にあったドゥルーズが晩年に「消尽したもの」と題してベケットのフィルム作品について論じたエッセイを、まもなく訪れることになるこの哲学者自身の死と切り離して読むのは難しい。死がかならず生の「外部」からやってくるとすれば、すべての死は生の中絶にほかならず、それはどこか悲劇的な相貌を帯びている。ドゥルーズによれば、少年は来るべき「イメージ」の前触れであり、「イメージはそれ自体プロセスとなり、つまりは可能なこととしての一事件になろうとして、その対象から遊離する」。[76]ここで「可能なこと」といわれるのは、形象をその対象から無限定で非人称的な次元へ上昇させること、ある事件、ある女、ある男、ある子どもとして分離し、自律させることである。

『夜と夢』では、テーブルに突っ伏せて眠る男がみる夢の映像が舞台の中空に浮かんでいる。夢の中で男には暗闇から女性の手が差し出され、男の頭にやさしく触れ、盃を口元に運び、布で額をぬぐう。この布はキリストの受難の日に聖女ヴェロニカがキリストの汗をぬぐった――そしてキリストの顔が転写されたという――聖顔布を暗示している。「イメージとは一つの呼吸、息吹であるが、それは消滅の途上で吐き出されるものだ。イメージは消えるもの、おのれを使い果たすもの、すなわち失墜である」。[77]イメージの強度はただ落下することによってのみ解き放たれる。しかしこの表現もまだ充分に正確ではない。イメージは強度的過程だが、それが「失墜」となるのは出来事を通じてであり、その事後である。かならず原因としての出来事があり、その終点があるのだ。むろんドゥルーズはこのような因果性を容認したりはしないはずだが、しかし浮遊が失墜となり、そこに死が暗黙のうちに目的として想定されているかぎりでは、そのように解するほかない。

カントは力学的崇高における「継起的な時間に対する因果の作用因《エージェント》の独立」を強調している。ある出来事が起きた場合、それがすでに起こったというのはたんに継起的な表象にすぎない。しかし出来事の原因が結果を生み出すのは、継起的な時間性とはまったく異なる「叡智的」な体制においてである。「それは条件づけられておらず、それを継起のなかに位置づけることもできない。構想力と悟性が無限に前進ないし後退することを支える〈前〉とも〈後〉とも無縁である。この作用因は、みずからの力を行使する、いや現実化する。言いかえれば、それは「自然秩序とはまったくべつの規則と秩序」にしたがって、ある現象をその効果として産出する」。[78] そのような作用因としての原因性が「実践理性」つまり自由意志であり、しかも「原因性の理念を有する理性そのもののなかに、「それらを産出する原因」をみとめる必要がある」。[79] 崇高が自然の内部ではなく、わたしたちの主観の側に求められるのはこのためである。そこでは、可能的なものの総体が「ひとつの全体」から絶対的な作用因へと移行し、置き換えられる。つまり「運命と定められ、すでに果たし終えられたもの」である。死はそうした必然とみなされる。だが、イメージとしての出来事はそうではない。カントは数学的崇高に対する力学的崇高の優位を暗に認めているが、にもかかわらず因果性はかならず繋辞《コプラ》を介して前と後という継起関係を暗黙裡に前提している。[80] したがって可能性の総体から原因へという移行それ自体は必然的ではない。可能的なことはかぎりなく消尽へと向かうが、それでも「決して来なかった最後のときがきて「[……]物語が終わる」[81] 必然性はない。

ハムは最後に「わたしたちのゲームの流儀」だといって自力で――舞台が幕を開けたときに自分の顔を覆っていた――「血のしみのついた大きなハンカチ」でふたたび顔を覆ってみせる。それは一種の自殺である。ハムの顔をハンカチで覆ってくれるはずのクロヴはすでに舞台にはいない。このハンカチは『夜と夢』で男の額をぬぐってくれた布と同じものである。力学的崇高には表出不可能な対象を表出すべきという義務（当為）として――「ルールに従うまでだ」とハムはいう――それが書き込まれている。だから崇高の様相は美と同じく「（当為としての）必然」とされるのである。死は出来事を叡智的な原因とするその結果として訪れるが、原因‐結果という因果性自体が出来事の「外部」から到来するか、もしくは出来事に内在すると考えないかぎり移行は成立しない。ここでイメージはようやく「失墜」する。

　少年の姿をした使者たちとは誰なのだろうか。それは「外部」から到来するなにものかである。アドルノは『エンドゲーム』の男の子に『ハムレット』の終幕でようやく登場するフォーティンブラスの遠いかすかな反映を見てとっている。フォーティンブラスはハムレットがその武勇と勇気を高く評価したノルウェーの王子であり、ハムレットが薨る直前に己の王位を継承させるよう遺言する人物である。つまりハムレットのあるべき自己の理想（自我理想）であり、ハムレットの分身でもある。だとすれば、この少年はクロヴの分身、幼いときにハムに拾われた「てなし子」だったという、かつてのクロヴ自身なのかもしれない。もしそうであれば円環は閉ざされる――継起性と因果性の合一が果たされる――ことになる。

　だが、それは不可能なのである。崇高なものの成立をめぐって、かならずそこから取り残される

「生の自然」が――むしろ自然の残骸が――存在する。それは〈遠隔輸送機〉の寓話に登場した「抜け殻みたいなやつ」である。崇高性は自然の内部ではなく、わたしたちの主観にある。この「すり替え」によって崇高が、実際には自然そのものには目もくれていないことが図らずも判明する。思考は、崇高という名のもとに自然を通じて「気ままに――すなわち対象に対しては「偶然的な」しかたで、おのれに対しては自律的なしかたで」[82]、恣意的に己の理念を――否定的な表出というかたちであれ――現実化しているにすぎない。そこに必然的なものはなにもない。

4 歴史の中絶

カントの「終わり」

カントは『純粋理性批判』で宇宙の全事象に「自然の諸法則にしたがう原因性」のほかに「自由による原因性」が想定される（定立）、あるいはすべてが「自然の諸法則」のみによって生起する（反定立）、というアンチノミーを立てて、「どちらも真でありうる」という解を示した。これに対してP・F・ストローソンが「定立は偽で反定立は真である」との反駁を提起したのはよく知られている。すなわち、いっさいの「現象」は「全体」としては存在せず、無限的な全体としても、「最初のそれ自身は他のものの結果ではない項をもつ」有限的な全体としても存在しえない。「これに対して我々が現実に経験において「出合う」一切の系列項は先行原因をもつと考えられてよいし、またそう考えられなければならない」[83]。

このようなストローソンの「「型通りの」批判的解決」について、ヘンリー・E・アリソンは「反定立は、定立に劣らず、それ特有の仕方で独断的」〔傍点引用者〕であるとして批判している。アリソンによれば、反定立において非感性的で「叡智的」な原因としての「自由」が否定されたのは、たんにそれが「可能な経験の条件と衝突している」ためにすぎない。しかしストローソンはここで「反定立がこの批判的な成果からひそかに移行して、まるで違った仕方で「独断的」に、そのような原因や根拠は絶対に不可能であると主張するにいたる」。要するにカントは自由が「絶対に不可能」と述べているのではない。「定立が正しいのは、経験の外側にある叡智的で超越論的に自由な第一原因を主張するからであり、反定立が正しいのは、経験の内側でそのような原因を認めることを拒絶するからである」[84]〔傍点引用者〕。

パーフィットが提起する〈遠隔輸送機〉の寓話における「非還元主義的見解」と「還元主義的見解」、そしてパーフィットが後者を支持するという主張についても、わたしはストローソンのそれと同じような「独断」を認めたのだった。ただしそこで問われていたのはこの世界の「原因」あるいは始まりではなく、その「終わり」についてである。カントによれば「終焉」は自由と同じく「理性がみずから作りだした理念」[85]のひとつである。ストローソンはこの世界に「自然の法則」に含まれない自由が存在することを「独断的」に否定する。パーフィットもまたこの世界に「自然の法則」に含まれない「人格」が存在することを否定した。自己を人格ではなく心理的継続性によって定義することで、死と呼ばれる叡智的な領域の実在を否定したといってもよい。その一方で、わたしたちにはなぜかこの世界がやがて——自己の死とともに——終わりを迎えることが「約束」されている。しかし世界の始まりが「自然の法則」に含まれえない——世界は「全体」としては存在しないのだから——のと同じく、世界の終わりも「自然の法則」には含まれえない。終わりは「経験の外側にある叡智的で超越論的」な領域として想定されるしかない。そうした領域が実在することは自然の残滓、すなわちエントロピーの増大が示唆している。エントロピーの増大がある閾を超えることでわたしたちは死を迎えるが、死はわたしたちの「経験の外側」にあり、したがってあらゆる死は主観的にはたんなる生の暴力的な中断として体験されるほかはない。わたしたちの生のいっさいは中絶として終わりを迎える。

資本主義と中絶

リオタールは「崇高と前衛」という一九八五年のエッセイで「崇高の美学とともに、十九世紀から二十世紀の芸術において問題となっているものは、いまだ決定されていないものが存在するということの承認」にあると述べたうえで、次のような問いを発している、すなわち資本主義と「前衛」——バーネット・ニューマンの抽象絵画に代表される二〇世紀中葉の前衛——の差異と類似を「到来しているものつまり新しいものと、〈到来するのか?〉、つまり今 now との間の混同がありうる」[86]のではないか、と。

それは、マラブーの概念を用いるなら「プログラム」と「約束」の差異と類似ということになるだろう。リオタールが「前衛は［……］〈到来するのか？〉に、つまり窮乏に専念する」[87]というのは、明らかにハイデガーの「存在論的差異」に依拠している。だが、リオタールの問いは、それからほぼ四〇年を経た今日では、すでに反転してしまっているように思われる。ここまでわたしは次のような謎をめぐって問いを旋回させてきたのだった、すなわち、ロマン主義の黎明期に位置するカントに出来し、文学史ではベケットにおいて頂点を極めた「前衛」としての崇高には、〈到来するのか？〉を「到来しているものつまり新しいもの」に独断的に「すり替え」る「プログラム」があらかじめ埋め込まれてあったのではないのか？　むしろ資本主義の「プログラム」こそ「経験の外なるもの」を招来する「約束」、つまり可能的なものの領域そのものを準備していたとしたら？

　ドゥルーズは「可能的なことを尽くすには〈可能なもの《ポシビリア》〉（物あるいは「あれ」）を、それを指示する言葉に、包括的選言命題によって、まさに順列組合せにおいて結びつけなければならない」[88]と述べている。それは「一つの状況の変数の総体」、つまりスピノザの反事実条件文「自分の愛するものが破壊されることを表象する人は悲しみを感ずるであろう。これに反して自分の愛するものが維持されることを表象する人は喜びを感ずるであろう」によって可能的なものの総体を踏破することを意味している。ベケットの作品は選言命題を包括的に使用することで、可能的なものの領域としての近代文学の「終わり」を告知した。そのとき告知されたのは、文学が消尽することはけっしてない、という論理的な帰結である。

　わたしはここまで可能的なものの領域が「適応」に中立的なあらゆる変異の可能性の総体であるこ

とを論じてきた。それはおおむね近代の資本主義と呼ばれるものの成立と不可分だったといってよい。修行時代に貿易業に携わっていたスピノザには、たしかに知的世界のロビンソン・クルーソーと揶揄したくなるような、初期資本主義社会を闊歩するものに特有の素朴かつ徹底的な楽天性がある。人類が単純な道具から複雑な道具を編み出し、やがて複雑な機械を作り上げていくのと同じように、その知性は次々と新たな知的道具を創造し、やがて「英知の最高峰」[89]に到達するだろう、とスピノザは確信している。しかし資本主義は可能的なものの領域を――自然選択を通じて――適応と非適応に弁別すること、つまり可能態を現実態に移行する「排他的選言命題」をつねにともなう。「可能なことの実現は排除によって行なわれる。それはさまざまに変化する選択や目的を前提とし、これらはいつでも先行する選択や目的にとってかわる」[90]。

　資本主義は――決算のときを迎えることにおいて――排他的選言命題なしでは持続することがまったく不可能なシステムである。資本主義と崇高の美学の「共犯関係」というリオタールの指摘を待つまでもなく、排他的選言命題を機能させるのが崇高、とりわけ力学的崇高による自然の外化（疎外）なのは明らかである。ここで排他的選言命題と呼ばれるのは――包括的選言命題がカントの無限判断に由来するのに対して――「私は私である」というヘーゲルの無限判断にほかならない。ベケットを論拠とするドゥルーズの「消尽」と、バタイユを論拠とする「加速主義」とを絶対的に分つのが、この二つの選言命題の差異である。加速主義が「死や浪費や消尽こそが唯一の目的《エンド》＝終焉であり、ただ一つの決定的な終端である」[91]と躊躇なく断言できるのは「人間をそれ事態から解放し、盲目的で地獄のような太陽の乱費へと回帰させる」と称するものの実体が「供犠」と呼ばれる排他的選言命題の苛烈な徹底化にすぎないからである。

気候変動をはじめとする地球環境の激変がいずれ現行の資本主義社会の持続そのものを不可能にすることは、すでに人類の共通認識といえる。つまり一時的なエントロピーの減少を可能にする水循環のシステムの破壊だが、このことは人類の生存を維持する主体がもはや人類の側にではなく、さまざまな廃棄物の側に、「抜け殻みたいな」自然の残骸の側にとって代わられていることを意味している。弔いの鐘はすでに打ち鳴らされている。地球におけるエントロピーの増大は、現時点ではまだかろうじて人類の存続を許しているにすぎない。むしろ地球の水循環システムがこの惑星の主体であるのならば、わたしたちこそ自然の残滓にほかならないのである。

自然の循環が回収する以上に廃棄物を排出することがどのような結末を招くかはすでに自明である。それは人類が中絶される、自然選択において非適応的な種として中絶される、という確信なのだ。それに対してエコロジーと加速主義は、どちらも自然選択において適応し、循環する地球環境に一体化することで生存《サヴァイヴ》しようとする試みである。両者が相違しているのは、エコロジーが自然選択の機能を模倣し、加速主義が自然選択の原理を模倣している点にすぎない。いずれ両者の差異は消滅するだろう。今日の哲学は——資本主義におけるごく少数の幸福な勝者の倫理《エチカ》として——「抜け殻みたいなやつ」である残りの「99%」を殺害することがなんの問題もないし、なんら「驚くべきことではない」ことを一点の曇りなく論証している。

しかし自然の残滓にすぎないわたしたちにもまた——自然選択においてではなく——適応に中立的な可能性において選択する意思、中絶する意思が委ねられている。それはある「絶対的な悲しみ」に触発され、愛を憎み破壊しようする「残酷」によってみずからを中絶することである。ただし中絶は死を目的とする欲動にもとづくものではない。そんなものは存在しない。欲動はただ盲目に生を肯定する能動的な変様の度合いとしてしかありえず、それゆえ中絶は絶対的な悲しみの能動性といったものとして肯定される。なるほど中絶はひとつの死を肯定する行為である。しかし誕生がひとつの生を肯定することでべつの死を肯定するように、中絶はひとつの死を肯定することでべつの生を肯定してもいるのだ。おそらくそれは人類以外のなにものかでもありうるだろう。わたしたちが来るべきなにものかに継承する遺産など——大部分はわたしたちの絶滅後も地上に放置されたままになるであろう放射性廃棄物を除けば——なにもない。資本主義的な主体化とも権威主義的ネオリベラル化ともべつの生、崇高とも供犠ともべつの生——そうした可能的な異なる生の肯定の条件をわたしはここまで存在論的中絶と呼んできたのである。

精神分析における「去勢」は主体化の前提となる適応の発達論的な別名であろう。しかし存在論的中絶は去勢に先行する段階というだけではなく、生のあらゆる時点に遍在している。やがて訪れるわたし自身の死もひとつの存在論的中絶にほかならない。中絶とは現実的なものを中断する作用である。しかしそれは死そのものではなく、むしろ生の力能をたえず増大させる作用でもある。たとえば鳥類における性的選り好みがそうである。かれらは性的選好によって己の美を増大させ、それによって適応を外れることもありえる。人工妊娠中絶は適応に対して中立的である。そこに道徳的な善悪はない。現実的なものを選択する力は自由意志にはない。ただ個別の判断に由来する「よい／わるい」があり、それにおいてわたしたちは「よい」を選択することができる。人工妊娠中絶が選択する作用であることに違いはないが、選択しないことも選択可能であるという意味で包括的である。それは目的＝終焉《エンド》としての死を内在的にもちえない。出来事が死をもたらすのであり、それはつねに「外部」からはたらくのである。

わたしは存在論的中絶を仮設するにあたって、わたし自身の母親の人工妊娠中絶から議論を進めてきた。わたしより先に人工妊娠中絶されたものがもし出産されていたとしたら、わたしはこの世界に誕生しなかっただろう。わたしがこの世界に誕生したのは、わたしが生まれるよりも先に中絶されたものが存在したからであり、そのことはわたしが中絶されなかったことで誕生しなかったものがかならず存在したはずだ、という推論を外挿可能にする。それは中絶することが存在を消滅させることと、中絶しないことが存在を消滅させる可能性は等しく存在する、つまり人工妊娠中絶によって自然の摂理に反するいかなる事実も生起しなかったということである。

存在論的中絶はひとつの帰無仮説である。人工妊娠中絶によって特別なことはなにも起きなかったのである。生けるものたちは皆ただたんに中絶されなかっただけであり、その閾を存在論的中絶と呼ぶことによって可能となる生がある。なにかを生起させ、なにかを中絶するのは「外部」から到来する力である。その力と遭遇する態勢の異名が「近代」であったとするならば、わたしたちはその到来を今、「経験の外なるものとして」目撃しつつある。

ひょっとしてもうすんだのかな、ひょっとして彼らはもうおれのことを言っちまったのかな、ひょっとして彼らはおれを物語の入り口まで運んでくれたのかな、扉の前まで、扉をあければおれの物語、だとしたら驚きだな、もし扉が開いたら、そうしたらそれはおれなんだ、沈黙が来るんだ、その場ですぐに、わからん、絶対にわかるはずがあるもんか、沈黙のなかにいてはわからないよ、続けなくちゃいけない、続けよう。[92]

1 江川隆男『スピノザ『エチカ』講義――批判と創造の思考のために』、法政大学出版局、二〇一九年、四一頁。
2 ジル・ドゥルーズ『スピノザ――実践の哲学』鈴木雅大訳、平凡社、一九九四年、三六頁。
3 スピノザ『神学・政治論（上）』吉田量彦訳、光文社古典新訳文庫、二〇一四年、二〇四‐二〇五頁
4 ドゥルーズ、前掲書、三四‐三五頁。
5 同書、三八‐三九頁。
6 同書、四五頁。
7 公益社団法人日本産婦人科医会「妊娠維持機構／流産に関連するトピックス」によれば「妊娠は、母親にとって異物である胎児を許容するという現象である。古くから着床した胚の周囲に多くの母体リンパ球が集簇していることが知られている。つまり子宮内膜上皮の基底膜を通過して母体間質に侵入した胎児は、母親に認識されていることになる。本来は、免疫学的に拒絶される胎児が拒絶されないのは、妊娠時に免疫学的寛容（トレランス）が存在するからである。このトレランスを獲得することにより、真胎生（胎盤を持ち子宮内で発育し、出生後は母乳で育つ）動物が地球上で繁栄することになった」。
https://www.jaog.or.jp/note/ 妊娠維持機構 - 流産に関連するトピックス／
8 ドゥルーズ、前掲書、六四‐六五頁。
9 石川求『カントと無限判断の世界』、法政大学出版局、二〇一八年、八七‐八八頁。
10 同書、八五‐八六頁。
11 同書、九〇頁。
12 同書、一〇五頁。
13 同書、一一六頁。
14 江川、前掲書、一四九頁。
15 スピノザ『知性改善論』畠中尚志訳、岩波文庫、一九六八年、四三頁。
16 木島泰三『スピノザの自然主義プログラム――自由意志も目的論もない力の形而上学』、春秋社、二〇二一年、二二一頁。

17 江川、前掲書、一四八頁。

18 上野修は、この図によって「スピノザが言いたいのは、論理的可能性ではなく、円なら円、神なら神という事物が、事物として現実に含んでいる無限の潜在性である」と述べている（「ライプニッツとスピノザ――現実性をめぐって」、『哲学の探究』第三六号、二〇〇九年、哲学若手研究者フォーラム、一五頁）。神から必然的に無限に多くの現実存在が出てくる以上、現に存在していない個物があるとしたら、その本質も観念も潜在的なものとして、現実に神の観念の中に包含されていなければならない。上野はここで「潜在性」というスピノザにはない用語をあえて使用することで、それをライプニッツ的論理的可能性の総体から区別している。スピノザの解釈としてはおそらく上野の説が妥当であろうと思われる。スピノザが定義するところによれば、神以外に「実体」は与えられず、それ以外はなにも存在できないからである。しかし木島の説が特異でありまた興味深いのは、円つまり神を包含する「ユークリッド空間」としての「白紙」をこの図示に読み込んでいる点にある。それはこの世界は神とまったくかかわりのない、実体なき「様態」――神なき自然あるいは「物自体」なき「現象」といってもかまわない――として存在するといっているのと同じである。

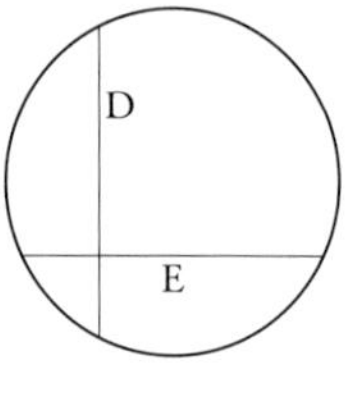

19 木島、前掲書、二二八頁。

20 ドゥルーズ、前掲書、七一頁。

21 江川、前掲書、一五五頁。

22 ヘンリー・ステーテン「デリダ、デネット、自然主義の倫理‐政治的プロジェクト」小川歩人・森川勇大訳、『知のトポス：世界の視点』一六巻、二〇二一年、新潟大学大学院現代社会文化研究科新潟大学人文学部哲学・人間学研究会、七二頁。

23 イマヌエル・カント『道徳形而上学の基礎づけ』中山元訳、光文社古典新訳文庫、二〇一二年、一八六‐一八七頁。

24 江川、前掲書、三四七‐三四八頁。

25 ただし『エチカ』第四部付録第八項「自然の中に存在するもので我々がそれを悪である、あるいは我々の存在ならびに理性的な生活の享受に妨害となりうる、と判断するもの、そうしたすべてのものを我々は最も確実と思える方法で我々から遠ざけてよい」という文言には、場合によっては人工妊娠中絶の権利を肯定する論拠を見出すことが可能かもしれない。ただし胎児を「悪」もしくは「我々の存在ならびに理性的な生活の享受に妨害となりうる」[傍点引用者] ものと判断するために、なにをもって「悪」とし、「理性的な生活」とみなすかは定かではない。

26 カント『実践理性批判1』中山元訳、光文社古典新訳文庫、二〇一三年、三一頁。

27 同書、一六九頁。

28 ヤン・エルスター『酸っぱい葡萄――合理性の転覆について』玉手慎太郎訳、勁草書房、二〇一八年、一九七頁。

29 佐久間みかよ「群島の思考――Herman Melville の "The Encantadas, Enchanted Isles" 考」、『和洋女子大学紀要』第五一集、和光女子大学、二〇一一年、九一頁。

30 スティーヴン・ジェイ・グールド『進化理論の構造I』渡辺政隆訳、工作舎、二〇二一年、二〇六頁。

31 ハーマン・メルヴィル「書記バートルビー」、『書記バートルビー／漂流船』牧野有通訳、光文社古典新訳文庫、二〇一五年、七七-七八頁。

32 ジョージ・クリストファー・ウィリアムズ『適応と自然選択――近代進化論批評』辻和希訳、共立出版、二〇二二年、二六頁。

33 ジグムント・フロイト『快原理の彼岸』須藤訓任訳、『フロイト全集17』、岩波書店、二〇〇六年、九二頁。

34 グールド『進化理論の構造II』渡辺政隆訳、工作舎、二〇二一年、一六八〇頁。

35 ウィリアムズ、前掲書、五頁。

36 グールド、前掲書、一六八二頁。

37 同書、一七〇三頁。

38 グールドの「スパンドレル」説については吉川浩満『理不尽な進化　増補新版――遺伝子と運のあいだ』(ちくま文庫、二〇二一年) が詳細に論じている。

39 チャールズ・ダーウィン『人間の由来（上）』長谷川眞理子訳、講談社学術文庫、二〇一六年、三二二頁。

40 リチャード・O・プラム『美の進化』黒沢令子訳、白揚社、二〇二〇年、三六頁。

41 同書、三四頁。

42 同書、六七頁。
43 グールドはダーウィンの性選択説がグールド自身の推進する「群淘汰」理論の復権と相反する理論であると考えていた。グールド『進化理論の構造I』（前掲書）二〇一頁を参照。
44 プラム、前掲書、四九－五〇頁。なお、フィッシャーが優生思想の推進者だったことも性選択説が失墜した一因かもしれない（四八頁）。
45 同書、五五頁。
46 同書、一六〇頁。
47 同書、二一一頁。
48 ヴィンフリート・メニングハウス『ダーウィン以後の美学——芸術の起源と機能の複合性』伊藤秀一訳、法政大学出版局、二〇二〇年、一二二頁。オルフェウスは美しい声と竪琴の調べによって妻エウリディケーをはじめ多くの女性たちを虜にするが、すべての女たちの求愛を退け続け、最後はトラキアの女たちに恨まれて八つ裂きにされてしまう。「オルフェウス神話は——現代のポップスター崇拝と同じように——美的に豊かな雄の求愛と雌による選り好みというダーウィンのモデルと良く一致している。［……］この現象が文化を越えて同一であり、教育や多《ママ》文化の影響で説明できないものであるなら、これは雄の歌唱と雌の選り好みという古代の実践の痕跡とみなすことができるかもしれない」。
49 メニングハウス『美の約束』伊藤秀一訳、現代思潮新社、二〇一三年、一四三頁。
50 同書、一四七—一四八頁。
51 同書、二六二頁。
52 ジャック・デリダ『ジャック・デリダ講義録　生死』吉松覚・亀井大輔・小川歩人・松田智裕・佐藤朋子訳、白水社、二〇二二年、八六－八七頁。
53 ダヴィッド・ラプジャード『ドゥルーズ——常軌を逸脱する運動』堀千晶訳、河出書房新社、二〇一五年、三〇六頁。
54 ジャン＝フランソワ・リオタール『崇高の分析論——カント『判断力批判』についての講義録』星野太訳、法政大学出版局、二〇二〇年、一六四頁。
55 同書、一六五頁。
56 カトリーヌ・マラブー「生物学に対する哲学的抵抗の脱構築」小原拓磨訳、『人文学報　フランス文学』第五一七－一五号、二〇二一年、東京都立大学人文科学研究科、一八頁。
57 同書、一九頁。
58 ヘンリー・ジェイムズ「密林の獣」大原千代子訳、『ヘンリー・ジェイムズ作品集7　密林の獣　荒涼のベンチ』、国書刊行会、一九八三年、六〇〇頁。
59 同書、六〇一頁。
60 サミュエル・ベケット『名づけえぬもの』安藤元雄訳、白水社、一九九五年、三六頁。
61 ベケット『ことの次第』片山昇訳、白水社、二〇一六年、二二九頁。
62 ベケット『新訳ベケット戯曲全集1　ゴドーを待ちながら／エンドゲーム』岡室美奈子訳、白水社、二〇一八年、二一八頁。
63 同書、一八〇頁。
64 テオドール・W・アドルノ「『勝負の終わり』を理解する試み」杉橋陽一訳、『アドルノ　文学ノート1』、みすず書房、二〇〇九年、三九七頁。
65 ベケット『エンドゲーム』、前掲書、二三四頁。
66 ショーペンハウアーの反出生主義については森岡正博『生まれてこないほうが良かったのか?――生命の哲学へ!』（筑摩書房、二〇二〇年）の「第3章　ショーペンハウアーの反出生主義」を参照。森岡はここでベケットには触れていないが、フロイトの「死の欲動」概念への影響を分析している。
67 ベケット「プルースト」楜澤雅子訳、『ジョイス論／プルースト論』、白水社、二〇二〇年、一六九頁。
68 アドルノ、前掲書、三九八頁。
69 ベケット『エンドゲーム』、前掲書、二七〇頁。
70 同書、二五六頁。

71　田尻芳樹『ベケットとその仲間たち――クッツェーから埴谷雄高まで』、論創社、二〇〇九年、九四頁。Fredric Jameson, *Fables of Aggression: Wyndham Lewis, the Modernist as Fascist*, Verso, 2008, p.60を参照。
72　フロイト、前掲書、一二四頁。
73　ベケット、前掲書、二六七頁。
74　ベケット「ゴースト・トリオ」久米宗隆訳、『新訳ベケット戯曲全集3　フィルム――映画・ラジオ・テレビ作品集』、白水社、二〇二二年、二六二頁。
75　ドゥルーズ「消尽したもの」宇野邦一訳、『消尽したもの』、白水社、一九九四年、三三―三四頁。
76　同書、三四頁。
77　同書、三七頁。
78　リオタール、前掲書、一九二頁。
79　同書、一九四頁。
80　石川義正『政治的動物』（河出書房新社、二〇二〇年）を参照。
81　ベケット『エンドゲーム』前掲書、二七二頁。
82　リオタール、前掲書、二五八頁。
83　P・F・ストローソン『意味の限界――『純粋理性批判』論考』熊谷直男・鈴木恒夫・横田栄一訳、勁草書房、一九八七年、二四五頁。
84　ヘンリー・E・アリソン『カントの自由論』城戸淳訳、法政大学出版局、二〇一七年、四一―四二頁。
85　カント「万物の終焉」、『永遠平和のために／啓蒙とは何か　他3編』中山元訳、光文社古典新訳文庫、二〇〇六年、一二二―一二三頁。
86　リオタール「崇高と前衛」、『非人間的なもの――時間についての講話』篠原資明・上村博・平芳幸浩訳、法政大学出版局、二〇〇二年、一四二頁。
87　同書、一三九―一四〇頁。
88　ドゥルーズ、前掲書、一五頁。

89　スピノザ『知性改善論』、前掲書、二九頁。
90　ドゥルーズ、前掲書、八頁。
91　ニック・ランド『絶滅への渇望――ジョルジュ・バタイユと伝染性ニヒリズム』五井健太郎訳、河出書房新社、二〇二二年、二二頁。
92　ベケット『名づけえぬもの』、前掲書、二六三頁。

おわりに

すべての人間は女性から生まれる。この言明が意味する内容は――人工子宮等が可能になるかもしれない将来はともかく――現時点では事実に相違ない。それと同時に、古くから知られた修辞でもある。たとえばマクベスは敵将マクダフにむかって居丈高にこう告げる、「おれのいのちはまじないがかかっている、不死身なのだ、女から生まれたやつにたいしては」（シェイクスピア『マクベス』小田島雄志訳）[1]。

「女から生まれたやつ」の原文は one of woman borne（現代の綴りでは born）で、「マタイ福音書」などにもあらわれる「すべての人間」を意味する慣用句である。マクベスは魔女たちに見せられた「血まみれの子ども」の幻影が語る予言によってそう信じ込まされたのだが、マクダフは「女から生まれる前に、月たらずのまま母の腹を裂いて出てきた」と答え、マクベスを打ち倒す。つまり「生まれた」のではなく帝王切開（Caesarean section）によって胎内から引き出されたからその言葉に当てはまらない、ということである。しかしこのくだりの解釈をめぐって英文学者の加藤行夫が、一七世紀に行われていた帝王切開ではほとんどの産婦が命を落としていた、という事実を根拠に興味深い説を展開している。[2]

加藤は『ハムレット』で墓掘り人が埋葬されたオフィーリアの死骸を「女でもない」ものだと語る箇所を例に挙げて、『マクベス』でも帝王切開で落命した産婦は「かつて女だったもの」、つまりすでに人間ではないものであると述べている。それゆえマクダフは「女から生まれたやつ」に含まれないというのである。マクダフが「母の腹を裂いて出てきた」と語る箇所の原文は Macduffe was from his Mothers womb Vntimely ript（現代の綴りでは Untimely ripped）となっている。ripped は受動態なので、小田島訳だけでなく、木下順二訳、松岡和子訳でも踏襲されている「みずから母の腹を（なかから）裂いて出てきた」という意味にとれる邦訳だと帝王切開という含意が薄くなる。つまり意図的な誤訳ということなのだが、本書の観点からもこの訳には「胎児は人格《ひと》である」というプロ・ライフ的な含みがもたされていることがわかる。マクベスに妻子を虐殺されたマクダフの復讐は、真の人間であり男性である主体によってなされなくてはならない、というわけである。しかし原文にはそのような人間（男性）中心主義的なニュアンスは薄い。マクダフ（Macd.）はマクベス（Macb.）の鏡像であり、いわば「シュレディンガーの猫」である。マクベスはこの人間でありかつ人間ではないものに復讐され、その首を斬り落とされたのである。

当時の文献では、帝王切開で誕生したものは切開する刃を逃れた強運を有する聖なるものであるのと同時に、ジュリアス・シーザー（ローマ皇帝）に象徴される「反キリスト」の誕生という含意もあった。だとすれば「女から生まれる前に、月たらずのまま」と訳されている Untimely は文字どおり「時ならずして」、つまりクロノス的な連続する時間の裂け目となるカイロス的な時の顕現である。それはマクベスの名高い独白にある「明日、また明日、また明日と、時は小きざみな足どりで一日一日を歩み、ついには歴史の最後の一瞬にたどりつく」[3]という、その「一瞬」であり、ハムレットのいう「関節の外れてしまった」(out of joint) 時の到来なのである。

*

小田島訳にかぎらずUntimelyは「月たらず」という意味に解される場合が多いが、しかし加藤が指摘するように帝王切開には「月遅れ」の可能性もあるはずである。わたしは出産予定日から二週間ちかく経過しても破水しなかったため、母体保護のために帝王切開で誕生したらしいのだが、たしかに月遅れの誕生には芥川龍之介が描く「河童」のように――母親の腹を出たときには白髪頭をしていたという――厭世的な雰囲気やどこか間の抜けた印象を与える。そうしたアイロニカルで反出生主義的な気配が悲劇のクライマックスにはあまりふさわしくない、と訳者たちが判断したのは理解できる。だが、それもテキストの男根《ファルス》的な解釈である。マクダフは母親の腹がナイフで裂かれた後に誕生している。そのこと自体がUntimelyなのである。もし赤子がマクダフの幻影だとしたら、その足下には帝王切開によって「用済みになって脱ぎ捨て去られた抜け殻」[傍点引用者]である母親の死体が横たわっているのかもしれない。

一九世紀にいたっても帝王切開を受けた母親は四人のうち三人が死亡したといわれている。帝王切開は女性の生命を犠牲にすることではじめて可能となる「再生産」だったのである。今日では帝王切開時の女性の死亡率が大幅に下がったとはいえ、事の本質は変わらない。家父長制とは女性の身体を出産する機械とみなすことだからだ。マクダフの復讐を男根的に解釈することは、シルヴィア・フェデリーチが徹底的に批判した女性の身体の「植民地化」に加担することにほかならない。シェイクスピア自身がそれを「白痴のしゃべる物語」、it is a tale told by an idiot, full of sound and fury と呼んでいるにもかかわらず。

『マクベス』は復讐に勝利した男ではなく、人間でありかつ人間ではないものが語った物語である。魔女たちに指嗾されて王位を簒奪したマクベスはすでに人間ではないものの領域に足を踏み入れている。「魔女の悪魔的な犯罪とは、村落レベルで展開された階級闘争に他ならない」[4]。マクベスは魔女の操り人形であり、彼女たちが生み出した「幻影」である。だからそれは「白痴」によってしか語りえない――フーコーならば「パレーシア」と呼ぶのかもしれない[5]――フィクションなのである。

死者たちの真実を他者が語ることはできない。それと同じように、わたしの出生の真実をわたし自身は語ることはできない。誕生したときの「わたし」は現在の「わたし」ではない。スピノザの詩人が「自分の過去の生活をすっかり忘れきって」(『エチカ』第四部定理三九備考)いたように、わたしは誕生したときの記憶をいっさい保持していない。そのときの「わたし」はすでに死んでいる、といってもいいのである。だから「わたし」の真実は――もしそれが語りうるものならば――ただたんに可能的なものとして、真実であるという保証のないフィクションとしてしか語りえないものだ。それも徹頭徹尾錯乱した「内部観測者」として、「響きと怒りに満ちた」白痴のようにして、である。

本書は人工妊娠中絶をめぐる研究や批評とはほど遠い、ごく私的で特異な思弁の試《エッセイ》みにすぎない。

だが、論文という体裁をとらなかったのは主題が要請する論理的な必然でもある。わたしはわたしというひとりの「白痴」が経験した、根拠すら定かではないフィクションとしてこれを書いた。そのような語りでないかぎり、人間の出生をめぐる思考は普遍性を要求できないはずだからである。出生をめぐる、書き手みずからの「自伝的欲望」(ジャック・デリダ)を繰り込んでいない理論や研究は、原理的にすべて真実との誤差と欺瞞を含んでいるといってもいい。

もちろんどんなジャンルにも収まることのないこうした書物が刊行されるのは、現在の日本の出版界では奇跡に等しい。しかし奇跡を起こしたのはわたしではなく、阿部晴政氏である。阿部氏は難航し、何度も途中で座礁しかけた本書の企画から出版までの道筋を強力な手腕で整えてくださっただけではない。そもそも阿部氏の情熱的な指嗾がなければわたしがスピノザを読むことはなかったし、こうした書物を企図することもなかった。阿部氏のご尽力で本書を月曜社から刊行できることになってこころから幸いに思う。

本書のいくつかの章は本書企画の進行と同時に書き進められたが、いずれも雑誌初出から大幅に改稿されている。「第三章　「便所」をめぐる闘争」初出時の原稿が掲載された共著『連合赤軍　革命のおわり革命のはじまり』(月曜社、二〇二二年)の編集も担当された阿部氏のほかに、「第二章　ヴァイオリニストと猫」「第五章　生殖するアンティゴネー」初出時にご尽力くださった講談社の森川晃輔氏と『群像』編集部、「第六章　啓蒙のパラドクス」初出時にご尽力くださった原智広氏と『FEU』編集部には改めてお礼を申し上げたい。また、「啓蒙のパラドクス」のもととなった昭和文学会第六八回研究集会(二〇二一年五月開催)の発表では委員の峰尾俊彦氏にお世話になった。峰尾氏には草稿の一部にも目を通していただき、有益な助言をいただいた。さらにここでは事情により名前を挙げることのできない多くの方々のおかげで本書は刊行にこぎつけることができた。

みなさま、ほんとうにありがとうございました。

*

本書を太田孝に捧げる。かれは一九六五年一〇月二一日に誕生し、二〇一七年八月二二日に死亡した。遺族はおらず、墓は存在しない。

二〇二三年九月

石川義正

1 ウィリアム・シェイクスピア『マクベス』小田島雄志訳、白水社、一九八三年、一六九頁。

2 加藤行夫「帝王切開と《女》の死――『マクベス』の謎は解かれたか?」、『文藝言語研究・文藝篇』三五巻、一九九九年三月、筑波大学大学院人文社会科学研究科文芸・言語専攻、一―二〇頁。

3 シェイクスピア、前掲書、一六一頁

4 シルヴィア・フェデリーチ『キャリバンと魔女――資本主義に抗する女性の身体』小田原琳・後藤あゆみ訳、以文社、二〇一七年、二七五頁。

5 市田良彦『フーコーの〈哲学〉――真理の政治史へ』（岩波書店、二〇二三年）の「第2章　ソフィストとパレーシアスト」を参照。

【初出一覧】

第一章　中絶の哲学史　書き下ろし

第二章　ヴァイオリニストと猫――生命倫理学について　『群像』、講談社、第七六巻第七号、二〇二一年七月（原題「ヴァイオリニストと猫、あるいは人工妊娠中絶と寓話について」）

第三章　「便所」をめぐる闘争――エントロピーについて　『連合赤軍　革命のおわり革命のはじまり』、月曜社、二〇二二年二月（原題「「便所」をめぐる闘争――大江健三郎『河馬に噛まれる』を読む」）

第四章　死の越境――主体化について　書き下ろし

第五章　生殖するアンティゴネー――大江健三郎『水死』について　『群像』、講談社、第七八巻第七号、二〇二三年七月（原題「生殖するアンティゴネー――大江健三郎『水死』における人工妊娠中絶と戦争」）

第六章　啓蒙のパラドクス――埴谷雄高『死霊』について　『ＦＥＵ』、イーケーステイス、創刊号、二〇二三年六月（原題「啓蒙のパラドクス――埴谷雄高『死霊』における人工妊娠中絶と革命」）

第七章　存在論的中絶――性選択について　書き下ろし

石川義正　いしかわ・よしまさ
一九六六年生まれ。文芸評論家。
【著書】
『錯乱の日本文学』航思社、二〇一六年
『政治的動物』河出書房新社、二〇二〇年
【共著】
『反東京オリンピック宣言』航思社、二〇一六年。

存在論的中絶《そんざいろんてきちゅうぜつ》

著者　石川義正《いしかわよしまさ》

二〇二三年一二月二〇日　第一刷発行

発行者　神林豊
発行所　有限会社月曜社
〒一八二‐〇〇〇六　東京都調布市西つつじヶ丘四‐四七‐三
電話〇三‐三九三五‐〇五一五（営業）〇四二‐四八一‐二五五七（編集）
ファクス〇四二‐四八一‐二五六一
http://getsuyosha.jp/

編集　阿部晴政
装幀　前田晃伸
印刷・製本　モリモト印刷株式会社

ISBN978-4-86503-179-9

アルトー・コレクション全4巻

I

ロデーズからの手紙

宇野邦一・鈴木創士［訳］

アルトーにとっての最大の転機であり、思想史上最大のドラマでもあったキリスト教からの訣別と独自の《身体》論構築への格闘を、狂気の炸裂する詩的な書簡（1943〜46年）によって伝える絶後の名編。368頁　本体価格3,600円

◉

II

アルトー・ル・モモ

鈴木創士・岡本健［訳］

アルトーの言語破壊の頂点にして「残酷演劇」の実践である詩作品「アルトー・ル・モモ」、後期思想を集約した「アルトー・モモのほんとうの話」、オカルトとの訣別を告げる「アンドレ・ブルトンへの手紙」などの重要テクストを集成。448頁　本体価格4,000円

◉

III

カイエ

荒井潔［訳］

1945年から1948年まで書き継がれた、激烈な思考の生成を刻印した「ノート」から編まれたアルトーの最終地点を示す書。世界を呪いすべてを拒絶しながら、「身体」にいたる生々しくも鮮烈なる言葉による格闘の軌跡。608頁　本体価格5,200円

◉

IV

手先と責苦

管啓次郎・大原宣久［訳］

生前に書物として構想されていた最後の作品にして、日常性をゆるがす「残酷の演劇」の言語による極限への実践。「アルトーのすべての作品のうち、もっとも電撃的であり、彼自身がもっともさらされた作品」（原著編者）と言われるテクスト。464頁　本体価格4,500円